国际经典麻醉学译著

A Practical Approach to
Regional Anesthesiology
and
Acute Pain Medicine

实用区域麻醉
与急性疼痛学

原书第5版
Fifth Edition

原著 ［美］Joseph M. Neal
　　 ［加］De Q.H. Tran
　　 ［美］Francis V. Salinas

主译　王　强

中国科学技术出版社
· 北 京 ·

图书在版编目（CIP）数据

实用区域麻醉与急性疼痛学：原书第 5 版 /（美）约瑟夫·M. 尼尔（Joseph M. Neal），（加）德·Q. H. 德兰（De Q. H. Tran），（美）弗朗西斯·V. 萨利纳斯（Francis V. Salinas）原著；王强主译. — 北京：中国科学技术出版社，2019.5

ISBN 978-7-5046-8264-2

Ⅰ . ①实… Ⅱ . ①约… ②德… ③弗… ④王… Ⅲ . ①局部麻醉－临床应用－急性病－疼痛－治疗 Ⅳ . ① R614.3 ② R441.1

中国版本图书馆 CIP 数据核字（2019）第 055282 号

著作权合同登记号：01-2019-3847

策划编辑	焦健姿　王久红
责任编辑	黄维佳
装帧设计	华图文轩
责任校对	龚利霞
责任印制	李晓霖

出　　版	中国科学技术出版社
发　　行	中国科学技术出版社有限公司发行部
地　　址	北京市海淀区中关村南大街 16 号
邮　　编	100081
发行电话	010-62173865
传　　真	010-62179148
网　　址	http://www.cspbooks.com.cn

开　　本	889mm×1194mm　1/16
字　　数	452 千字
印　　张	15.25
版　　次	2019 年 5 月第 1 版
印　　次	2019 年 5 月第 1 次印刷
印　　刷	北京威远印刷有限公司
书　　号	ISBN 978-7-5046-8264-2 / R·2391
定　　价	158.00 元

Wolters Kluwer Health did not participate in the translation of this title and therefore it does not take any responsibility for the inaccuracy or errors of this translation.

This is translation of *A Practical Approach to Regional Anesthesiology and Acute Pain Medicine, Fifth Edition.*

免责声明：这本书提供药物的准确标识、不良反应和剂量表，但是它们有可能改变。请读者务必查看所提及药物生产商提供的包装信息数据。此书的作者、编辑、出版商、分销商对于应用该著作中的信息而导致错误、疏漏或所产生后果不承担任何责任，并不对此出版物内容做出任何明示或暗指的担保。此书的作者、编辑、出版商、分销商对出版物所引起的人员伤害或财产毁坏不承担任何责任。

Accurate indications，adverse reactions，and dosage schedules for drugs are provided in this book，but it is possible that they may change. The reader is urged to review the package information data of the manufacturers of the medications mentioned. The authors，editors，publishers，or distributors are not responsible for errors or omissions or for any consequences from application of the information in this work，and make no warranty，expressed or implied，with respect to the contents of the publication. The authors，editors，publishers，and distributors do not assume any liability for any injury and / or damage to persons or property arising from this publication.

译校者名单

主　译　王　强

副主译　温　健

译校者（以姓氏笔画为序）

丁　琭　王　丽　王　强　王韶双　朱宇麟　刘　畅

刘淑媛　关　正　孙博瑞　阳婷婷　严　军　杜　丹

杜海亮　李　锋　李　爽　肖　颖　张占琴　和　珊

周荣胜　周艳楠　赵　莎　段　娜　袁　伟　高　巍

盖毅文　温　健　谭　敬

内容提要

　　本书是引进自 Wolters Kluwer 出版社的一部高质量麻醉及疼痛学著作。经过一个多世纪的发展，区域麻醉技术已成为了麻醉和疼痛学的支撑技术之一。特别是超声引导下的神经阻滞技术在临床中的广泛应用，极大改变了麻醉和疼痛治疗的现状，可视化精准神经阻滞技术成为了麻醉和疼痛治疗临床工作中的一个重要组成部分。本书全面介绍了区域麻醉和急性疼痛学的基础理论、药理学及相关设备、方法和技术，以及躯干阻滞、系统实践和急性疼痛学的相关内容，同时更新了超声引导下施行区域阻滞的相关理论和临床操作技术。本书内容系统丰富，实用性及可操作性兼具，不仅可作为麻醉科医师指导培训用书，同时也可为疼痛科和超声科医师提供参考。

译者前言

毋庸讳言，超声引导下的区域阻滞技术得到了麻醉科和疼痛科医师的充分认可和信赖，然而如何在麻醉和疼痛诊疗过程中更好地应用超声仍是临床医师面对的重大难题。主要因为超声检查是高度依赖于个人技术的一项检查。在使用超声进行区域阻滞的过程中，有的操作者因学识背景、训练程度和临床经验的不足，易出现操作不规范，导致超声下显像不清晰、不能识别靶神经等情况。要解决上述问题，必须建立规范、完整的操作指南和继续教育培训体系，同时根据这些内容进行系统培训和教育，因此亟须一本这方面的指导用书。

本书原著作者 Joseph M. Neal、De Q.H. Tran 和 Francis V. Salinas 教授及他们的同事，具有丰富的区域麻醉和急性疼痛诊疗的临床经验。书中涵盖内容广泛，全面介绍了区域麻醉学和急性疼痛学基础理论、药理学及相关设备、方法和技术，同时扩展和更新了超声引导下施行区域阻滞的相关理论和临床操作技术。在我国区域麻醉和急性疼痛学发展的关键时刻，本书的翻译出版将为超声在区域麻醉和急性疼痛诊疗中的规范化应用提供重要的理论支持。

本书的翻译工作由西安交通大学第一附属医院麻醉科医师共同承担。在本书即将付梓之际，衷心感谢全体译校者在本书翻译过程中的辛苦付出；感谢中国科学技术出版社编辑独具慧眼，为中国麻醉及疼痛诊疗界医师们选择了这样一部优秀的著作，感谢中国科学技术出版社为本书的问世所做的努力！

尽管翻译过程中我们反复斟酌，希望能够准确表述原著者的本意，但由于中外语言表达习惯有所差别，中文翻译版中可能存在一些表述不妥或失当之处，恳请各位同行和读者批评、指正。衷心希望本书能够开阔各位读者的视野，让更多的国内同行受益。

王 强 温 健

原书第 5 版前言

《实用区域麻醉与急性疼痛学（第 5 版）》是这本近 30 年来持续再版教材的里程碑。我们的朋友、同事和导师 Michael F. Mulroy 是 1989 年第 1 版和 1996 年第 2 版《区域麻醉：操作指南解析》的独立创作者。第 3 版中，除了 Mulroy 博士作为主要著者外，还邀请了儿童区域麻醉和慢性疼痛学的专家加入。2009 年出版的第 4 版被收录为"Wolters Kluwers 实践系列丛书"之一，并引入了 3 位共同主编，即 Mulroy-Christopher M. Bernards 医生、Susan B. McDonald 医生和 Francis V. Salinas 医生，他们均来自 Virginia Mason 医学中心。

在前几版出版过程中有几件很值得怀念的事。最初，Mulroy 博士编写此书的灵感来自于 Daniel C. Moore 医生。Daniel C. Moore 医生是 Virginia Mason 医学中心麻醉科的创始人，同时也是其他几部区域阻滞教科书的编者，这些教科书在 20 世纪 50 年代到 80 年代早期堪称区域麻醉领域的经典，他对该领域及世界麻醉学的影响无人能及。Moore 于 2015 年逝世，享年 97 岁。Chris Bernards 于 2012 年 1 月去世，享年 53 岁，他在药理学和药动学领域的贡献促进了区域麻醉和疼痛学的成形，而这些影响仍将继续。我们怀着崇高的敬意，将本书的第 5 版献给我们已逝的同事 Chris Bernards 和 Dan C. Moore。

第 4 版和第 5 版的出版相隔 8 年，其间区域麻醉和急性疼痛学发生了显著变化，本书的书名改为"实用区域麻醉与急性疼痛学"正是这些变化的体现。在本书的编写过程中，区域麻醉和急性疼痛学获得了美国研究生医学教育认证委员会的批准，成为最新的麻醉学分会。近年来，超声引导成为周围神经阻滞的首选定位工具，医疗健康服务的变革促进了围术期外科之家概念的建立，强化了区域麻醉医生、急性疼痛医生在这些变革中的主导作用。麻醉亚专业的发展已超出了传统区域麻醉的范畴，如产科麻醉、慢性疼痛学及其相关的神经阻滞等。因此，我们在新版中增加了躯干阻滞、系统实践和急性疼痛学的相关讨论。在关注超声引导技术的同时，我们也扩展和更新了这些操作的相关插图。我们尽可能在适应证、并发症和操作技术等方面保持一致，同时用精练的提纲突出重点内容，以增强各章的可读性和一致性。我们并不打算将此书编写成区域麻醉的综合性论著，因为已经有很多同类的著作和图册出版了。我们的初衷可以套用第 4 版前言中的一句话，"本书立志成为一本简明实用的手册，既适合初学者，也适合有一定基础的人，这样所有人都能学习相关知识和操作方法，最终让患者受益。"

虽然自 2014 年退休后 Mulroy 博士已不再从事临床工作，但他的灵感和贡献无处不在。FRCPC 的 De Q.H. Tran 医生在 Virginia Mason 医学中心培训期间，我们就已相识，他在区域麻醉领域做出了重大贡献。因 Susan B. McDonald 已转向从事医学管理工作，我们有幸邀请到 De Q.H. Tran 医生加入我们。非常感谢 Wolters Kluwer / Lippincott Williams & Wilkins 团队的资深编辑 Keith Donnellan、开发编辑 Kristina Oberle、编辑协调员 Emily Buccieri 及高级项目经理 Jeethu Abraham 一直以来给予的支持。最后，特别感谢 Jennifer Smith 在前几版中提供的精美插图，以及由 Jennifer Gentry 授权的最新插图。

Joseph M. Neal

De Q.H. Tran

Francis V. Salinas

目　录

第二篇　药理学
Pharmacology

第三篇　区域麻醉程序
Regional Anesthetic Procedures

第四篇　区域麻醉亚专业
Sub-Specialty Regional Anesthesia

第一篇
区域麻醉和急性疼痛学基础

I. Foundations of Regional Anesthesia and Acute Pain Medicine

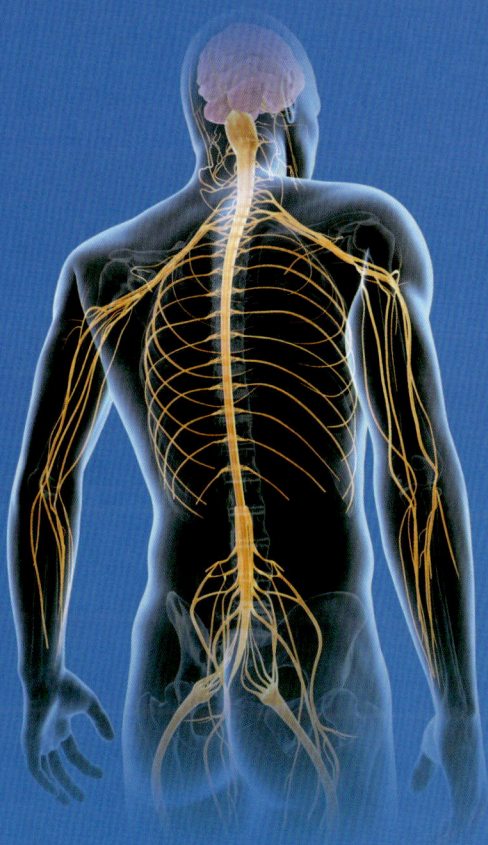

A Practical Approach to
Regional Anesthesiology
and
Acute Pain Medicine
实用区域麻醉
与急性疼痛学

第1章　区域麻醉实施体系
Regional Anesthesia Systems

Edward R.Mariano 著，关正 译，温健 校

> **·要点·**
>
> 1. 卫生保健注重的是价值，而非规模。我们将以价值贡献为基础对每一项新流程或新服务进行评价。
> 2. 美国麻醉医师协会（American Society of Anesthesiologists，ASA）倡导建立围术期外科之家（Perioperative Surgical Home，PSH），采取由麻醉医师主导、以患者为中心的模式来协调围术期医疗流程。其中区域麻醉与急性疼痛学（regional anesthesiology and acute pain medicine，RAAPM）是此模式的基本组成部分。
> 3. 我们建立 RAAPM 系统有两个重要的目的：控制围术期阿片类药物用量与提高患者就医体验。
> 4. 虽然启动需要成本，但是 RAAPM 系统一旦被建立，将会大大节约医院运营成本。
> 5. 临床路径有时也被称作加速康复协议，可以整合入 PSH 管理模式，通过优化手术流程，最小化易变因素，从而降低关节置换手术的医疗费用。
> 6. RAAPM 系统可推动接受下肢外周神经阻滞，尤其是关节置换手术患者的防跌倒教育。外周神经阻滞可促进术后早期活动，降低医院获得性事件的发生率（如应激性溃疡、深静脉血

栓等）。

7. 如果条件允许，应设立神经阻滞室，为计划行区域麻醉的手术患者在入手术室前实施区域麻醉，缩短与麻醉相关的手术接台时间，从而增加接受区域麻醉的手术患者数量。

8. 完善的记录和收费编码的建立是获取收费信息和记录工作量的必要条件，收费编码要与账单结算服务（billing service）配合，不断发展和完善。

9. 接受外周神经置管的患者需要特殊考虑，需选择合适的患者，以不增加医务人员工作量为宜。

10. 急性疼痛学的任务并不局限于止痛和导管管理，预防和治疗急性疼痛需要多学科、团队合作、多模式管理。

目前，区域麻醉已演变为 RAAPM。在新卫生保健倡议、技术进步和对疼痛和镇痛科学机制突破的基础上，此医学亚专业在持续发展。在多模式镇痛策略中，区域镇痛技术往往与全身性非阿片类镇痛药物联合使用[1]。在建立 RAAPM 系统前，我们必须了解此系统的建立背景，启动此系统的关键环节，明确此系统未来发展的趋势。

一、价值，而非规模

卫生保健系统强调价值而非规模——我们以价值贡献为基础对每一项新流程或新服务进行评价。根据健康的三大目标要求，新卫生保健项目的三大基本要求是提高患者的就医体验，降低医疗费用和提高人民健康水平[2]。随着大型麻醉集团及国家综合卫生保健公司的涌现，麻醉学的外延也在不断发展变化。对医疗保险合同的竞争促进了医院对创新及价值的需求。"以价值为基础的采购"[3]是由医疗保险和医疗补助服务中心（Centers for Medicare and Medicaid Services，CMS）设计的一个项目，其目的在于鼓励"改善患者预后和促进临床技术创新[4]"，根据 CMS 的定义，价值由三要素组成——临床过程、患者体验和结局（死亡率）——其与健康三大目标不谋而合[4]。美国医学研究所建议卫生保健指标数据应对消费者公开，使得公众能够获得相关的数据，并且可以比较不同的卫生保健机构[5]。

二、围术期外科之家

从患者或家庭成员的角度来看，从决定手术、实施手术到完全恢复，是一个纷繁复杂的过程。ASA 提倡建立以麻醉医师为主导，以患者为中心的 PSH，其目的是协调整个手术过程[6]。到目前为止，鲜有 PSH 实践模式可借鉴，大部分是借鉴已存在的 RAAPM 项目[7,8]。作为被卫生保健系统接受的 PSH 模式，对 RAAPM 项目运作必不可少。患者的疼痛体验贯穿整个围术期[9]，RAAPM 包含高风险患者的术前准备（如大剂量阿片类药物使用或慢性疼痛患者），通过临床路径，协调术中麻醉和术后疼痛管理[10]以及镇痛方案，使患者由住院向门诊过渡。

三、RAAPM 系统的建立基础

以价值为出发点，考虑社会问题对卫生保健优先选择的影响，建立 RAAPM 系统的两大基础是控制围术期阿片类药物的使用量和提高患者就医体验。

1. **阿片危机** 处方类阿片类药物过度使用及阿片滥用危机影响着全球所有国家，麻醉医师正处于逆转这种趋势、做出积极改变的理想地位[11]。即使是很小的门诊手术，与之相关的麻醉和镇痛技术也可能导致阿片类药物的长期使用[12]。对于未使用过阿片类药物的患者，术后发展为阿片类药物成瘾的可能性几乎是无法预测的，手术中积极使用阿片类药物的患者极有可能在一年后继续使用阿片类药物[13]。RAAPM 项目可协调住院及门诊患者的疼痛管理，改善患者结局。局部镇痛技术尤其是连续外周神经阻滞技术，可以降低术后急性期阿片类药物的需求[14]。

2. **患者体验**　有效的预期管理是影响患者满意度的首要因素。围术期患者希望避免恶心、呕吐，尤其是疼痛[15]，这些症状严重影响患者的总体满意度。事实上，CMS 调查问题中七项与疼痛有关[3]，有关有效疼痛管理主题的讨论预计会持续下去。使用少量阿片类药物的局部镇痛技术可达到疼痛控制目标，同时副作用最小，在患者体验积极方面将扮演关键的角色。局部镇痛的理想持续时间仍然需进一步研究，但现有证据表明，连续镇痛较单次注射技术，在疼痛控制、阿片类药物需求、患者自诉满意度方面均具有明显的优势[16]。

四、住院花费考量

为住院手术患者提供医护服务的费用，其中一半是固定的[17]；剩余的可变花费受医护模式的影响。虽然有启动成本，但是 RAAPM 一旦建立，将会大大节约医院运营成本。

1. **临床路径**　临床路径如关节置换术的临床路径降低了住院花费。协调围术期疼痛管理包括局部镇痛技术，是临床路径的重要组成部分[18]。临床路径有时也被称作加速康复草案，可以整合入 PSH 模型，通过优化手术流程，最小化易变因素从而减少花费[19]。PSH 的优势在于为临床路径的发展及改进提供持续的监督及指导[10]。

2. **术后并发症**　术后并发症同样影响住院花费。某些术后"住院获得性事件"（hospital-acquired conditions，HACs）的住院花费不在 CMS 支付之列。HACs 包括导管相关性泌尿系感染，矫形外科手术后手术部位感染，住院患者坠床及外伤，住院相关应激性溃疡，深静脉血栓或肺栓塞[20]。关节置换术后 HACs 发生率估计在 1.3%，每年增加的住院费用总数在 7000 万美元[20]。HACs 也在基于价值的临床流程花费范围内[14]。虽然使用区域麻醉和镇痛并不能直接预防 HACs，但是有证据表明，特定技术如外周神经阻滞，与住院患者坠床[21]及术后感染[22]的发生率下降相关，并且不增加跌倒的风险[21]。此外，全面的 RAAPM 项目应该包含接受下肢外周神经阻滞患者，特别是关节置换患者的跌倒预防[23]。局部镇痛促进术后早期运动，可间接地降低应激性溃疡、血栓及留置导尿的发生率，由于新发关节置换患者数量的逐年增加，降低关节置换术的花费将是降低卫生保健费用计划的重要目标。

> **临床要点**　采取多方面的措施预防跌倒：提高患者及其家属防跌倒意识，加强相关教育；制定标准的跌倒风险预测工具（如 Morse 跌倒评分）；通过预警系统加强团队成员之间的交流（如彩色腕带、记号、床旁报警，图 1-1）[23]。

3. **住院时间**　对于依赖于完成物理治疗目标从而达到出院标准的关节置换手术患者，RAAPM 项目可能会影响住院时间[25]。缩短住院时间一方面会降低花费，另一方面却增加关节置换术后患者再入院的风险[26]。目标住院时间是具有机构特异性的，且需要考虑所服务的患者，患者出院后可获得的医疗资源，可随叫随到的家庭医师的情况，以及根据手术类型所制定的严重并发症的时间轴。

4. **门诊患者停留时间**　对于门诊手术患者，术后恶心、呕吐和疼痛控制不佳可延长麻醉后恢复室

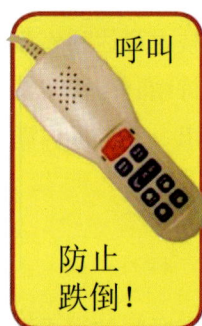

你跌倒的风险有多高

🔴 高危（红灯）　•当需要使用卫生间时请呼叫帮助

🟡 中危（黄灯）　•始终穿防滑袜

🟢 低危（绿灯）　•使用手杖或轮椅

　•在床旁自己可以拿到的范围内放置小桌

　•需要离开床时请求帮助

　•当您处于跌倒中高危风险时，确保床旁报警始终处于打开状态，便于让我们知道您需要帮助

呼叫

防止跌倒！

如果您想要获得更多的关于防止跌倒的信息，可以在护士站领取教学手册

▲ 图 1-1　提高防跌倒意识及防止跌倒沟通工具举例

（postanesthesia care unit，PACU）的离室时间[27]。区域麻醉技术可降低这些并发症的发生率，缩短达到出室标准的时间。如果拥有降级的或者Ⅱ级恢复室，接受区域麻醉的患者可越过 PACU 而直接进入Ⅱ级恢复室，通过减少护理花费而节省医疗费用[28]。

5. 手术室利用效率　当开展 RAAPM 项目时，一个最大的考量就是其对手术室利用率的负面影响。外科医师对可能的阻滞失败、并发症以及可能会延误手术时间的担心亦在增加[29]。在手术前一天对患者进行某些方面的准备（如教育、知情同意）可以减少手术延误[30, 31]。区域麻醉实施模式可影响手术当天的手术室利用效率。如对适合区域麻醉的手术患者提前实施区域麻醉（如当前一台手术已在手术室进行时，对另一患者在手术前在另一地点实施阻滞）能缩短接台时间，增加接受区域麻醉的患者数量[32]。

五、区域麻醉的实施技巧

1. 阻滞室　在手术室外建立实施区域麻醉的专用区域意义重大。阻滞室可以与术前患者等候区或 PACU 共用（图 1-2）[31]。可以在这个区域为手术前的患者实施区域麻醉。配备专门的阻滞室人员实施 RAAPM 程序并提供咨询服务是一种人力资源的管理模式[7, 8]，但这种模式并不适用于所有地方，应根据患者人数规模、员工数量和可用的其他资源灵活调整。最理想的阻滞室运行模式是由同一麻醉医师既实施区域阻滞又进行手术中麻醉，保证在手术进行的同时完成接台患者的区域阻滞。阻滞室是一个存放区域麻醉耗材（见第 2 章）及设备（如超声仪、神经刺激仪、定位装置）的公共区域。如果此空间长期被用于 RAAPM 程序，常用耗材（穿刺针、导管包、手术衣、手套、帽子、口罩）可以存放在阻滞室的架子或柜子中。药品存放在可上锁的移动"阻滞车"内，可实现多个区域共享。阻滞室超声仪的数量完全取决于预期的患者数量及 RAAPM 程序实施的频率；规模大的医疗中心需要同时进行多个 RAAPM 程序，最理想的配备是每个区域至少配备一台超声仪。每一个实施 RAAPM 程序的区域需要配备一台装载有麻醉记录管理系统和电子病历（electronic medical record，EMR）系统的专用电脑。

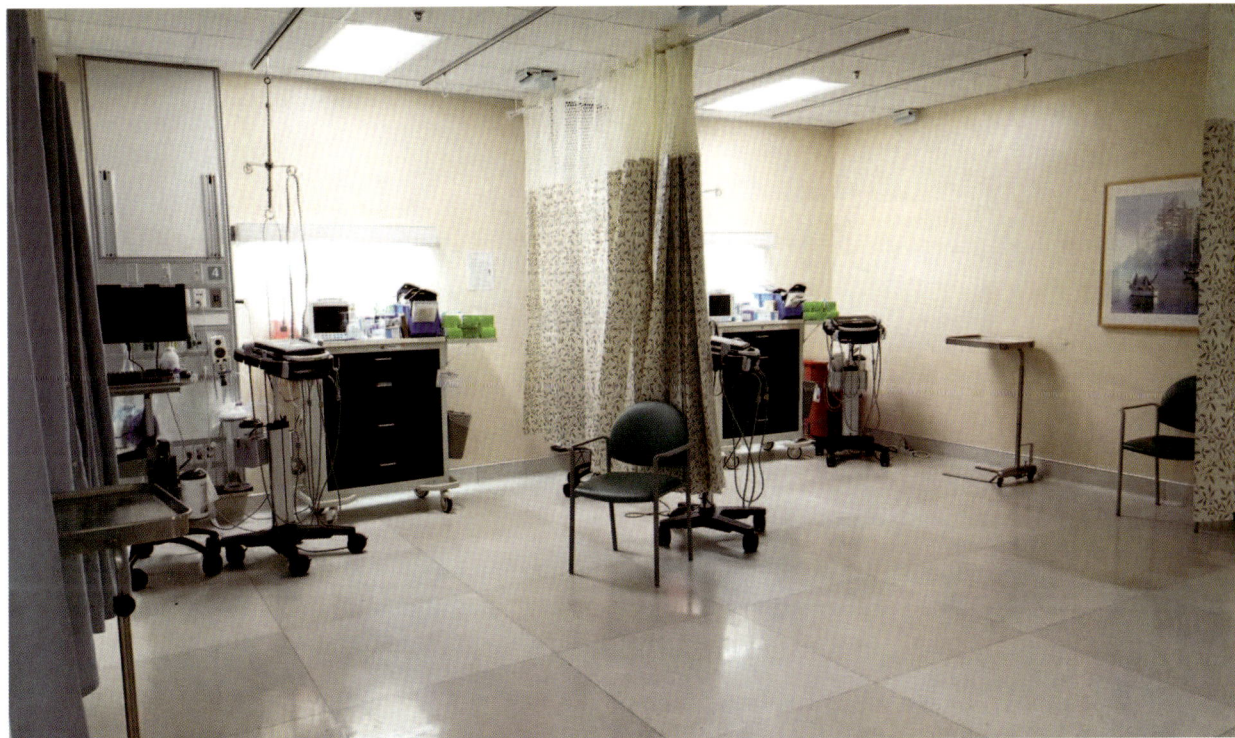

▲ 图 1-2 配备标准监测、氧气和抢救设备及实施麻醉物品的区域麻醉实施区或阻滞室

2. 后勤保障 一个高效的系统需要提前规划和良好沟通。对于教学医院，在 RAAPM 流程中，更高的效率意味着有更多时间对住院及主治医师进行培训。为了在手术当天节省时间，RAAPM 团队成员（如内科医师、受过高级训练的人员或护士）可在手术前一天晚上通过电话咨询患者。根据手术室时间表预先确认进入 RAAPM 流程的患者，并通知登记患者的文案人员及围术期护理人员。临床教学时，当前台手术仍在进行，采用在手术室外为下一患者实施 RAAPM 流程的模式，可以在不影响阻滞室利用率的前提下，对住院及进修医师进行长时间教学，但前提是必须有替代人员让被培训者暂时从手术室工作中解放出来。

> **临床要点** 对于行 RAAPM 流程的患者，应配备专业护理人员，及时与护士站沟通，在患者到达时尽快实施 RAAPM 流程，加速患者的手术进程。

3. 准备 护士或经过高级训练的人员在 RAAPM 流程实施前准备物品及药物托盘，提供监测，开放外周静脉，参与 RAAPM 流程实施前的核对，在必要时为患者静脉镇静。根据人体工程学原理，超声仪需要放置在操作医师的对侧（图 1-3）。为避免污染无菌区，物品及药品托盘最好放置在操作者的优势手一侧。将患者安置于理想体位，调节阻滞床的高度使操作者的肘关节弯曲大约 90°。

4. 安全系统 无论在手术室或专门的区域，必须在能保证患者安全的环境中实施区域麻醉。根据 ASA 安全标准对所有患者进行监护：脉搏血氧饱和度、心电图、无创血压。如果实施静脉镇静，必须指派另外一名医师（如内科医师、受过高级训练的人员或护士）进行监护。必须保证紧急状况下持续供氧及递药系统，以及吸引、复苏及气道管理高级设备能被获得。对每一例实施区域麻醉前，麻醉医师必须进行核对（与患者本人或另一名医师）以确认患者身份、过敏史、知情同意书；明确计划实施的手术、

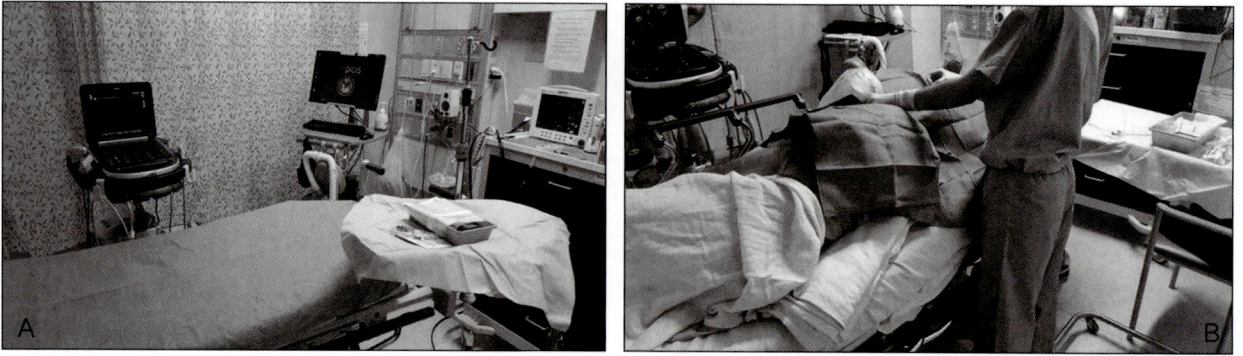

▲ 图 1-3 符合最佳人体工效学的设备放置

A. 操作前；B. 操作中

通过标识明确计划实施阻滞的流程以及可用的药物和设备；床旁放置识别卡（如核对清单[33]，图 1-4）可保证操作者在操作前进行核对。实施区域麻醉的区域必须配备一项特殊的急救药品即脂肪乳，用于治疗局麻药全身毒性反应[34]。

　　5. 训练与实施　尽管有证据支持区域麻醉技术在围术期疼痛管理中的有效性，但使用率仍然很低。甚至在最常见的手术中，如全膝关节置换术，每 4 位患者中，也只有 1 位患者能够接受神经阻滞[35]。已经建立了超声引导下区域麻醉的标准训练指南[36]，此指南已纳入到训练住院医师的模拟教学课程中[37]。一个成功的系统不仅需要训练有素的临床医师，更需要医师具有核心领导力和持续改进的开放心态[10]。

▲ 图 1-4 实施区域麻醉操作前核对表样板

6. 记录　完整的记录并建立收费编码是收费和记录工作量的必要条件。前者保证实际收入，后者可为聘用额外人员提供依据。急性疼痛管理中实施区域麻醉时，推荐使用不同于麻醉记录的标准化流程记录[31]，纸质记录或 EMR 模板均可。标准的 EMR 模板或流程记录同样有助于生成合适的收费编码。现行的程序术语（current procedural terminology，CPT）编码每年都会改变和（或）增加，所以必须根据需要定期审查和更新模板。

> **临床要点**　应该把收费管理人员或者收费公司纳入到区域麻醉流程和急性疼痛会诊的标准记录的更新中[31]。

7. 门诊患者外周神经置管的管理　需要特别考虑出院后外周神经置管患者的管理。第一，不是所有门诊患者都适合外周神经置管，所以关键的一步是选择合适患者。医师，受过高级训练的人员或经 RAAPM 医师推荐的护士可以对患者的任何疑问或担忧通过电话进行解答。需要为患者指定一名可随时联系的监护人（如朋友或家庭成员）。监护人比患者本人能够更好地观察特定解剖部位（如肋间）导管的位置，并且可以向麻醉医师报告相关信息。虽然手术当天晚上通过电话预先给患者讲解可解决大部分问题，但是大量的信息很容易使患者变得不知所措。因此，对外周神经置管的门诊患者应进行书面指导，内容包括便携输注设备、导管和外周神经导管留置相关的常见和不常见事件。最后，需要提供给患者一个能随时联系到麻醉医师的电话号码。目前，已发表文献中无证据支持将患者距离医院的远近作为选择门诊外周神经置管患者的依据，每个具体实施过程的人可能会有自己的标准。

> **临床要点**　门诊外周神经置管患者需要提供一个可靠的联系方式，从而使区域麻醉团队成员可以对患者进行每日随访直到导管拔除（几乎所有患者都能安全的移除外周神经导管）[38]。

六、急性疼痛学的出现

对急性疼痛学专科医生的需求是显而易见的。最新的专科医师训练指南将区域麻醉和急性疼痛学相结合。

急性疼痛学的任务早已不仅仅是导管管理，预防和治疗急性疼痛往往需要多学科、团队合作和多模式管理。急性疼痛会诊可能涉及遭受镰状细胞危象或胰腺炎重症患者的医疗服务。急性疼痛医师的另一个角色是协调管理大剂量使用阿片类药物、慢性疼痛综合征以及实施复杂镇痛方案包括丁丙诺啡 - 纳洛酮镇痛方案的住院患者。为了避免药物滥用，丁丙诺啡 - 纳洛酮镇痛方案应用越来越广泛。专用的 CPT 编码将急性疼痛的初诊及随访归类到评估和管理服务中，为急性疼痛会诊和镇痛实施提供正确的编码和收费有助于急性疼痛学项目快速发展。RAAPM 专科医师和其他临床路径一样可促进手术患者加强康复，优化围术期过程，改善患者预后。

参考文献

[1] Chou R, Gordon DB, de Leon-Casasola OA, et al. Management of Postoperative Pain: A Clinical Practice Guideline From the American Pain Society, the American Society of Regional Anesthesia and Pain Medicine, and

the American Society of Anesthesiologists' Committee on Regional Anesthesia, Executive Committee, and Administrative Council. J Pain 2016;17(2):131–157.

[2] Berwick DM, Nolan TW, Whittington J. The triple aim: care, health, and cost. Health Aff (Millwood) 2008;27(3):759–769.

[3] Mariano ER, Miller B, Salinas FV. The expanding role of multimodal analgesia in acute perioperative pain management. Adv Anesth 2013;31(1):119–136.

[4] Center for Medicare and Medicaid Services. Hospital Value-Based Purchasing. Washington, DC: Department of Health and Human Services; 2012.

[5] Institute of Medicine. Best Care at Lower Cost: The Path to Continuously Learning Health Care in America. Washington, DC: National Academies Press; 2012.

[6] Kain ZN, Vakharia S, Garson L, et al. The perioperative surgical home as a future perioperative practice model. Anesth Analg 2014;118(5):1126–1130.

[7] Walters TL, Howard SK, Kou A, et al. Design and implementation of a perioperative surgical home at a veterans affairs hospital. Semin Cardiothorac Vasc Anesth 2016;20(2):133–140.

[8] Garson L, Schwarzkopf R, Vakharia S, et al. Implementation of a total joint replacement-focused perioperative surgical home: a management case report. Anesth Analg 2014;118(5):1081–1089.

[9] Walters TL, Mariano ER, Clark JD. Perioperative surgical home and the integral role of pain medicine. Pain Med 2015;16(9):1666–1672.

[10] Mudumbai SC, Walters TL, Howard SK, et al. The Perioperative Surgical Home model facilitates change implementation in anesthetic technique within a clinical pathway for total knee arthroplasty. Healthc (Amst) 2016;4(4):334–339.

[11] Alam A, Juurlink DN. The prescription opioid epidemic: an overview for anesthesiologists. Can J Anaesth 2016;63(1):61–68.

[12] Sun EC, Darnall BD, Baker LC, et al. Incidence of and risk factors for chronic opioid use among opioidnaive patients in the postoperative period. JAMA Intern Med 2016;176(9):1286–1293.

[13] Mudumbai SC, Oliva EM, Lewis ET, et al. Time-to-cessation of postoperative opioids: a population-level analysis of the veterans affairs health care system. Pain Med 2016;17(9):1732–1743.

[14] Richman JM, Liu SS, Courpas G, et al. Does continuous peripheral nerve block provide superior pain control to opioids? A meta-analysis. Anesth Analg 2006;102(1):248–257.

[15] Macario A, Weinger M, Carney S, et al. Which clinical anesthesia outcomes are important to avoid? The perspective of patients. Anesth Analg 1999;89(3):652–658.

[16] Bingham AE, Fu R, Horn JL, et al. Continuous peripheral nerve block compared with single-injection peripheral nerve block: a systematic review and meta-analysis of randomized controlled trials. Reg Anesth Pain Med 2012;37(6):583–594.

[17] Macario A, Vitez TS, Dunn B, et al. Where are the costs in perioperative care? Analysis of hospital costs and charges for inpatient surgical care. Anesthesiology 1995;83(6):1138–1144.

[18] Webb CA, Mariano ER. Best multimodal analgesic protocol for total knee arthroplasty. Pain Manag 2015;5(3):185–196.

[19] Raphael DR, Cannesson M, Schwarzkopf R, et al. Total joint Perioperative Surgical Home: an observational financial review. Perioper Med (Lond) 2014;3:6.

[20] Duchman KR, Pugely AJ, Martin CT, et al. Medicare's hospital-acquired conditions policy: a problem of nonpayment after total joint arthroplasty. J Arthroplasty 2016;31(9 Suppl):31–36.

[21] Memtsoudis SG, Danninger T, Rasul R, et al. Inpatient falls after total knee arthroplasty: the role of anesthesia type and peripheral nerve blocks. Anesthesiology 2014;120(3):551–563.

[22] Liu J, Ma C, Elkassabany N, et al. Neuraxial anesthesia decreases postoperative systemic infection risk compared with general anesthesia in knee arthroplasty. Anesth Analg 2013;117(4):1010–1016.

[23] Kim TE, Mariano ER. Developing a multidisciplinary fall reduction program for lower-extremity joint arthroplasty patients. Anesthesiol Clin 2014;32(4):853–864.

[24] Laucis NC, Chowdhury M, Dasgupta A, et al. Trend toward high-volume hospitals and the influence on complications in knee and hip arthroplasty. J Bone Joint Surg Am 2016;98(9):707–712.

[25] Capdevila X, Barthelet Y, Biboulet P, et al. Effects of perioperative analgesic technique on the surgical

outcome and duration of rehabilitation after major knee surgery. Anesthesiology 1999;91(1):8–15.

[26] Cram P, Lu X, Kates SL, et al. Total knee arthroplasty volume, utilization, and outcomes among Medicare beneficiaries, 1991–2010. JAMA 2012;308(12):1227–1236.

[27] Chung F, Mezei G. Factors contributing to a prolonged stay after ambulatory surgery. Anesth Analg 1999;89(6):1352–1359.

[28] Williams BA, Kentor ML, Vogt MT, et al. Economics of nerve block pain management after anterior cruciate ligament reconstruction: potential hospital cost savings via associated postanesthesia care unit bypass and same-day discharge. Anesthesiology 2004;100(3):697–706.

[29] Oldman M, McCartney CJ, Leung A, et al. A survey of orthopedic surgeons' attitudes and knowledge regarding regional anesthesia. Anesth Analg 2004;98(5):1486–1490.

[30] Brooks BS, Barman J, Ponce BA, et al. An electronic surgical order, undertaking patient education, and obtaining informed consent for regional analgesia before the day of surgery reduce block-related delays. Local Reg Anesth 2016; 9:59–64.

[31] Mariano ER. Making it work: setting up a regional anesthesia program that provides value. Anesthesiol Clin 2008;26(4):681–692, vi.

[32] Chazapis M, Kaur N, Kamming D. Improving the Peri-operative care of Patients by instituting a 'Block Room' for regional anaesthesia. BMJ Qual Improv Rep 2014;3(1).

[33] Mulroy MF, Weller RS, Liguori GA. A checklist for performing regional nerve blocks. Reg Anesth Pain Med 2014;39(3):195–199.

[34] Neal JM, Mulroy MF, Weinberg GL. American Society of Regional Anesthesia and Pain Medicine checklist for managing local anesthetic systemic toxicity: 2012 version. Reg Anesth Pain Med 2012;37(1):16–18.

[35] Gabriel RA, Kaye AD, Nagrebetsky A, et al. Utilization of femoral nerve blocks for total knee arthroplasty. J Arthroplasty 2016;31(8):1680–1685.

[36] Sites BD, Chan VW, Neal JM, et al. The American Society of Regional Anesthesia and Pain Medicine and the European Society of Regional Anaesthesia and Pain Therapy Joint Committee recommendations for education and training in ultrasound-guided regional anesthesia. Reg Anesth Pain Med 2009;34(1):40–46.

[37] Mariano ER, Harrison TK, Kim TE, et al. Evaluation of a standardized program for training practicing anesthesiologists in ultrasound-guided regional anesthesia skills. J Ultrasound Med 2015;34(10):1883–1893.

[38] Ilfeld BM, Esener DE, Morey TE, et al. Ambulatory perineural infusion: the patients' perspective. Reg Anesth Pain Med 2003;28(5):418–423.

第2章 设备
Equipment

Andrew T. Gray 著，丁琼、段娜 译，温健、谭敬 校

·要点·

1. 在区域阻滞中，神经刺激可以用来定位周围神经。短时脉冲（0.1ms）可有效刺激运动纤维，而长时脉冲（0.3ms）可有效刺激感觉纤维。

2. 电绝缘针尖端具有高强度电流，可以更加精确地识别外周神经。

3. 在超声扫描中，针尖的可视性依赖于几个因素，包括针的直径和进针角度。

4. 应用超声成像时，注射小剂量的生理盐水或局麻药（如1ml）有助于识别针尖或者导管尖端的位置。

5. 超声探头涂抹一层薄凝胶后，可用一光滑的金属片（一种测试工具）来检测从超声换能器发射来的声波功能线。

一、总则

几乎所有的注射器和针都可以用来完成区域阻滞麻醉。相对于仪器质量，操作者对解剖学知识的掌握和熟练的操作技能更能保证阻滞成功。尽管如此，选择合适的仪器可以优化区域阻滞麻醉的操作。

二、阻滞托盘

区域阻滞麻醉的设备通常被存放于准备好的无菌托盘中，后者通常容纳备皮棉签、洞巾、针、注射器、溶液杯和无菌指示剂。设备的选择取决于操作者想进行何种特定的阻滞方式以及个人习惯。当然，也需要满足基本配置。出于对一些传染性疾病尤其是那些能够耐受传统灭菌方式病菌的担忧，最好选择一次

性设备。目前，一次性托盘的质量已大幅改进，能够生产符合个性化定制需求的托盘厂商也越来越普遍，这减轻了地方部门或者医院灭菌的负担（并不减少检查无菌的责任）。

三、周围神经刺激仪

1．周围神经刺激仪向针发射脉冲电流，后者到达神经，产生去极化。运动传出神经（A-α 纤维）最容易被去极化，因此，这些设备能通过使肌肉收缩确认混合型周围神经，但不会诱发令人不适的感觉异常。

2．刺激的程度取决于总电流量（安培）和电流与神经（大概）的距离。这个原理促进了具有可变输出参数神经刺激仪的发展。高电流（1 ～ 2mA）用来确定针已经接近神经，而逐渐降低的电流量表明针和神经逐渐接近。在实际操作中，2mA 的电流就可引起远处的运动神经发生去极化。当针向神经逐渐靠近时，一个小的电流可以预示针与神经已足够接近。然而，最近的报道已经开始重新审视电流量和神经距离的关系，并质疑是否可以假定这两者有任何的关联。具体来说，针与神经直接接触（基于感觉异常）能够诱发运动反射的电流量从 0.1mA 到大于 1mA，因此，最终相关的刺激电流量仍然是未知的[1]。现行方法认为 0.5mA 的电流量是最理想的，但实际中可能更大或更小的电流刺激都能够产生足够的麻醉效果。

3．也可以通过改变刺激电流的特性来产生感觉反应。短时脉冲（0.1ms）通常可用来有效地刺激运动神经纤维，但长时脉冲（0.3ms）也能刺激感觉神经纤维，在寻找纯感觉神经（如股外侧皮神经或隐神经）时，这是一个非常有用的特性。

4．理想的神经刺激仪需具备可变的线性输出，并实时显示电流量。刺激仪的阳性导联（红色，正极）与皮肤电极（正极的解剖学定位不影响刺激）相连，阴性导联（黑色，负极）与探针接触，用一种"鳄鱼嘴"样的夹子来确保二者相连接。但带有电连器的商用型刺激针应用更广泛。通过刺激针刺激负极产生的效应几乎是正极的两倍，因此主导的极性是非常重要的。

5．电绝缘探针（覆盖有聚四氟乙烯）可以在针尖处聚集更多的电流，因此，当针尖经过神经后，神经去极化也逐渐减少。相反，即使当针尖已经超过靶神经的位置，非绝缘的电针杆部依然可以持续刺激靶神经。因此，尽管电绝缘针昂贵，但电绝缘针仍然成为神经刺激引导的神经阻滞的标准。当针尖接近靶神经时，注入小量的局麻药（1ml，Raj 实验）能消除诱发反应，那是因为针尖电流密度的损耗依赖于注射液的离子强度[2]。

6．神经刺激仪的应用并不能取代对解剖学知识的掌握和刺激针初次位置的正确放置，它只能协助证明针接近于神经。尽管有研究推测使用神经刺激仪可能减少潜在的神经损伤，但目前尚无研究证实使用神经刺激仪会增加安全系数，因为尽管使用了神经刺激仪，仍然有可能发生神经损伤。因此，当对无意识的患者进行神经阻滞时，神经刺激仪并不能消除神经损伤的风险。

> **临床要点**　了解周围神经刺激仪的功能和局限性可以帮助麻醉医师更好地完成区域阻滞。

四、超声仪器

1．超声图像可使周围神经可视化。为了满足麻醉医师的要求，需要对超声仪器的功能进行严格的评估（图 2-1）[3]。为了确保效果和易用性，非常有必要了解超声仪器的一些特性。

2. 在繁忙的操作过程中，启动时间（从开机到准备扫描）非常重要，尤其是当机器需要连续电源供电而非电池供电。屏幕的大小、定位（转环、关节臂等）以及角度都会影响图片浏览。基本的图像质量（深度、接收器增益的调节和探头的选择）对于评估机器也非常重要。当然，初学者更需要相对简洁明了的用户界面[3]。

3. 目前，市场上很多超声仪器具有神经成像的功能，因此在临床实践中，对图像质控的调节需求越来越少。如何确定神经束是最重要的。可以在真人模型中评估机器和传感器分辨精细胶原层的能力，后者将周围神经分成神经束（比如，神经束的数量）。当评估超声设备时，控制影响图像判读的因素非常重要（如模型、解剖学定位和外周神经、室内光线等）。当需要在诱导室、手术室和恢复室进行神经阻滞时，超声仪的便携性就显得更重要。

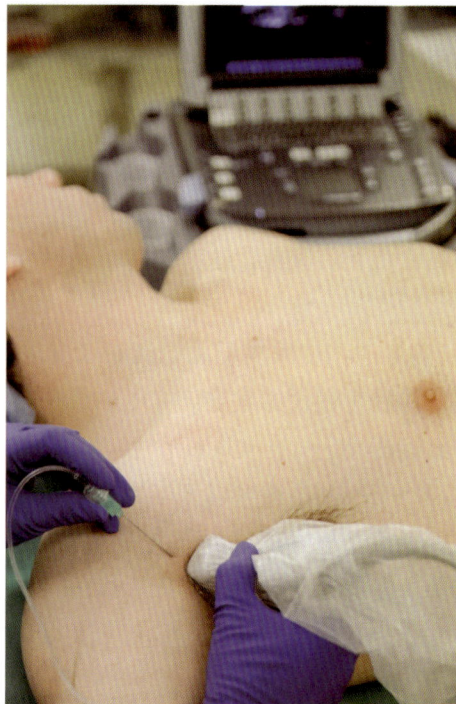

▲ 图 2-1　进行区域阻滞的超声仪器
该图显示应用笔记本式超声仪定位腋神经

五、探头

1. 超声探头包含一组可以发射和接收经过软组织声波的压电晶体（图 2-2A 和 B）。多种多样的探头可以有效地应用于临床成像。选择合适的探头对于形成理想的区域麻醉阻滞图像非常重要。

2. 大多数的操作者应用具有大接触面的线阵探头来进行区域阻滞。这类探头包含有大量的晶体（元件），它们可以获得高分辨率的周围神经图像和宽阔的视野。而需要进行更深的阻滞或需要获得更大的视野时（如轴索、腰丛、骶骨旁 / 臀下 / 前路坐骨神经阻滞），通常就需要应用凸阵探头。

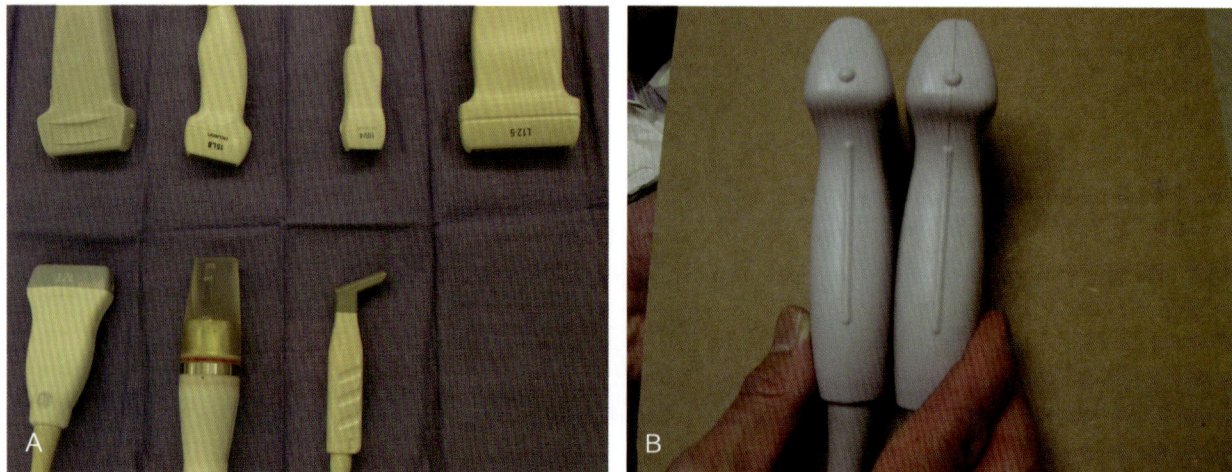

▲ 图 2-2　不同型号的超声探头
A. 多种多样不同型号（如不同探头工作面的长度）的超声探头可以用来进行神经阻滞；B. 损坏的探头，图中右边探头的接缝处有一条裂痕，左边探头则是完好的

3. 高频声波（更短的波长）可以确保图像高质量。然而，声波的衰减是频率依赖性的。因此，在确保声波可以传到靶点并返回到探头的前提下，选择最高频率非常重要。当声波频率过高时，增大接收器的增益其实是一种无用的补救，因为它可以引起背景噪声的扩增。声波的衰减在不同的患者和扫描区域存在相当大的变异。穿透深度为 60cm/ 中心频率（MHz）可以作为一种粗略的指导[4]。例如，中心频率为 10MHz 的探头，其穿透深度为 6cm。

六、多普勒

多数超声仪具有各种各样可以监测血流的多普勒成像模式，能量多普勒（整合多普勒频移的功率谱）对监测伴随周围神经的小血管非常有用（图 2-3）。相比于传统的彩色多普勒，能量多普勒呈现出更大的优势[5]，它更敏感（在一些案例中可达 3 ～ 5 倍），更少依赖于角度，也没有信号的混叠。当信号不正常时，过小的脉冲重复频率引起的欠采样可以产生混叠现象。能量多普勒潜在的缺点源于缺乏对方向信息和运动的高敏感性（引起闪烁伪像）。能量多普勒似乎已经成为目前最好的监测神经内血流的多普勒模式[6]。很多的操作者用能量多普勒（侦查图像）进行预扫描，在区域阻滞前探查临近的血管。

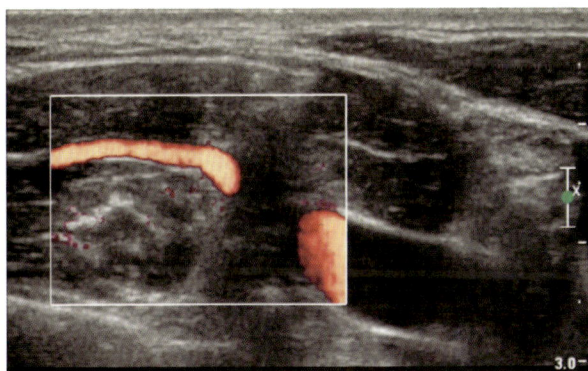

▲ 图 2-3　能量多普勒成像

该图显示了肌间沟阻滞的二倍能量多普勒图像。肩胛背动脉在肌间沟中穿过臂丛

七、空间复合成像

1. 传统的超声波扫描，组织只能从一个单一的方向受到超声波的作用。利用空间复合超声技术，可以多个成像角度获得图像，实时帧速率[7]下合并成单个图像。只有一部分区域会采集到所有不同视角的图像（对于线性阵列来说，该区域为三角形）。

2. 空间复合成像是由一组不同角度的换能器元件发出的超声波束所生成（图 2-4）。这项技术减少了角度依赖的伪像（比如声影和超声增强），同时在有限的穿刺角度范围内提高了针尖的可见性[8]。给探头覆上一层薄凝胶时，可以用一种测试工具（一种光滑的纸夹或者匹配的固体金属探针）来探测发自探头的声波线[9]。

3. 空间复合图像在区域阻滞麻醉和肌肉骨骼成像中体现出巨大的优势[10]。这种成像技术可以使成像梯形格式化，为给定的超声探头提供更广的视野。尽管空间复合成像通常适用于线性阵列，

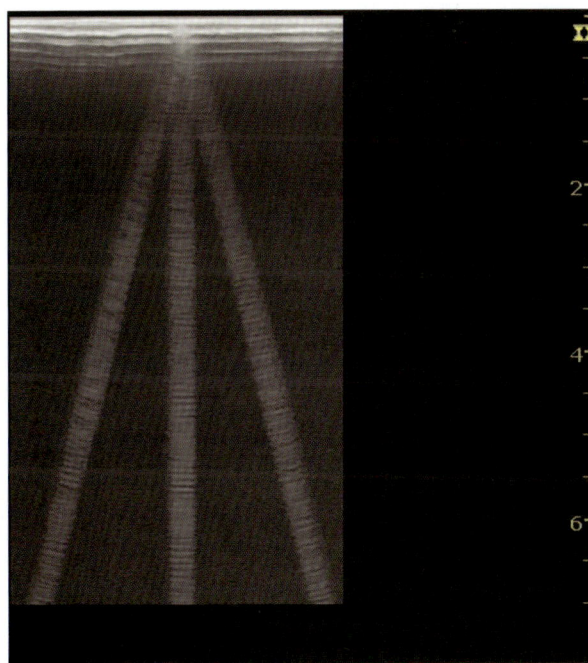

▲ 图 2-4　空间复合图像

该图用一种线阵测试工具图像来展现三个不同视线的空间整合图像

但在曲线阵列中，它同样也有很好的发展和提升。

八、声耦合和超声探头覆盖物

1. 为确保有充足的声波传到软组织（声耦合，图 2-5），探头 - 皮肤界面必须排出空气。尽管有报道称阻滞相关的感染率极低，作者仍然推荐无菌的一次性凝胶包来降低感染和交叉感染的风险[11,12]。

2. 已经有很多的研究探讨在动物模型中，凝胶污染是否会促进神经的损伤[13]。尽管目前对是否存在功能性损伤尚无定论，我们在操作中还是应该用无菌的干纱布擦掉进针点多余的凝胶。擦拭掉多余的凝胶在超声被应用于椎管内阻滞中非常重要，因为污染的凝胶可能会被带入硬膜外或蛛网膜下腔。当在超声引导下进行周围神经导管置入时，必须在固定导管前擦干净区域内所有的凝胶。已有一些研究在寻找凝胶的替代物，比如 5% 葡萄糖（D5W）似乎就拥有良好的声学特性[14]。无菌探头上覆盖物的替代物包括手套和黏性敷料[15]。

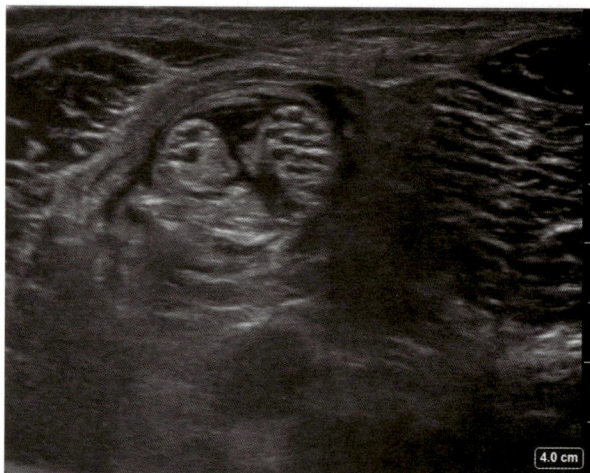

▲ 图 2-5 超声下的神经成像（耦合使用无菌凝胶和探头覆盖物）

图片显示了腘窝处坐骨神经的两支主干（胫神经和腓总神经）。在行坐骨神经阻滞时，可完全显示神经丛的结构

> **临床要点** 对超声物理知识、仪器局限性的全面理解允许医师最大限度地发挥他或她的能力去有效地定位神经，并准确地在其周围注射药物。

九、超声介入针

1. 传统的穿刺针由光滑的不锈钢针组成。由于穿刺针与软组织间声阻抗差异巨大，当超声波垂直照射到针的长轴（比如，当穿刺针与皮肤和超声探头的接触面相平行时），穿刺针会对超声波产生强反射。然而，当进针方向与超声束成某一角度，从针尖上折返的回声将会消失[16]。因此，一些新技术已被开发，旨在增强阻滞针针尖的反射波。

2. 介入穿刺针表面有不同形式的纹理，包括弥散粗糙（喷砂）的质地，浅凹，锯齿，X 形蚀刻，立方角等（图 2-6）。其中的一些模式无论角度（逆反射波）如何，均可促进声波向超声探头波源反射。其他针头上涂有聚合物，在其表面捕获空气，从而增强声波的反射。

3. 评估介入穿刺针最好的方法是在临床实际操作中，而非依据于组织等效物（后者可优化图像）。介入穿刺针的应用可以减少操作时间。然而，鉴于不良事件发生率低，很难证明介入穿刺针的应用可以减少操作时间。

4. 还可以应用一些其他的策略来提高针尖的可见性。实验性小剂量注射液体（0.5 ~ 1ml）有助于确定针尖的位置，也可以将探头向后晃动来改善声波与针的角度。大直径的针更容易被看见，特别是在进行较深的阻滞时。可以旋转穿刺针，使其斜面面对超声探头，这样也有助于确定穿刺针斜面切口。轻微地晃动穿刺针（轻微来回地活动）也可以提高针尖的可见性。

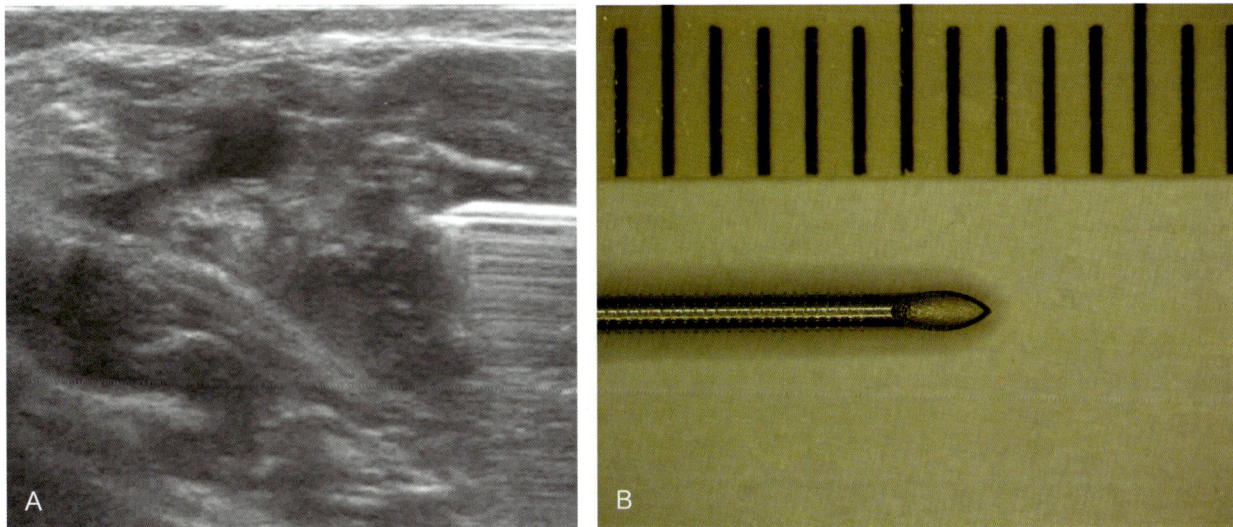

▲ 图 2-6　超声介入针

A. 平面内进行腋路神经阻滞的穿刺针图像，当传统的不锈钢针邻近探头工作面的平行面，可以清晰显示出该针尖斜面的切面，可以观察到起自针干的混响伪影，但伪影不会延伸到针尖的斜面；B. 改良的介入穿刺针的特写图片，将针尖表面处理后形成纹理，从而增强针尖周围超声波的回波

十、介入导管

1. 已有报道称，比起刺激神经，依靠超声引导在神经周围放置导管需要花费更多的时间。目前市场上有很多可以放置在神经周围的导管套件，包括针内套管和针外套管（图 2-7）。这些市售的导管有较宽的回声特性[17, 18]。

2. 超声图像很难显现出导管的尖端。确认导管最好的方法是能看见有回声的导管壁及其中间的黑色管腔（相平行的白线）[19]。在超声扫描中导管通常盘绕成为弯曲的蛇形。

3. 注射少量生理盐水或空气（0.5 ~ 1ml）有助于确定导管的尖端[20, 21]。通常，导管的预充容量足够完成空气实验。给未充填的导管注入生理盐水或局麻药是很好的空气实验方法。一些操作者也通过给予 5% 葡萄糖溶液（D5W），同时用彩色多普勒成像来识别导管尖端[22, 23]。在彩色多普勒和 M 型超声扫描时，手动来回移动内导丝同样也可以增加导管的可见性[24]。

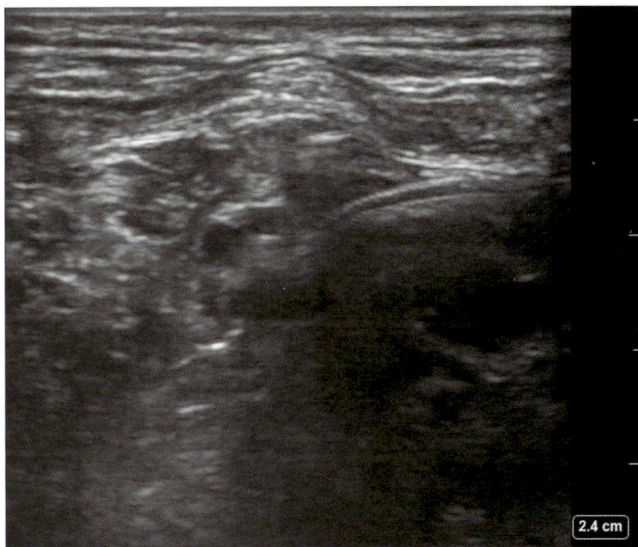

▲ 图 2-7　连续肌间沟入路阻滞的导管图像

可以识别导管内的黑色管腔和有回声的导管壁，导管的尖端在该图像中显示不清

4. 一些为外周神经置管所做的新的超声设计正在开发中。增强导管壁或金属内导丝的金属含量可以提高超声扫描导管的可见度。这些新设计的临床影像和上述测试性注射的预测价值目前正在研究中。三维超声已经成为引导和评估周围神经导管放置的工具。

> **临床要点** 目前尚无定位技术（神经刺激或超声）可以显示能减少区域阻滞后神经损伤的发生率。

十一、输注设备

1. 在延长神经阻滞时间以缓解术后疼痛方面，麻醉医师发挥着越来越积极的作用。目前有多种连续输注技术来实现局麻药注射。

2. 对于住院患者，小型电子驱动泵可以实现局麻药的连续输注和患者自控选择输注，患者自控输注模式允许在需要增加药量时追加剂量。这些设备可单独编程，并显示出高度的灵活性。它们还有锁定间隔时间，以防止患者过量输注。因为机械故障很少发生，因此这些泵对于住院患者术后镇痛是非常有效的。

3. 门诊患者局麻药输注的几种模式如下。

（1）最简单的设备是一种可以在恒定压力下推注定额麻醉药的弹性输注泵，它可以通过与导管相连的流量控制阀，按固定速率输注药物。这种泵可以用于上肢或下肢镇痛中，向神经周围连续输注药物达24～60h，这种与弹性输注泵相关的局限性主要源于必须按固定的速率进行输注。不过，更新的设备可以针对突发性疼痛按需给药。

（2）还有一种与弹性输注泵类似的簧压机械泵，它也是通过恒压输注液体，并具有药物推注功能。

（3）也可以选择一种小的、由电池供电、可编程的机械泵。它可以提供与住院患者相同的设置，除了可以连续输注，亦可按需给药。此外，这些泵的机械故障鲜有发生，似乎可以为门诊患者进行延长的术后镇痛提供更好的选择。

参考文献

[1] Perlas A, Niazi A, McCartney C, et al. The sensitivity of motor response to nerve stimulation and paresthesia for nerve localization as evaluated by ultrasound. Reg Anesth Pain Med 2006;31(5):445–450.

[2] Tsui BC, Wagner A, Finucane B. Electrophysiologic effect of injectates on peripheral nerve stimulation. Reg Anesth Pain Med 2004;29(3):189–193.

[3] Wynd KP, Smith HM, Jacob AK, et al. Ultrasound machine comparison: an evaluation of ergonomic design, data management, ease of use, and image quality. Reg Anesth Pain Med 2009;34(4):349–356.

[4] Szabo TL, Lewin PA. Ultrasound transducer selection in clinical imaging practice. J Ultrasound Med 2013;32(4):573–582.

[5] Rubin JM, Bude RO, Carson PL, et al. Power Doppler US: a potentially useful alternative to mean frequencybased color Doppler US. Radiology 1994;190(3):853–856.

[6] Vanderschueren GA, Meys VE, Beekman R. Doppler sonography for the diagnosis of carpal tunnel syndrome: a critical review. Muscle Nerve 2014;50(2):159–163.

[7] Wilhjelm JE, Jensen MS, Jespersen SK, et al. Visual and quantitative evaluation of selected image combination schemes in ultrasound spatial compound scanning. IEEE Trans Med Imaging 2004;23(2):181–190.

[8] Wiesmann T, Bornträger A, Zoremba M, et al. Compound imaging technology and echogenic needle design: effects on needle visibility and tissue imaging. Reg Anesth Pain Med 2013;38(5):452–455.

[9] Goldstein A, Ranney D, McLeary RD. Linear array test tool. J Ultrasound Med 1989;8:385–397.

[10] Lin DC, Nazarian LN, O'Kane PL, et al. Advantages of real-time spatial compound sonography of the musculoskeletal system versus conventional sonography. AJR Am J Roentgenol 2002;179(6):1629–1631.

［11］Provenzano DA, Liebert MA, Steen B, et al. Investigation of current infection-control practices for ultrasound coupling gel: a survey, microbiological analysis, and examination of practice patterns. Reg Anesth Pain Med 2013;38（5）:415–424.

［12］Alakkad H, Naeeni A, Chan VW, et al. Infection related to ultrasound-guided single-injection peripheral nerve blockade: a decade of experience at Toronto Western hospital. Reg Anesth Pain Med 2015;40（1）:82–84.

［13］Pintaric TS, Cvetko E, Strbenc M, et al. Intraneural and perineural inflammatory changes in piglets after inject of ultrasound gel, endotoxin, 0.9% NaCl, or needle insertion without injection. Anesth Analg 2014;118（4）:869–873.

［14］Tsui BC. Dextrose 5% in water as an alternative medium to gel for performing ultrasound-guided peripheral nerve blocks. Reg Anesth Pain Med 2009;34（5）:525–527.

［15］Tsui BC, Twomey C, Finucane BT. Visualization of the brachial plexus in the supraclavicular region using a curved ultrasound probe with a sterile transparent dressing. Reg Anesth Pain Med 2006;31（2）:182–184.

［16］Schafhalter-Zoppoth I, McCulloch CE, Gray AT. Ultrasound visibility of needles used for regional nerve block: an in vitro study. Reg Anesth Pain Med 2004;29（5）:480–488.

［17］McGahan JP. Laboratory assessment of ultrasonic needle and catheter visualization. J Ultrasound Med 1986;5:373–377.

［18］Mariano ER, Yun RD, Kim TE, et al. Application of echogenic technology for catheters used in ultrasoundguided continuous peripheral nerve blocks. J Ultrasound Med 2014;33（5）:905–911.

［19］Takatani J, Takeshima N, Okuda K, et al. Ultrasound visibility of regional anesthesia catheters: an in vitro study. Korean J Anesthesiol 2012;63（1）:59–64.

［20］Swenson JD, Davis JJ, DeCou JA. A novel approach for assessing catheter position after ultrasound-guided placement of continuous interscalene block. Anesth Analg 2008;106（3）:1015–1016.

［21］Kan JM, Harrison TK, Kim TE, et al. An in vitro study to evaluate the utility of the "air test" to infer perineural catheter tip location. J Ultrasound Med 2013;32（3）:529–533.

［22］Dhir S, Ganapathy S. Use of ultrasound guidance and contrast enhancement: a study of continuous infraclavicular brachial plexus approach. Acta Anaesthesiol Scand 2008;52（3）:338–342.

［23］Brookes J, Sondekoppam R, Armstrong K, et al. Comparative evaluation of the visibility and block characteristics of a stimulating needle and catheter vs an echogenic needle and catheter for sciatic nerve block with a low-frequency ultrasound probe. Br J Anaesth 2015;115（6）:912–919.

［24］Elsharkawy H, Salmasi V, Abd-Elsayed A, et al. Identification of location of nerve catheters using pumping maneuver and M-Mode – a novel technique. J Clin Anesth 2015;27（4）:325–330.

第3章 超声引导下区域麻醉
Ultrasound-Guided Regional Anesthesiowlogy

Michael D. Herrick，Brian D. Sites 著，谭敬 译，温健 校

·要 点·

1. 超声技术可以使神经、针及其周围组织直接成像。
2. 超声波遇到组织发生反射，反射后的回波回到换能器生成超声图像。回波的强度决定了呈现在屏幕上的图像的明暗度。
3. 麻醉医师应当了解仪器的操作以及超声的基本物理原理，以便优化图像质量，区分神经与非神经结构。
4. 超声伪像很常见，正确识别伪像对于最大化地提高超声引导下区域麻醉的质量和安全性至关重要。

　　超声的运用使神经的定位更加容易，它使区域麻醉的临床操作发生了革命性的变革。麻醉医师需要了解一些声能的重要物理原理，从而使超声技术获益最大化并大幅度削减潜在的风险。我们可根据这些物理原理来优化图像质量、正确识别伪影以及评价技术上的局限性。

一、术语

在超声引导区域麻醉实践中，了解一些超声的相关术语很有必要，这有助于理解超声物理原理，帮助医师获取最佳图像的重要性。

1. 词汇表

（1）高回声：该结构对超声波产生强反射，返回换能器的声波能量较高，在超声屏幕上显像为亮白色。

（2）低回声：该结构对超声波反射较弱，返回换能器的声波能量较低，在超声屏幕上的显像为灰色。

（3）无回声：该结构对超声波无反射，超声屏幕上的图像近似黑色。

（4）衰减：超声波向深部透射的过程中能量不断减弱。

2. 技术

（1）平面内：穿刺针进针方向与换能器的超声束平面相一致，针接近目标结构的过程中，针可完整（长轴）成像（图 3-1）。此方法的优点在于操作中可观察到包括针尖在内的整个穿刺针的位置，从而避开各种非神经结构，如血管和胸膜等。

（2）平面外：穿刺针与换能器的方位关系是针的显像为一短轴（横截面）图像（图 3-1）。该方法仅能显示针的一部分。平面外技术的优点在于进针路径类似传统的神经阻滞方法，针抵达目标结构所需穿行的组织最少。

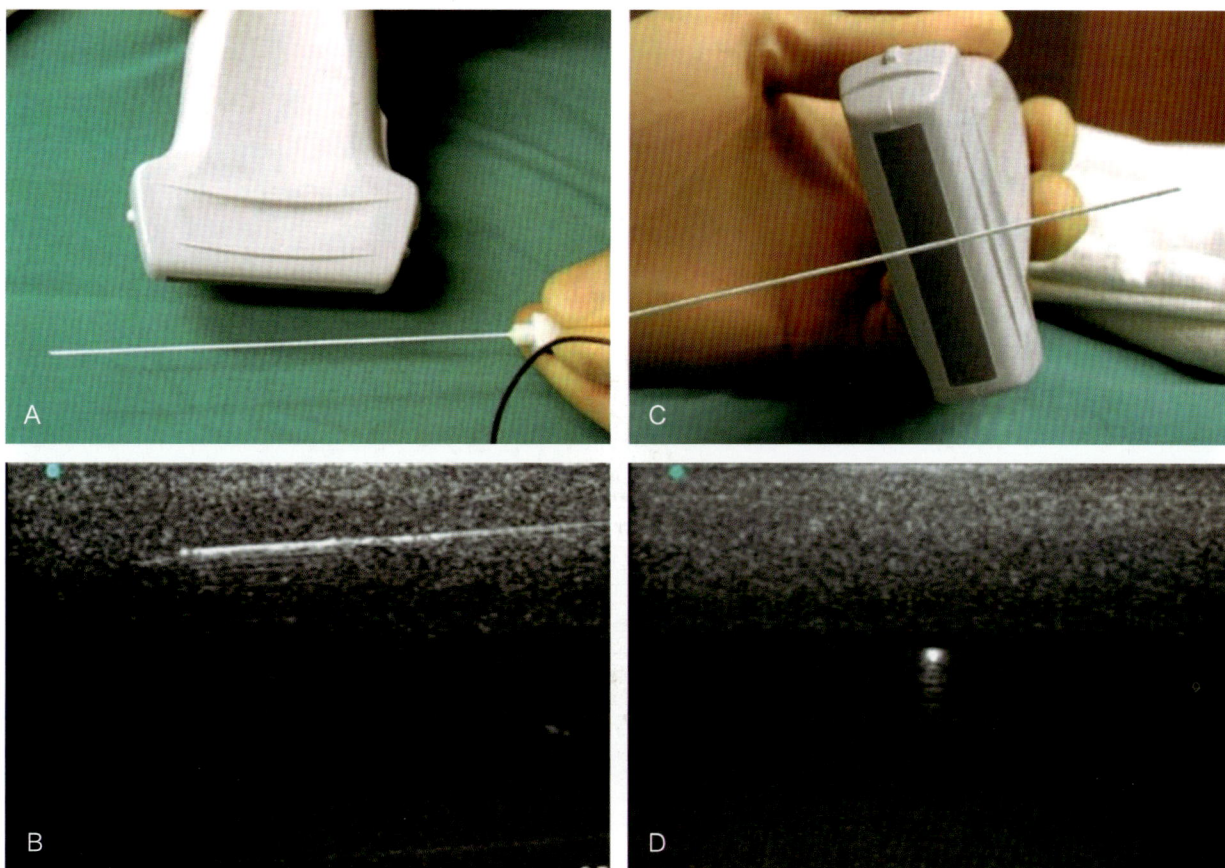

▲ 图 3-1　平面外图像

A. 平面内进针入路；B. 平面内入路下针的超声图像；C. 平面外进针入路；D. 平面外入路下针的超声图像（引自 Sites BD, Brull R, Chan VW, et al. Artificial and pitfall errors associated with ultrasound-guided regional anesthesia. Part Ⅰ: understanding the basic principles of ultrasound physics and machine operations. Reg Anesth Pain Med，2007，32：415.Copyright 2007 by Lippincott Williams & Wilkins.）

（3）短轴神经成像：该方法显示神经的横截面图像（图3-2）。此为最常用的神经成像方法。

（4）长轴神经成像：该方法显示神经的长轴图像（图3-2）。

> **临床要点** （长、短）轴指的是神经在换能器切面下呈现的图像，而平面（平面内或平面外）指的是针与图像平面之间的关系。

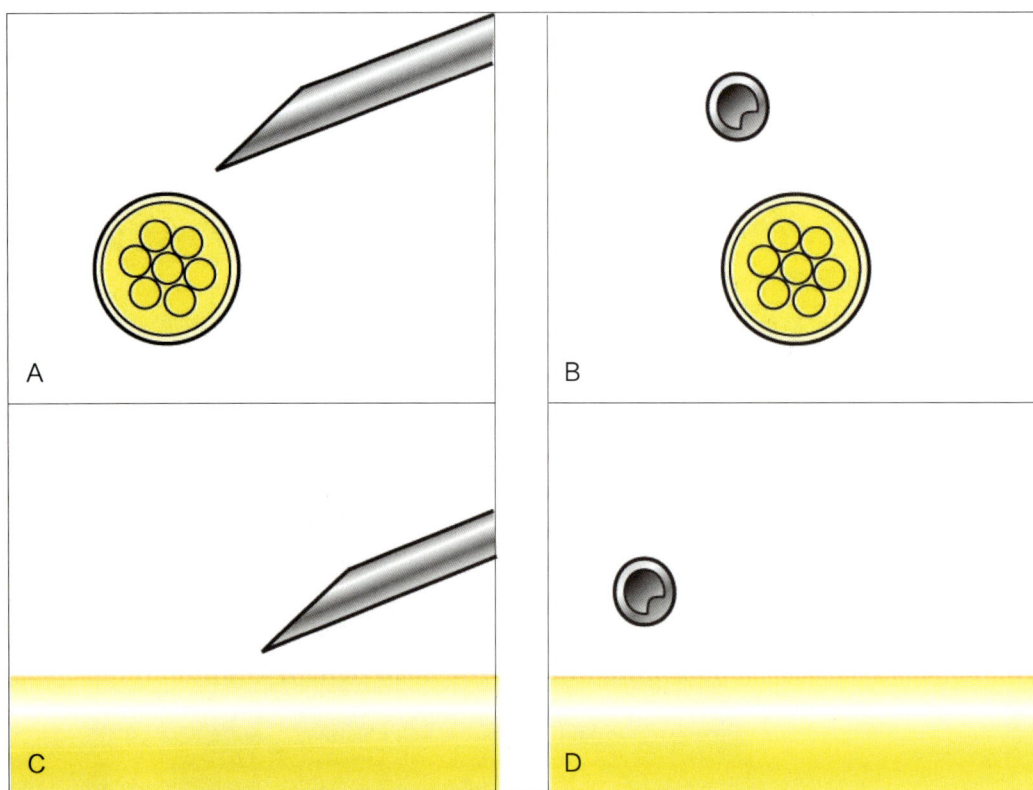

▲ 图 3-2　神经和针的几种观察方法

A. 神经横截面（短轴），平面内进针；B. 神经短轴，平面外进针；C. 神经纵轴（长轴），平面内进针；D. 神经长轴，平面外进针（引自 Mulroy MF，Bernards CM，McDonald SB, et al. A Practical Approach to Regional Anesthesia.4th ed. Baltimore，MD：Lippincott Williams & Wilkins; 2009.Copyright 2009 by Lippincott Williams & Wilkins.）

二、超声物理特性

在调整超声仪器界面以优化图像之前，了解超声波的产生、超声波与体内不同组织间的相互作用以及超声波返回换能器成像的原理将有助于操作。

1. **超声波的产生**　超声波由电压作用于换能器内部的压电晶体而产生。当电流作用于晶体时，晶体产生振动并生成声波，声波由换能器经导电凝胶[1,2]向患者纵向传播。每一纵波都有特征性的压缩波（高压区）和膨胀波（低压区）。波长是指相邻两压力波峰间的距离，频率是每秒钟压力波峰的数量（图3-3）。周期是完成一次波峰波谷循环所需时间。声波在软组织中的平均传播速度为 1540m/s（v）。频率与波长成反比，两者均与声速成正比：

$$1540m/s \sim 频率 \times 波长$$

区域麻醉中使用的超声频率范围通常介于 1 ～ 15MHz[1,2]。

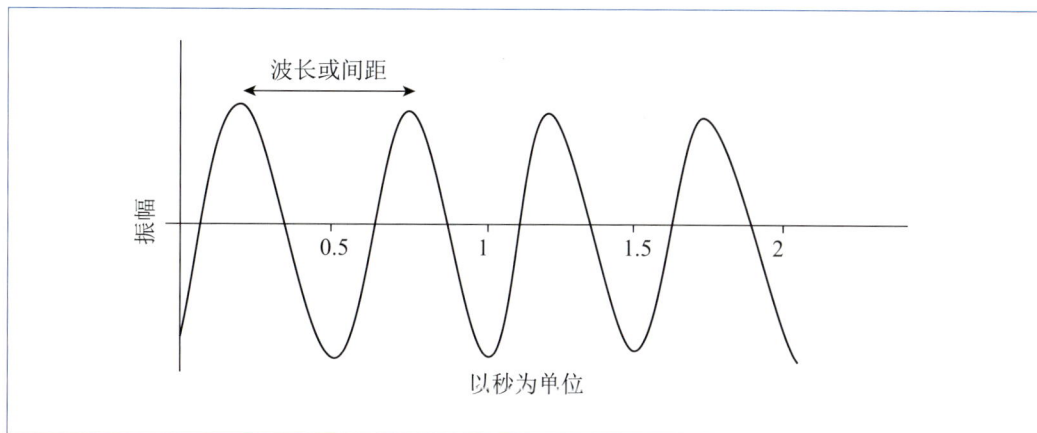

▲ 图 3-3　超声波的示意图

波长是相邻两压力波峰间的距离，周期是相邻两压力波峰间的间隔时间。频率是 1s 内压力峰的重复次数。此图中，1s 内出现两个压力峰，故频率为 2Hz

2. 与组织间的相互作用　超声波进入机体，遇到组织后可发生传播、反射、散射或折射（图 3-4）[3]。

（1）传播：在两种不同组织间的界面处，超声波的一部分能量通过该界面继续向更深的组织内传送。超声波向深部传播过程中出现的衰减是由于声波发生了反射、散射和吸收。了解这一概念很重要，这使我们知道如何针对不同类型的阻滞选择不同的换能器或对换能器进行不同的设置。高频换能器能更好地显示细节和区分组织结构，故浅表结构（例如肌间沟臂丛神经）成像理想，因为高频超声波能提供更佳的轴向和侧向分辨力。然而，由于高频超声发生的衰减更多，所以难以到达更深的结构（例如腰丛，图 3-5）[1,2]。

> **临床要点**　多数超声仪器允许操作者调整超声的发射频率。可通过尝试不同的设置找到更合适的频率，从而获取最佳图像。

（2）反射：反射是生成超声图像的关键。声波在声阻抗不同的组织交界处会发生反射。声阻抗是指组织抵抗超声波通过的趋向。声阻抗差异越大（例如液体 - 软组织界面），反射回换能器的声波越多。对于某一确定的界面，超声束垂直于

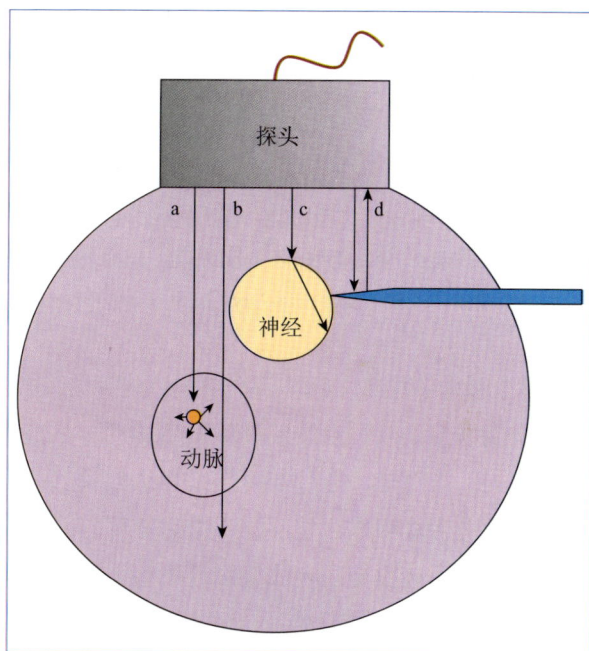

▲ 图 3-4　超声波穿过组织时的不同现象

a. 散射：超声波向随机的方向偏离，可朝向也可远离探头。散射发生于小或不规则的物体上；b. 传播：超声波穿过组织向远离探头的方向传送；c. 折射：超声波穿过传播速度不同的两种介质之间的界面时，其传播方向因为传播速度的不同而发生偏折（弯曲）；d. 镜面反射：超声波束垂直于一个大而光滑的物体（如针）时，其反射波朝探头方向返回（引自 Sites BD，Brull R，Chan VW,et al.Artifacts and pitfall errors associated with ultrasound-guided regional anesthesia. Part Ⅰ：understanding the basic principles of ultrasound physics and machine operations. Reg Anesth Pain Med,2007, 32：413.Copyright 2007 by Lippincott Williams & Wilkins.）

目标时，其反射最强。镜面反射是指一个大且光滑的结构（例如穿刺针）像反射镜一样，将声波有序地反射回换能器，从而生成一个强回声结构。

（3）散射：大多数组织表面粗糙，发生的反射为散射，也称为漫反射。它使超声波束向不同的方向发射，部分反射波返回换能器参与了图像的生成。与低频换能器相比，高频换能器会出现更多的散射[1, 2]。

（4）折射：超声波穿过声阻抗差异不大的两个组织间界面时其传播方向发生偏离称为折射。当超声波束与目标结构的角度不垂直时[2]，会发生更多的折射。

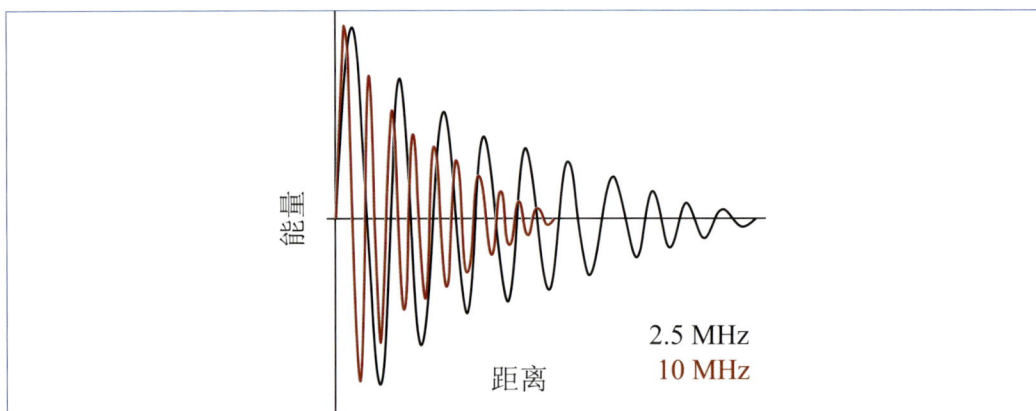

▲ 图 3-5　衰减是以衰减系数 × 频率 × 路径长度来估算的

与 10 MHz 波相比，较低频的声波（2.5 MHz）在同一确定的距离内衰减更少。因此，2.5MHz 波较 10MHz 波能更有效地穿透组织（引自 Sites BD，Brull R，Chan VW,et al.Artifacts and pitfall errors associated with ultrasound-guided regional anesthesia，Part I: understanding the basic principles of ultrasound physics and machine operations. Reg Anesth Pain Med,2007,32：416.Copyright 2007 by Lippincott Williams & Wilkins.）

3. **图像的生成**　压电晶体在作为超声波的发生器之后可切换模式成为图像接收器，捕捉从组织反射回换能器的声波。声波使晶体发生振动并生成电能，电能被传输到接收器，以处理和生成图像。生成的图像为二维图像，通过灰度差来显示结构。强反射结构的反射波返回换能器呈现为高回声图像，弱反射结构呈现为低回声，无反射的结构呈现为无回声。接收器执行多种功能使图像锐化。

放大是指接收器同等放大信号使整个图像变亮的能力。可通过向上或向下转动增益调节旋钮来调整。接收器的另一个可调节功能是时间增益补偿（TGC）。如上所述，深层的图像衰减更多。TGC 调节能使深层结构较浅层结构更亮，从而使位于不同的深度的相似组织呈现相同的颜色（图 3-6）。

4. **彩色多普勒**　超声波与红细胞之间的相互作用，详见"血流伪像"章节讨论部分。

三、超声的局限性

应用超声可以帮助麻醉医师在进行神经阻滞时直观地观察目标结构、进针路径以及局麻药扩散情况。尽管具备这些优点，超声依然有其局限性。

1. 图像的分辨力和成像质量与穿透深度成反比[3]。尤其是对肥胖患者做深部阻滞时成像质量可能较差。

2. 超声波不能在空气中传播（注：实际是因为空气与组织间声阻抗差异巨大，绝大部分超声波被反射回来，难以传递到组织内部），因此，任何位于含气结构深面的组织均无法显示。超声波遇到某些结构（如骨骼）后发生强衰减使得其后方的结构成像困难（参见声影）。

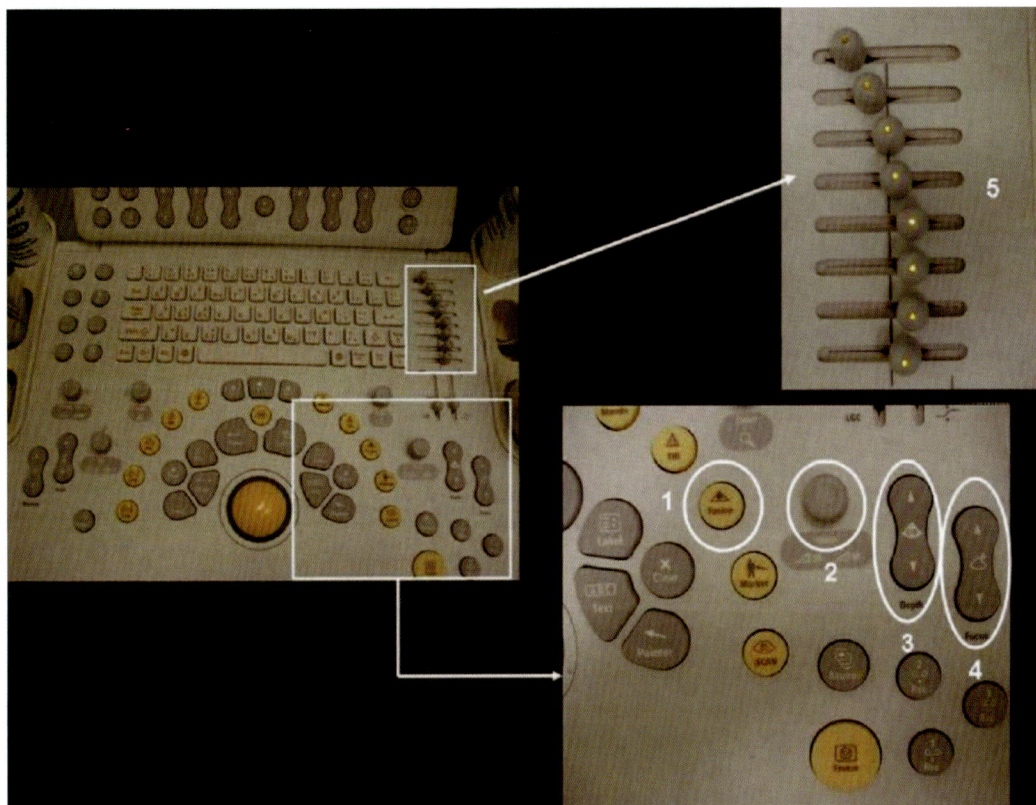

▲ 图 3-6　一种典型的超声仪操作界面

1. 探头频率控制：此系统和探头的频率可以在 3MHz 到 12MHz 间调节，波长不可以独立调节，但手动调整频率可使波长发生相应变化；2. 总增益旋钮：此旋钮可改变整个图像的明暗度；3. 深度控制：深度的设置应刚好位于靶目标的下方，从而优化时间分辨力；4. 焦点旋钮：重要的是使超声波束的焦点与靶目标位于同一水平，这可以提高侧向和轴向分辨力；5. 时间增益补偿（TGC）；这些滑动键以连续的间隔深度控制增益。顶部滑动键控制浅部的增益，底部滑动键控制深部的增益。由于越深的图像衰减越多，TGC 标度盘的典型模式是如图所示的增益随深度逐渐增加（引自 Sites BD，Brull R，Chan VW，et al. Artifacts and pitfall errors associated with ultrasound-guided regional anesthesia，Part Ⅰ：understanding the basic principles of ultrasound physics and machine operations. Reg Anesth Pain Med,2007,32：416.Copyright 2007 by Lippincott Williams & Wilkins.）

3. 诸多伪像的存在可能导致诊断错误，误伤患者或阻滞失败（参见第四节：超声相关伪像）。
4. 超声成像和穿刺技术是一项需要经过教学和训练方能掌握的技能。

四、超声相关伪像

超声伪像是实际上无对应解剖结构却在超声下显示的图像。超声自身的物理特性常导致伪像出现。正确识别超声伪像非常重要，因为它会改变目标结构的大小、位置和形状，还可能改变参照物的形态，甚至呈现一些本不存在的结构[4, 5]。

1. 增益伪像　超声仪上的增益设置类似于音乐（能听见的声音）播放设备上的音量控制。增益可通过总增益键或 TGC 键进行调节。增益增大时，回波信号被放大，图像会显得更亮。如果总增益设置过低，原本存在的结构在超声上的成像会变暗甚至缺失（图 3-7）。如果总增益设置过高，则显示的结构会过于明亮，甚至模糊不清。为了"补偿"衰减，可用 TGC 键对不同深度进行调整。基于衰减原理，TGC 调节键常设置成对角线的形式，以使深部的回声增益较浅部更强。与总增益相似，如果 TGC 键设置不当，

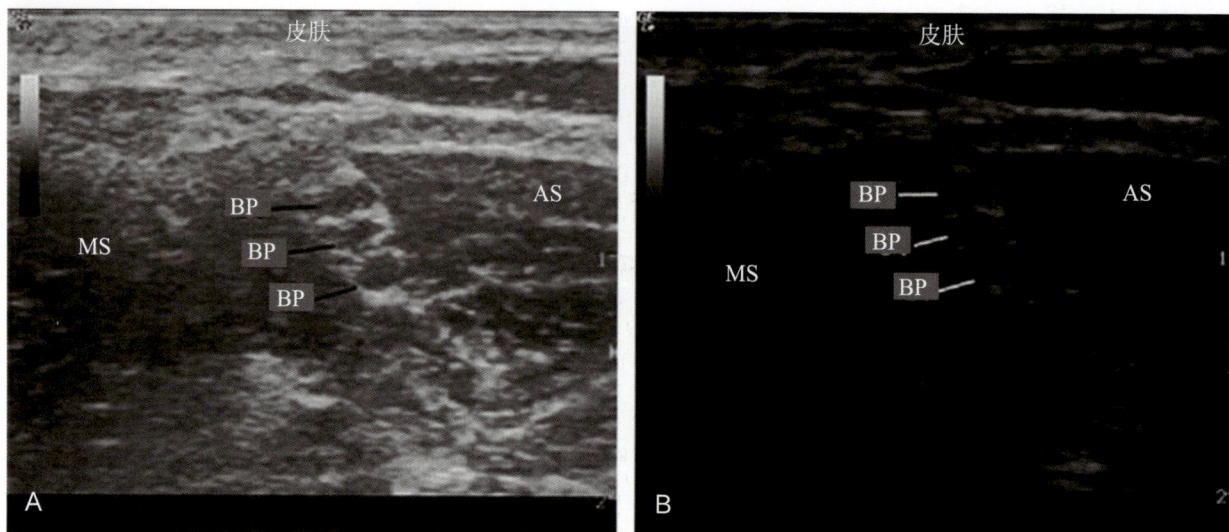

▲ 图 3-7 错误的总增益设置

这是肌间沟平面臂丛神经的短轴视图。A. 总增益设置过高；B. 总增益设置过低。AS. 前斜角肌；MS. 中斜角肌；BP. 臂丛神经根 / 干（引自 Sites BD，Brull R，Chan VW,et al.Artifacts and pitfall errors associated with ultrasound-guided regional anesthesia. Part Ⅱ：a pictorial approach to understanding and avoidance. Reg Anesth Pain Med,2007,32：420. Copyright 2007 by Lippincott Williams & Wilkins.）

也可能导致实际存在的物体消失或模糊不清（图 3-8）[5]。

2. 侧向分辨力伪像 侧向分辨力是在超声图像中区分相同深度（并排）两个物体的能力。为了最大限度地提高分辨力，选择正确频率的换能器对目标结构进行成像非常重要。高频对浅表结构成像更佳，低频对于深部结构有更好的穿透性和侧向分辨力（图 3-9）。此外，为了最大限度地提高侧向分辨力，应使超声波束聚焦于目标位置。在操作界面上使用特定操作键聚焦超声波束的原理就如同在拍摄数码肖像时将焦点聚焦于人脸一样[5]。如果侧向分辨力差，操作者可能无法将两个结构区分开来（如腘窝处的腓总神经和胫神经）。

3. 声影 当某一结构阻挡了超声波，其深面的组织较正常时回声减少或无回声，此即为声影。当一结构的衰减系数大于其深层结构时，可发生这种现象。在超声束的路径上存在骨骼时，骨骼具有较大的衰减系数，会在其下方形成一声影。

临床要点 对存在颈肋的患者行超声引导下锁骨上阻滞时，可能会遇到声影。颈肋下方会形成一处声影，导致难以观察到其深面的胸膜[5]。

4. 超声增强 这是一种与声影相反的现象。超声波通过弱衰减组织时，其衰减程度低于周围实质组织，后方出现局限性超声增强（亮度增加）的现象。超声增强常见于大血管的深面。血液不同于骨骼，为弱衰减物质，有更多的超声可穿透它，在抵达深层组织时被反射回来。这就使血管深处的结构较同等深度的同类组织回声更强。

临床要点 动脉（例如腋动脉）后方的超声增强可能被误判断为神经结构。在超声增强伪像周围注入局麻药会降低阻滞效果。

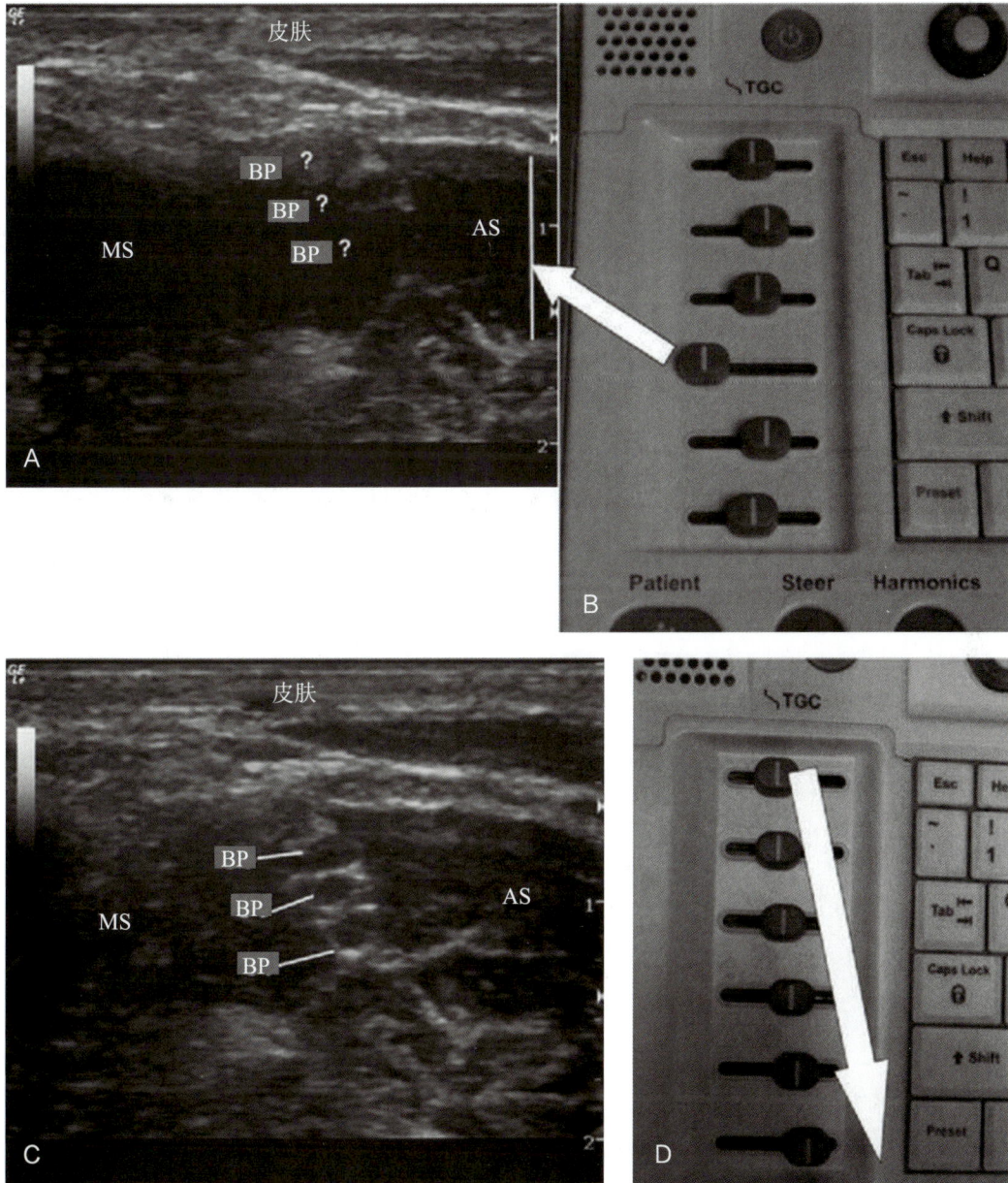

▲ 图 3-8　时间增益补偿（TGC）使用不当（上排图）和正确的 TGC 设置（下排图）

A. 超声图像为臂丛神经的短轴视图，神经根 / 干消失不见，箭所指为第四个补偿键调节不当而产生的低回声组织条带；B. 第四个 TGC 键为关闭状态，该区域增益减低，神经根 / 干未能显现；C. 很容易看到臂丛神经根 / 干；D. 对角线走向的箭头表示 TGC 键的典型设置模式。AS. 前斜角肌；MS. 中斜角肌；BP. 臂丛神经根 / 干（引自 Sites BD，Brull R，Chan VW,et al.Artifacts and pitfall errors associated with ultrasound-guided regional anesthesia. Part Ⅱ：a pictorial approach to understanding and avoidance. Reg Anesth Pain Med,2007,32：420.Copyright 2007 by Lippincott Williams ＆ Wilkins.）

5. 血流伪像　超声多普勒技术可用来探查血流及其方向。这有助于在区域麻醉中探查到进针方向上的血管，设计最佳的进针路径。该技术是基于多普勒原理，此原理类似于一声源向一静止的听众靠近或远离时所呈现的音调高低变化。

例如，朝向听众移动的列车所发出的汽笛声较远离听众的列车的汽笛声音调更高。这种频率差异被称为多普勒频移[2]。超声仪上的多普勒技术可将这种频移简化为以颜色表示。颜色表示的是血流方向（朝向或远离换能器）与实际血液速度间的变量。

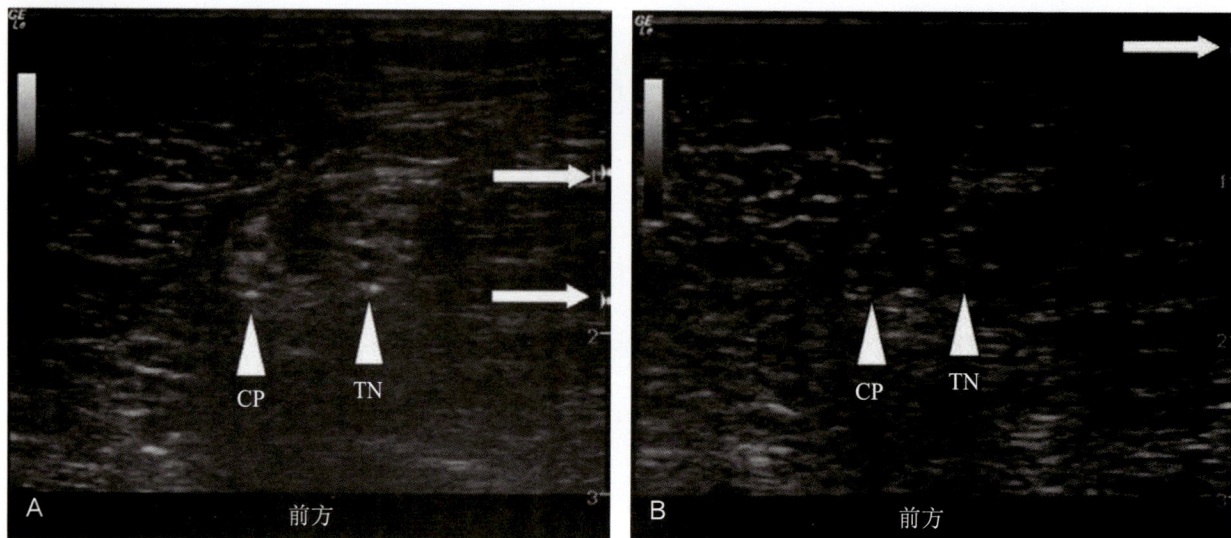

▲ 图 3-9　横向分辨力对腘窝处腓总神经（CP）和胫神经（TN）短轴成像的影响

A. 神经的短轴图像，由于结构表浅，频率被设置为 12 MHz，波束电子聚焦于神经所在深度，可以清楚地显示出两根单独的神经；B. 可以看到 A 图中同一结构在 B 图中，该图中，频率降低为 8MHz，焦点位于比神经更表浅的位置，三角箭头所指为两根神经，长箭所指为超声波束的聚焦区（最窄处）（引自 Sites BD,Brull R，Chan VW,et al. Artifacts and pitfall errors associated with ultrasound-guided regional anesthesia. Part Ⅱ：a pictorial approach to understanding and avoidance. Reg Anesth Pain Med 2007,32：421.Copyright 2007 by Lippincott Williams & Wilkins.）

多普勒方程

多普勒频移 =（2×F×v×cos 角）/C

F= 超声波发送频率

v= 血细胞速度

cos 角度 = 入射角（在血流和超声波束之间产生的角度）

C= 软组织中的声速（1540m/s）

　　根据多普勒原理分析，当超声波束垂直于血流方向时，超声波图像将显示无血流。根据多普勒方程计算血流速度，当入射角为 90°时，cos 90°为 0，所得出的多普勒频移亦为 0。这被称为血流伪像（图 3-10）。

> **临床要点**　探查目标结构时，将超声波束进行不同角度的倾斜非常重要。这样的操作将最大限度地降低实际存在血流却不能被超声探查到的可能性[5]。

　　6. 针混响伪像　当超声波在两个强反射体之间来回反射时，可产生混响伪像。声波在针的两层壁之间多次反射时可以观察到此现象。在针的内腔中来回多次反射后的声波最终返回到换能器，由于这些声波经过了更长的时间返回，所以被识别为从更深的结构反射而来。结果，在比针实际的位置更深的地方出现多条线条状的针的图像（图 3-11）。

　　7. 组织混响伪像　组织像针一样也可产生混响伪像。常见于肺部成像。超声波在脏层和壁层胸膜之间往返发生反射，在胸膜深处呈现出一些解剖学上并不存在的线条。

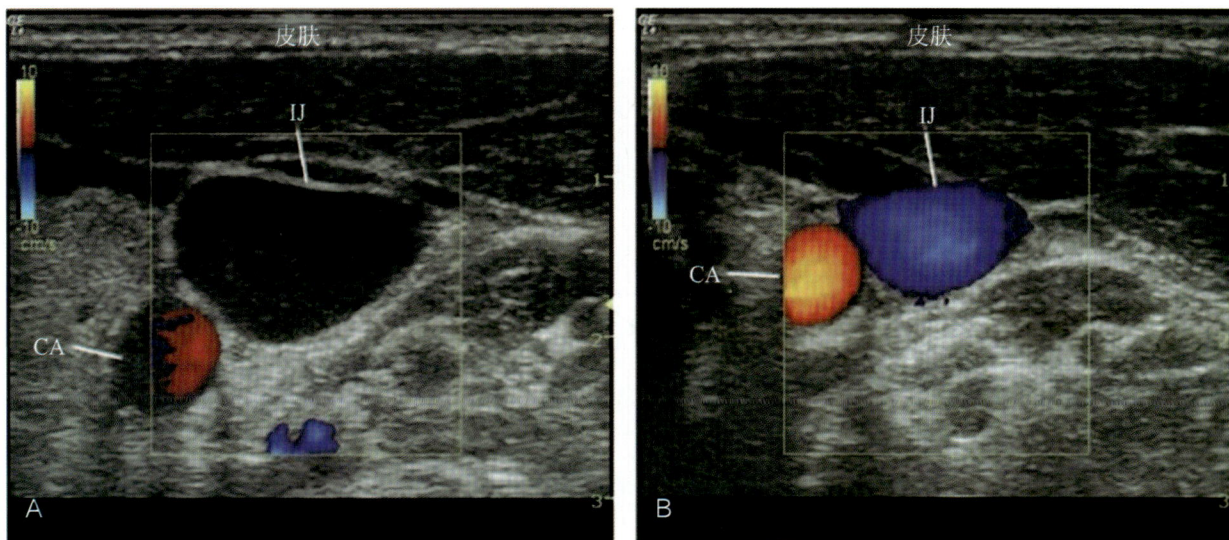

▲ 图 3-10　彩色血流多普勒分析颈内静脉（IJ）短轴视图

A. 颈内静脉内似乎没有血流，由于超声波束和血流之间的入射角接近 90°，产生了伪影；B. 将探头手柄向患者头部倾斜后血流显现，这种调整形成了一个大于 90° 的入射角，血流因此显现。CA. 颈点动脉（引自 Sites BD, Brull R, Chan VW，et al.Artifacts and pitfall errors associated with ultrasound-guided regional anesthesia. Part Ⅱ：a pictorial approach to understanding and avoidance. Reg Anesth Pain Med 2007; 32：425.Copyright 2007 by Lippincott Williams & Wilkins.）

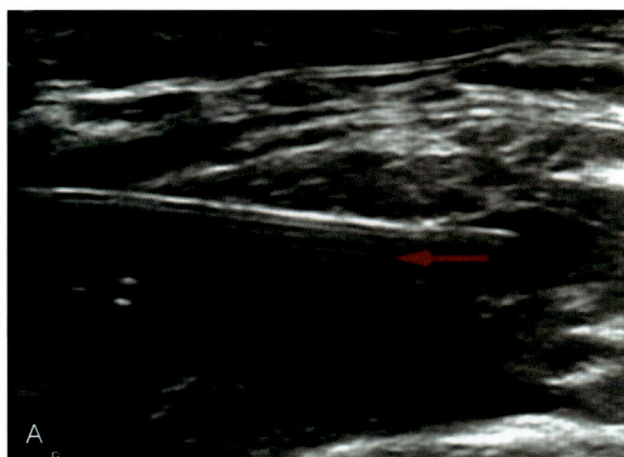

▲ 图 3-11　针混响伪像

A. 针由屏幕左侧进入的平面内超声图像，箭所指的针下方的多个线条为针混响伪影；B. 混响伪影阶梯状呈现，针上方的每个数字（顶部）均与超声屏幕（底部）上的数字相对应，形象地显示出不同的混响伪影效果。超声波束最初接触针，反射回探头呈现的正确图像[1]。在此之外，部分超声波束穿过中空的针，从针的远端针壁反射回探头[2]。然而，由于针壁为高反射屏障，部分超声束"卡在"腔内，在针壁之间经数次反射后一部分信号"漏出"返回探头[3, 4]。因此，探头将这些稍后发生的信号解读为处于针更远处的物体，其间距为针直径的倍数（图 B 引自 Sites BD, Brull R, Chan VW, et al.Artifacts and pitfall errors associated with ultrasound-guided regional anesthesia. Part Ⅱ：a pictorial approach to understanding and avoidance. Reg Anesth Pain Med，2007，32：425.Copyright 2007 by Lippincott Williams & Wilkins.）

临床要点　超声在胸膜处产生的组织混响伪像被称为"彗星尾征"，在锁骨上区域借此可识别（并避开）肺组织（图 3-12）。

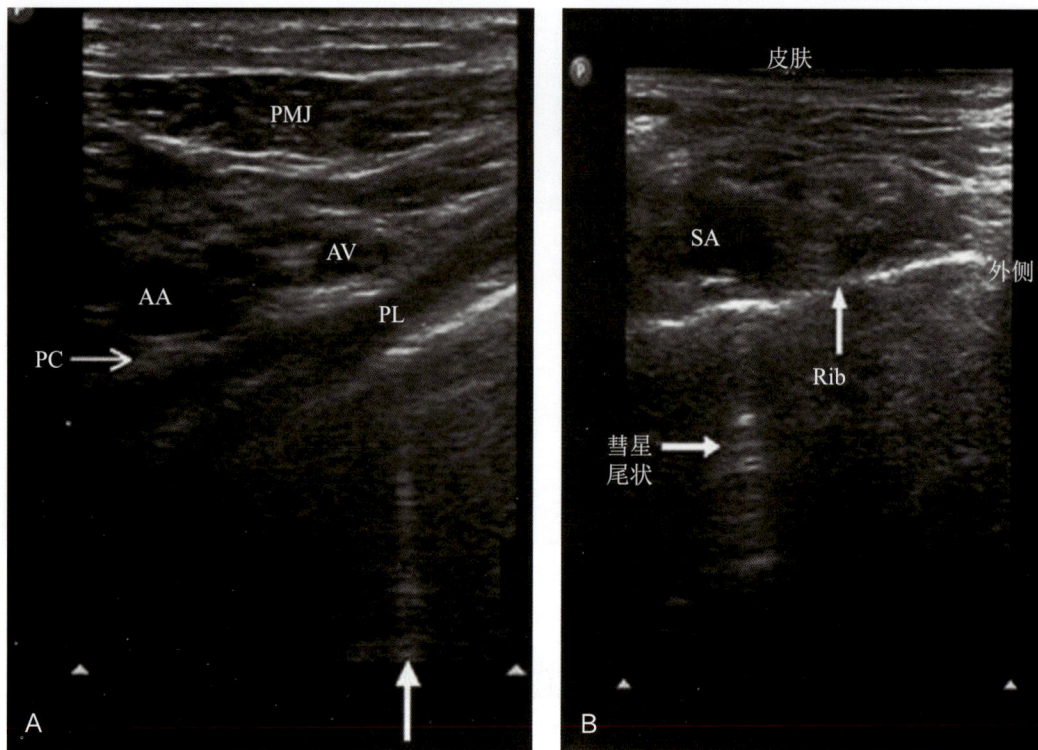

▲ 图 3-12　彗星尾征

A. 行锁骨下神经阻滞时可见到的彗星征，箭所指的条带（"彗星"）显示的是肺的两层胸膜（脏层和壁层）所产生的多重混响，无标注的箭所指为彗星尾；B. 在锁骨上神经阻滞中所见的经典的彗星尾征及相关结构。AA. 腋动脉；AV. 腋静脉；PL. 胸膜；PMJ. 胸大肌；SA. 锁骨下动脉（引自 Sites BD, Brull R, Chan VWS, et al.Artifacts and pitfall errors associated with ultrasound-guided regional anesthesia. Part II : a pictorial approach to understanding and avoidance. Reg Anesth Pain Med,2007, 32 : 426. Copyright 2007 by Lippincott Williams & Wilkins.）

　　8. 刺刀伪像　当针穿过声速不同的组织时，可出现刺刀伪像[6]。通常认为超声波在人体中的传播速度为 1540m/s，但实际传播速度是依组织介质的不同而介于 1450 ~ 1600m/s。如果针与超声波束垂直并从软组织（1540m/s）进入到血液（1580m/s），针的图像会像刺刀一样向换能器方向偏折，这是因为超声波在血液中传播速度更快，能更早地返回换能器，这种现象可以发生在垂直于超声波束的针由软组织进入腋动脉时。与此类似，当行坐骨神经阻滞时，针由肌肉组织刺入脂肪组织，会向远离换能器的方向发生偏折，这是因为超声波在脂肪中的传播速度慢于肌肉（图 3-13）。

　　9. 空气伪像　当超声波束与目标结构之间存在空气时，可出现空气伪像。超声波不能在空气中传播，因此会形成阴影。当超声换能器处存在空气或经针头向组织中注入空气时，可观察到此现象（图3-14）。

五、解剖学错误

　　解剖学错误通常被称为陷阱错误。它发生于把各种不同的结构错误识别为预期的目标神经。

　　1. 肌腱和肌肉　在众多解剖位置中，肌腱和肌肉可能会被误认为神经，因为它们可以呈现出相似的回声。一个常见的例子就是前臂远端。此区域的正中神经和肌腱在超声下具有相似的形状和颜色。在前臂处，正中神经可通过其低回声的神经束与具有高回声纤维的肌腱相区分[7]。可能出现此现象的

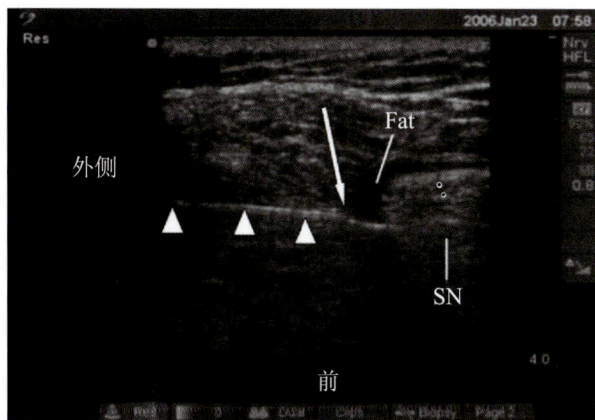

▲ 图 3-13　腘窝处的坐骨神经（SN）短轴超声图像

针由患者的外侧进入。当针进入神经周围的脂肪组织时，它的前端似乎发生偏折。这被称为刺刀伪像。该伪像是因为超声在脂肪和肌肉组织中的传播速度存在细微差异所致。箭头所指为针干，长箭所指为针的"偏折"点（引自 Sites BD，Brull R，Chan VW, et al. Artifacts and pitfall errors associated with ultrasound-guided regional anesthesia. Part Ⅱ：a pictorial approach to understanding and avoidance. Reg Anesth Pain Med,2007,32：427.Copyright 2007 by Lippincott Williams & Wilkins.）

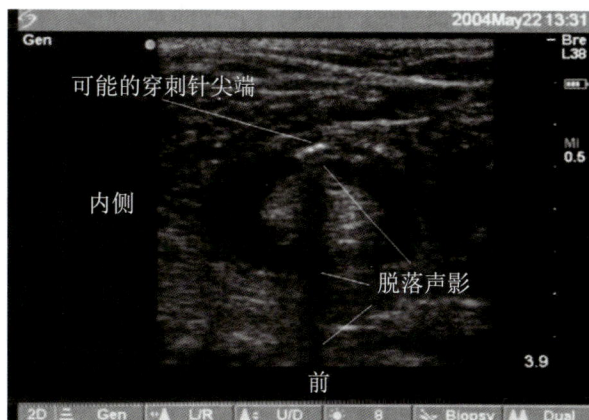

▲ 图 3-14　注入 10ml 局麻药后，神经呈现出被一分为二

该声影可能是由针尖处的气泡所致。很容易看到这种声影经过了神经并进入前方的组织（引自 Sites BD，Brull R，Chan VW,et al.Artifacts and pitfall errors associated with ultrasound-guided regional anesthesia. Part Ⅱ：a pictorial approach to understanding and avoidance. Reg Anesth Pain Med,2007,32：422.Copyright 2007 by Lippincott Williams & Wilkins.）

另一区域是腘窝。腓总神经和胫神经看起来与周围的肌肉相似，尤其是股二头肌。当患者有明显的脂肪组织时，肌肉和神经之间则更易区分。脂肪组织为低回声，可在高回声神经和高回声肌肉之间形成良好的交界面[5]。

> **临床要点**　为了明确所探查结构确为目标神经，应向近端和远端方向扫查，确定该结构走行于应在的解剖位置将有助于判断。例如，当操作者由远端向近端扫描腕部的正中神经，可以追踪神经走行至肘窝的肱动脉旁。腕部的屈肌肌腱则不会走行于此。

2. **血管**　在身体的大多数部位，血管与神经很容易被区分，因为血管腔为无回声（黑色），而神经可为高回声或低回声。锁骨以上的臂丛神经却非如此。颈部的肌间沟臂丛神经表现为 3～4 个无回声的圆形结构。在此部位，有必要使用彩色血流多普勒以确保不会把某一血管的横截面错误识别为目标神经。血管有其区别于神经的特点。静脉通常无搏动且可受压变扁，动脉通常可见搏动且不能被压扁。神经既不可被压扁也无搏动[5]。

3. **淋巴结**　在身体的某些部位，炎性的淋巴结的图像可类似于神经，也可能位于神经的走行处。炎性淋巴结通常表现为大而局限且不可被压缩的结构。其内部可能存在小的低回声区，实为淋巴结内坏死灶，不应将其混淆为神经束。在颈部、腋窝和腹股沟区域常可见到炎性淋巴结。区别的方法是应沿着神经走行路径追踪目标神经，通过利用其他标志来确认该结构为目标神经[5]。

参考文献

［1］Sites BD, Brull R, Chan VW, et al. Artifacts and pitfall errors associated with ultrasound-guided regional anesthesia. Part Ⅰ: understanding the basic principles of ultrasound physics and machine operations. Reg Anesth Pain Med 2007;32:412–418.

［2］Shriki J. Ultrasound physics. Crit Care Clin 2014;30:1–24.

［3］Marhofer P, Chan VW. Ultrasound-guided regional anesthesia: current concepts and future trends. Anesth Analg 2007;104:1265–1269.

［4］Kremkau F, Taylor K. Artifacts in ultrasound imaging. J Ultrasound Med 1986;5:227–237.

［5］Sites BD, Brull R, Chan VW, et al. Artifacts and pitfall errors associated with ultrasound-guided regional anesthesia. Part Ⅱ: a pictorial approach to understanding and avoidance. Reg Anesth Pain Med 2007;32:419–433.

［6］Gray AT. Bayonet artifact during ultrasound-guided transarterial axillary block. Anesthesiology 2005;102:1291–1292.

［7］Gray AT. Ultrasound-guided regional anesthesia: current state of the art. Anesthesiology 2006;104:368–373.

第二篇
药理学

II. Pharmacology

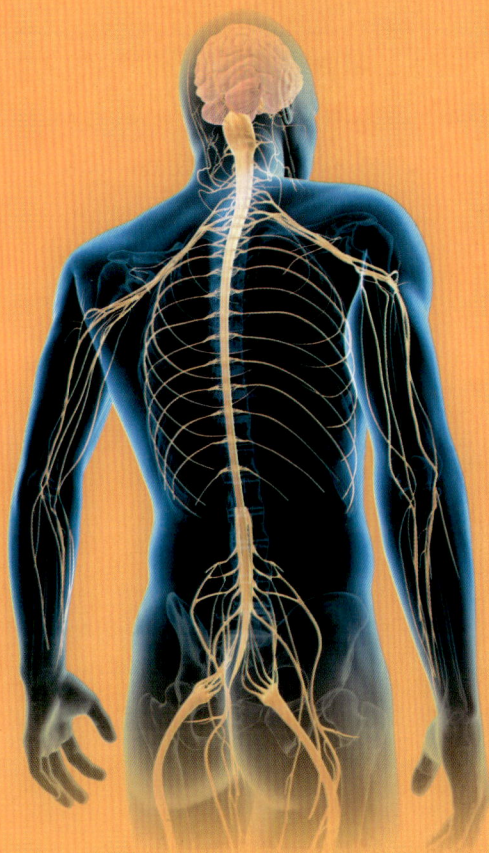

A Practical Approach to
Regional Anesthesiology
and
Acute Pain Medicine
实用区域麻醉
与急性疼痛学

第4章 术前用药、监测及多模式镇痛
Premedication, Monitoring, and Multimodal Analgesia

Rebecca L. Johnson, Michael F. Mulroy 著，盖毅文 译，杜丹 校

> **· 要 点 ·**
>
> 1. 在围术期疼痛管理的术前优化中使用多模式镇痛，已成为减少阿片类药物用量的标准策略[1]。
> 2. 多模式镇痛，即联合应用针对痛觉通路不同靶点的镇痛成分。
> 3. 围术期镇静是区域麻醉及镇痛成功实施的重要因素。镇静药物恰当的剂量可有效提高患者配合度，增强镇痛效果，产生满意的遗忘效应。
> 4. 对接受区域麻醉的患者，应和全麻患者一样，均需采用美国麻醉医师学会（ASA）的标准监测心电图、血压、脉搏血氧。
> 5. 实施区域麻醉时，必须时刻严密监测患者的局麻药物全身毒性反应（LAST）。美国区域麻醉与疼痛医学学会（ASRA）发布有 LAST 的预防、诊断及治疗指南[2]。

多模式镇痛即联合应用针对痛觉通路不同靶点的镇痛成分[3]。口服镇痛药物早已成为一种可以显著减轻术后疼痛、减少阿片类药物依赖的策略。在多模式镇痛临床路径中，联合应用区域麻醉能促进患者早期活动，缩短住院时间，减少阿片类药物依赖[4, 5]。在联合应用区域麻醉技术的临床路径中，入组患者常能更有效地控制疼痛，获得较高的综合满意度。

术前用药和术中镇静是区域麻醉的重要组成。尽管单独应用区域麻醉也可完成手术，特别是门诊手术，但镇静能提高患者的接受度。产妇全身用药严格受限，故产房中允许不用镇静。

术前访视可有效减轻患者的焦虑。了解患者的病情，缓解患者的焦虑情绪，可减少术前用药的剂量。小小细节可以得到事半功倍的效果，收获更高的患者满意度。比如舒适的床位，温暖的毯子，医生与患者面对面宣教[6]等。音乐也有镇静作用，诱导间及手术室内的声音和对话会引起患者焦虑，而耳机能消除这些声音的影响[7]。

手术室内,熟练使用佐剂以提高患者的合作和接受度,可以提高非产科手术中区域麻醉的成功率。佐剂的镇静、镇痛效果可以保证阻滞完成。只要阻滞仍然有效,在手术时间意外延长时,佐剂仍有镇静效果。

一、多模式治疗

1. 目标 多模式镇痛临床路径:术前应用药物及区域阻滞促进恢复,努力实现以下目标。

(1)抑制手术应激。

(2)通过各个成分的附加效应及协同作用提高镇痛效果(图4-1)。

(3)减少每种药物(比如阿片类药物)的用量,减少药物副作用。

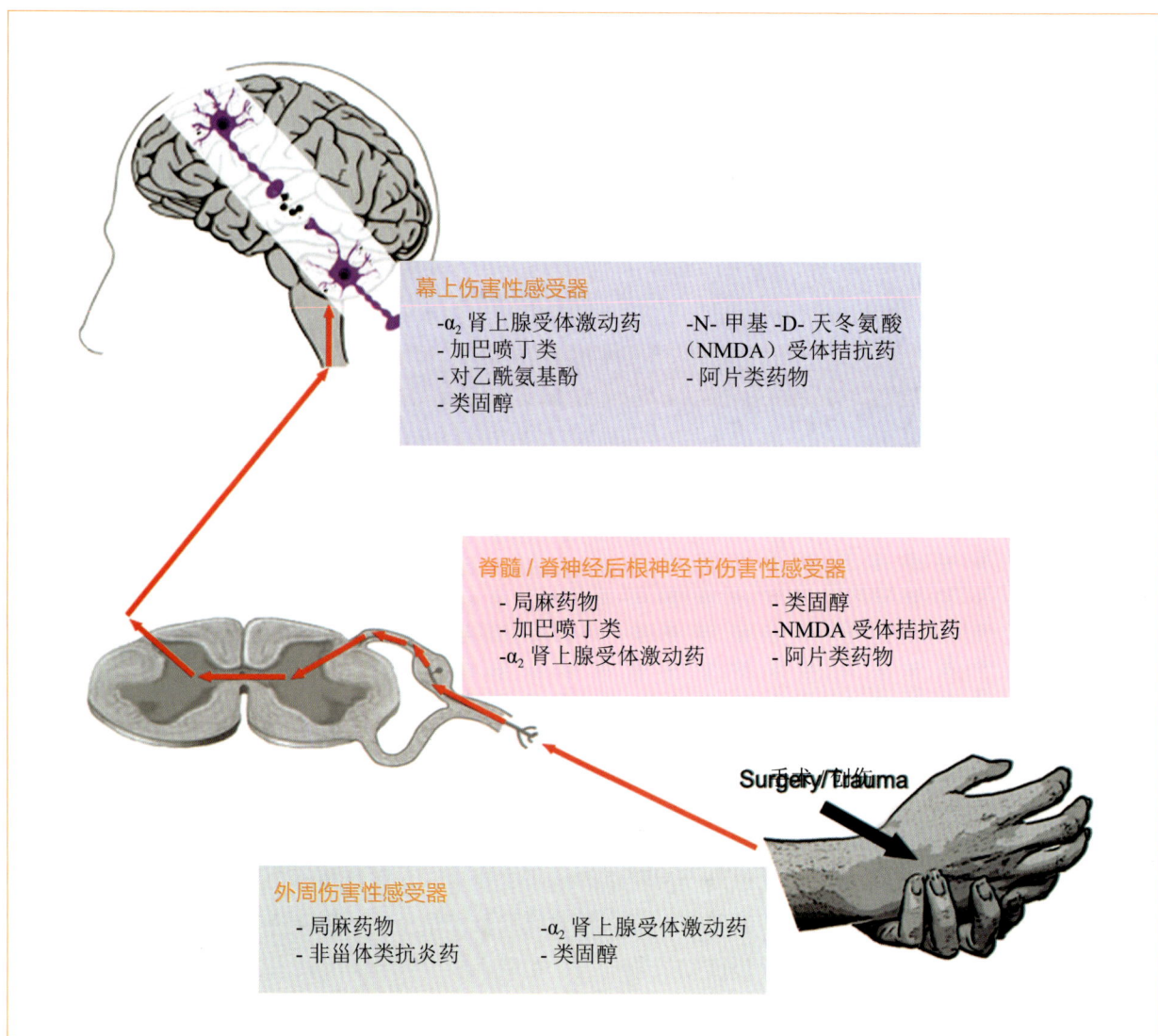

幕上伤害性感受器
- α₂ 肾上腺受体激动药
- 加巴喷丁类
- 对乙酰氨基酚
- 类固醇
- N- 甲基 -D- 天冬氨酸(NMDA)受体拮抗药
- 阿片类药物

脊髓/脊神经后根神经节伤害性感受器
- 局麻药物
- 加巴喷丁类
- α₂ 肾上腺受体激动药
- 类固醇
- NMDA 受体拮抗药
- 阿片类药物

Surgery/Trauma

外周伤害性感受器
- 局麻药物
- 非甾体类抗炎药
- α₂ 肾上腺受体激动药
- 类固醇

▲ 图 4-1 多模式镇痛成分在痛觉通路中的作用靶点

2. 多模式治疗的药物选择(表4-1)

(1)非选择性和选择性环氧酶(COX)抑制药——NSAIDs

① NSAIDs 因解热、镇痛、抗炎作用而知名,可有效缓解中、重度疼痛,还可减少重度疼痛治疗方案中阿片类药物的用量。相较于阿片类药物,NSAIDs 还能减轻组织水肿、减少围术期应激反应,从而

减少并发症、降低死亡率、优化资源利用[3, 8]。

②抑制环氧酶，从而阻断花生四烯酸向前列环素和血栓素转化的过程。

③根据对两种 COX 异构体的选择性，NSAIDs 可分为两类：COX-1 抑制药（如阿司匹林、酮咯酸），选择性 COX-2 抑制药（如塞来昔布）。

④以塞来昔布为例，年龄在 18—64 岁、肾功能正常（肌酐清除率＞ 50ml/min）、体重＞ 50kg 的患者，每次或单次用药为 400mg。下列特殊患者需考虑药量减半或避免使用：儿童及老人，近 6 个月内有消化道出血病史，合并急性或慢性肾功能不全（肌酐清除率＜ 30ml/min）。

表 4-1　多模式镇痛中的常用药物

药物（商品名）	应　用	备　注
NSAIDs 　塞来昔布、双氯芬酸钠、布洛芬、萘普生	解热、镇痛、抗炎	可能引起消化、血液和泌尿系统的功能紊乱
对乙酰氨基酚	解热、镇痛	无抗炎和外周生物活性
类固醇	抗炎、止吐、免疫抑制	单次用药不会抑制下丘脑 - 垂体 - 肾上腺轴的功能
α_2 肾上腺受体激动药 　可乐定	镇痛（作用于外周、脊髓、脑干），可增强局麻药物的镇痛效果	用于椎管内麻醉时可能出现心动过缓或低血压
氯胺酮	镇痛（非竞争性拮抗 NMDA 受体）	使用亚麻醉剂量或小剂量（＜ 1mg/kg）的氯胺酮用于镇痛，可避免大剂量氯胺酮引起的烦躁
加巴喷丁类 　加巴喷丁、普瑞巴林	抑制痛觉神经递质的释放，增加阿片类药物或其他联用药物的镇痛作用	存在镇静、头晕、恶心等副作用，限制了加巴喷丁类药物在门诊手术或 70 岁以上患者中的应用
阿片类药物（羟考酮、双氢可待因、吗啡、双氢吗啡、哌替啶）	术前使用，可延长术后的有效镇痛时间	与 NMDA 拮抗药和 NSAIDs 联合使用，可减少阿片耐受和痛觉过敏的发生
局麻药物	用于椎管内麻醉和外周神经阻滞时，可减弱或阻止疼痛信号向痛觉中枢传递，从而降低痛觉感知	静脉注射局麻药物，能抑制胃肠反射和肠壁炎症

NMDA.N- 甲基 -D- 天冬氨酸（NMDA）受体；NSAIDs. 非甾体抗炎药

⑤ NSAIDs 的镇痛作用具有封顶效应，但副作用却无上限。使用 NSAIDs 可导致胃肠道糜烂，降低肾脏血流，破坏血小板功能。COX-1 抑制药比选择性 COX-2 抑制药更为常见。非选择性 NSAIDs 与术中出血量增加相关。某些选择性 COX-2 抑制药与心血管事件发生相关，其中的发病机制目前已是且仍将是重点研究的课题[9]。骨科手术中应用 NSAIDs，外科和麻醉医师仍存在争议。长期应用大剂量 NSAIDs 会增加骨不愈合的风险。然而，围术期间断使用合适剂量的 NSAIDs 也并不是明确禁忌[10]。

（2）对乙酰氨基酚

①解热、镇痛效果突出，但无抗炎及外周生物活性。

②常用于术前口服，每次 650～1000mg，每 6 小时 1 次，根据年龄最大剂量可至 3500～4000mg/d，对乙酰氨基酚口服给药的生物利用度可达 80%～90%。由于术后早期存在胃排空延迟，所以无法预测个体的药物吸收情况，故而特殊情况下可能需要静脉注射给药（iv）。直肠给药时药物吸收差且无法预测。

③目前已公布的临床试验中，对乙酰氨基酚减少阿片类药物用量的效能比 NSAIDs 低 20%。

（3）加巴喷丁类 / 钙离子通道 α-2δ 亚单位

①加巴喷丁类，如加巴喷丁、普瑞巴林，能与电压门控钙离子通道 α-2δ 亚单位结合，从而抑制痛性神经递质的释放。加巴喷丁（术前单次 300～600mg）和普瑞巴林（术前单次 50～100mg）均可减轻患者术后疼痛，降低麻醉药物需要量。

②该类药物存在剂量依赖性副作用，如镇静、头晕、恶心，在接受全麻的老年患者中尤为常见[11]。此外，最新证据提示，麻醉医师如在术中镇静时使用瑞芬太尼，则应警惕术前用过普瑞巴林的患者。虽然两者联用可增加镇痛效果，但会出现比单用任何一种药物更为明显的呼吸抑制和认知下降[12]。

（4）类固醇

①炎症在围术期疼痛的发生中有重要作用。

②在低风险患者的多模式镇痛方案中，围术期单次应用地塞米松（1.25～20mg）可降低患者疼痛评分，缩短术后恢复时间，与降低术后 24h 以上阿片类药物用量有关[13]。无近期证据表明类固醇的应用和术后伤口不良愈合相关。

（5）局麻药物

①局部麻醉仅抑制伤害性炎症刺激，不影响必要的生理性炎症过程。因此，该类药物的临床效果甚至比药物代谢时间更为持久。

②此外，静脉应用利多卡因 [1.5mg/kg 单次静推，1～2mg/（kg•h）泵注维持] 可减少对麻醉药物的需求[14]。用于镇痛时，静脉应用利多卡因能减少腹部大手术、门诊手术的术后疼痛，尤其能降低慢性疼痛患者的痛觉过敏[15, 16]。静脉应用利多卡因可有效促进开腹结直肠手术患者的术后肠功能恢复，甚至优于持续硬膜外镇痛[17]。这些研究中的血药浓度低于利多卡因毒性阈值（> 5μg/ml），连续输注 24h，血药浓度仍低于 2μg/ml。

> **临床要点** 疼痛的预防比治疗更为重要。因此，多模式镇痛策略应在术前开始实施。
> 术前镇痛口服药物方案包括：对于体重 > 50kg、肾功能正常的患者，对乙酰氨基酚 1000mg，塞来昔布 400mg，羟考酮 5～10mg；部分特殊患者，如儿童或老年患者、近 6 个月内消化道出血者、有急 / 慢性肾功能不全者（肌酐清除率 < 30ml/min），应减少甚至避免使用 NSAIDs 或阿片类药物。

二、围术期镇静

1. 目标 辅助用药应达到以下目标之一。

（1）对于焦虑患者，可减少恐惧感，增加合作度。

（2）用于镇痛，减少有创性操作引起的不适（如穿刺等）。

（3）产生遗忘效应，避免术中知晓。

临床要点　还有第 4 点目的，虽然并不恰当：希望能提高惊厥的发作阈值（LAST 发生时）。常规剂量的苯二氮䓬类药物无法实现该目的。减少惊厥发作所需的剂量足以使大多数患者丧失意识[1]，引起呼吸和心脏抑制[2]，镇静有时会掩盖 LAST 的早期预警信号[3, 18]。
用滴定的方式给予镇静药物，药物过量会引起患者反应迟钝，从而不能反馈穿刺所致异感。

2. 用药　镇静药物范围广泛，可根据患者特点及病情选择（表 4-2）。

（1）阿片类药物

①阿片类药物在镇痛的同时也有部分镇静作用，滴定给药很少引起意识消失，遗忘效应也十分有限。但使用该类药物可减少患者接受穿刺时的不适及异感，从而增加患者的合作度。

②芬太尼是最常用于镇静的阿片类药物，起效快，持续时间短，便于滴定给药，静脉注射 25 ～ 50μg 时镇痛作用可维持 20 ～ 30min。药物用量应个体化，即单一剂量并不适合所有个体。

③芬太尼的替代品包括各种衍生物，比如瑞芬太尼和吗啡。瑞芬太尼的作用时间太短，不适用于辅助局麻。此外，除静脉泵注外，其他给药方式镇痛效果有限。吗啡的镇痛和镇静效果相当，但它的作用时间长，并不适用于门诊手术患者的围术期镇静。

④所有阿片类药物副作用均有剂量依赖性，包括恶心、呼吸抑制。尽管这些副作用在镇静剂量较少见，但有时呼吸抑制发生与剂量并无相关性。因此，指脉氧监测、吸氧和监测患者意识同等重要。

⑤上述副作用可以部分或完全被阿片类药物拮抗药缓解（如纳洛酮）。因而，使用阿片类药物时应备有拮抗药。

（2）苯二氮䓬类药

①具有良好的抗焦虑作用，同时有遗忘效应，但本身并无镇痛效果。LAST 出现时可用于抗惊厥。

表 4-2　局部麻醉中的常用镇静药物

药物（商品名）	剂量范围	应　用	备　注
苯二氮䓬类药			
咪达唑仑	1 ～ 5mg 静脉注射	插管或手术室内的快速镇静	遗忘效应
麻醉药			
芬太尼	25 ～ 200μg 静脉注射	插管或手术室内的快速镇痛	可辅助用于有创性操作，可能引起呼吸抑制
氯胺酮	10 ～ 50mg 单次静脉注射	阻滞时辅助镇静	有部分镇痛效果，不影响呼吸和血压，大剂量使用可能导致精神错乱和幻觉
镇静 / 催眠药			
右美托咪定	单次给药后泵注维持 0.7μg/（kg•h）	术中镇静	可能导致心动过缓、低血压
丙泊酚	单次静脉注射 30 ～ 60mg，泵注 25 ～ 100μg/（kg•min）	插管时快速镇静，良好的术中镇静	注射痛

②咪达唑仑，药物可控、快速、短效，是插管时最合适的苯二氮䓬类药物。劳拉西泮（起效时间为30～60min），适于住院患者术前给药，不适合滴定给药。

③遗忘效应的个体差异较大且无法预测。部分患者使用苯二氮䓬类药物后会因意识错乱而无法配合。镇静持续时间具有剂量相关性，所以在患者特别是门诊患者中应使用最低剂量（每次0.5～1mg，一般不超过4mg）。苯二氮䓬类药物和阿片类药物联合使用，会增加呼吸抑制的风险。此外，不用或少用苯二氮䓬类药物与老年患者术后认知功能障碍发生率降低有相关性。

④与阿片类药物一样，使用苯二氮䓬类药物时需备有拮抗药（如氟马西尼）。

（3）氯胺酮

①氯胺酮用于镇痛时，轻度抑制呼吸，但不影响循环，并可降低气道反应。

②可用于镇静和镇痛，特殊情况下（比如需要维持循环稳定或保留自主呼吸时），可联合使用小剂量氯胺酮（10～30mg）和咪达唑仑。麻醉剂量的氯胺酮与致幻有关，但镇静剂量或全麻联用苯二氮䓬类药物时，则不易引发幻觉[19]。

（4）丙泊酚

①主要用于全身麻醉，具有较强的抗焦虑、镇静和潜在的遗忘效应。低剂量也可用于术中镇静。其优点有苏醒迅速、止吐效应。然而，丙泊酚无阿片类药物的镇痛作用和苯二氮䓬类药的遗忘效应。

②常用于：a. 在无须患者清醒的选择性神经阻滞（如球后阻滞）时，可单次给药以提供短而深的镇静；b. 在外科手术中，可辅助区域阻滞持续静脉泵注［常用剂量为30～60μg/（kg•min）］[20]。

> **临床要点**　为了增强区域麻醉的效果、提高患者满意度、促进快速康复，理想方案是：丙泊酚持续静脉注射，同时联合使用小剂量咪达唑仑和芬太尼。在需要快速康复的短小门诊手术中，由于丙泊酚便于控制且具有止吐作用，是较为理想的镇静选择。

（5）右美托咪定

①右美托咪定是一种 α_2 肾上腺受体激动药，在外科手术或ICU中镇静时可增强镇痛作用，减少吸入麻醉药的用量[21]。不影响呼吸，但能影响血流动力学，比如心动过缓或低血压。右美托咪定不具有遗忘效应。

②常用于外周神经阻滞的辅助镇静［0.7μg/（kg•h）泵注，等效于丙泊酚35μg/（kg•min）泵注］。然而，低血压等副作用限制了右美托咪定在椎管内阻滞时的应用。

> **临床要点**　在老年患者和对阿片类药物敏感者中，强烈推荐从小剂量开始、滴定使用镇静药物，例如咪达唑仑1mg静脉注射、芬太尼25～50μg静脉注射，必要时可逐渐增加剂量。
> 对于特殊患者应制订个体化镇静方案。
> •门诊患者中应避免过度镇静：过度镇静不利于快速康复，延长门诊操作后的离院时间。
> •在焦虑患者、阿片耐受者或演示手术患者中，应使用稍大剂量且具有遗忘效应的镇静药物。
> •儿童与成人不同，儿童及婴儿在进行区域阻滞时通常需要联用全身麻醉[22]。特殊群体，如儿童或智力障碍的成人患者，区域阻滞时复合全身麻醉已经成为标准操作，可降低损伤的风险[23]。

三、监测

1. 对于手术室或其他场合（如预麻室）中接受区域麻醉的患者，应和全麻患者一样，均需采用 ASA 的标准监测：心电图、血压、脉搏血氧监测。[24]

2. 患者应用镇静、镇痛药物时应予吸氧。

3. 应严密监测接受区域麻醉的患者有无 LAST 体征。配伍使用肾上腺素溶液（试验剂量）时，血压升高与否可客观评估有无血管内注药（参见第 3 章）。值得注意的是，因为镇静药物的影响，通过语言交流来判断神志改变的方法虽然有用但不够准确。所以，为便于患者交流，镇静药物应滴定给药。在误注血管后局麻药物血药浓度峰值很快就会出现，但在外周神经阻滞时需要 30min 甚至更长时间。

4. 一些区域麻醉会阻滞交感神经，因此应重点监测阻滞平面。在初始的 15min 内，应每隔 3 ~ 5min 评估一次阻滞平面和血压，随后仍需间断监测，防止阻滞平面意外升高。椎管内阻滞（如硬膜外阻滞或蛛网膜下腔阻滞）和深部神经丛阻滞（如腰丛阻滞）的阻滞平面在麻醉后第 1 小时内会有明显变化。

> **临床要点**　LAST 的先兆症状和体征多样。其典型症状包括，言语含糊、神志和血流动力学改变。为便于识别这些症状，需要保持恰当的镇静深度，特别是在大量应用局麻药物后的 20 ~ 30min。本书第 14 章对 LAST 有更深入的探讨。
>
> 实施神经阻滞前，均需准备包括 20% 脂肪乳在内的急救设备。

参考文献

[1] Practice guidelines for acute pain management in the perioperative setting: an updated report by the American Society of Anesthesiologists Task Force on Acute Pain Management. Anesthesiology 2012;116(2):248–273.

[2] Neal JM, Mulroy MF, Weinberg GL, American Society of Regional Anesthesia and Pain Medicine. American Society of Regional Anesthesia and Pain Medicine checklist for managing local anesthetic systemic toxicity: 2012 version. Reg Anesth Pain Med 2012;37(1):16–18.

[3] Kehlet H, Dahl JB. The value of "multimodal" or "balanced analgesia" in postoperative pain treatment. Anesth Analg 1993;77(5):1048–1056.

[4] Hebl JR, Dilger JA, Byer DE, et al. A pre-emptive multimodal pathway featuring peripheral nerve block improves perioperative outcomes after major orthopedic surgery. Reg Anesthe Pain Med 2008;33(6):510–517.

[5] Johnson RL, Kopp SL. Optimizing perioperative management of total joint arthroplasty. Anesthesiol Clin 2014;32(4):865–880.

[6] Johnson RL, Sadosty AT, Weaver AL, et al. To sit or not to sit? Ann Emerg Med 2008;51(2):188–193, 193. e1–e2.

[7] Mayor S. Listening to music helps reduce pain and anxiety after surgery, review shows. BMJ 2015;351:h4398.

[8] Ong CK, Lirk P, Tan CH, et al. An evidence-based update on nonsteroidal anti-inflammatory drugs. Clin Med Res 2007;5(1):19–34.

[9] Cannon CP, Cannon PJ. Physiology. COX-2 inhibitors and cardiovascular risk. Science 2012;336(6087):1386–1387.

[10] Marquez-Lara A, Hutchinson ID, Nunez F Jr, et al. Nonsteroidal anti-inflammatory drugs and bone-healing: a systematic review of research quality. JBJS Rev 2016;4(3).

[11] Kinney MA, Mantilla CB, Carns PE, et al. Preoperative gabapentin for acute post-thoracotomy analgesia: a randomized, double-blinded, active placebo-controlled study. Pain Pract 2012;12(3):175–183.

[12] Myhre M, Diep LM, Stubhaug A. Pregabalin has analgesic, ventilatory, and cognitive effects in combination with remifentanil. Anesthesiology 2016;124(1):141–149.

[13] Waldron NH, Jones CA, Gan TJ, et al. Impact of perioperative dexamethasone on postoperative analgesia

and side-effects: systematic review and meta-analysis. Br J Anaesth 2013;110(2):191–200.

[14] Benkwitz C, Garrison JC, Linden J, et al. Lidocaine enhances Galphai protein function. Anesthesiology 2003;99(5):1093–1101.

[15] Kaba A, Laurent SR, Detroz BJ, et al. Intravenous lidocaine infusion facilitates acute rehabilitation after laparoscopic colectomy. Anesthesiology 2007;106(1):11–18; discussion 5–6.

[16] Kranke P, Jokinen J, Pace NL, et al. Continuous intravenous perioperative lidocaine infusion for postoperative pain and recovery. Cochrane Database Syst Rev 2015;16(7):CD009642.

[17] Swenson BR, Gottschalk A, Wells LT, et al. Intravenous lidocaine is as effective as epidural bupivacaine in reducing ileus duration, hospital stay, and pain after open colon resection: a randomized clinical trial. Reg Anesth Pain Med 2010;35(4):370–376.

[18] Mulroy MF, Neal JM, Mackey DC, et al. 2-Chloroprocaine and bupivacaine are unreliable indicators of intravascular injection in the premedicated patient. Reg Anesth Pain Med 1998;23(1):9–13.

[19] Niesters M, Martini C, Dahan A. Ketamine for chronic pain: risks and benefits. Br J Clin Pharmacol 2014;77(2):357–367.

[20] Smith I, Monk TG, White PF, et al. Propofol infusion during regional anesthesia: sedative, amnestic, and anxiolytic properties. Anesth Analg 1994;79(2):313–319.

[21] Kamibayashi T, Maze M. Clinical uses of alpha2-adrenergic agonists. Anesthesiology 2000;93(5):1345–1349.

[22] Benumof JL. Permanent loss of cervical spinal cord function associated with interscalene block performed under general anesthesia. Anesthesiology 2000;93(6):1541–1544.

[23] Taenzer AH, Walker BJ, Bosenberg AT, et al. Asleep versus awake: does it matter?: Pediatric regional block complications by patient state: a report from the Pediatric Regional Anesthesia Network. Reg Anesth Pain Med 2014;39(4):279–283.

[24] American Society of Anesthesiologists Task Force on Sedation and Analgesia by Non-Anesthesiologists. Practice guidelines for sedation and analgesia by non-anesthesiologists. Anesthesiology 2002;96(4):1004–1017.

第 5 章　局麻药理学
Local Anesthetic Pharmacology

Francis V. Salinas 著，高巍 译，周艳楠、温健 校

·要　点·

1. 局麻药需穿过几个神经外结缔组织层到达轴突膜。
2. 局麻药通过阻断疼痛感觉纤维刺激沿神经纤维传导，发挥麻醉和镇痛。
3. 动作电位由内向钠电流和外向钾电流，通过各自的电压门控离子通道介导。
4. 局麻药与电压门控钠通道结合，阻断钠离子的快速内流和动作电位的产生，从而抑制神经冲动的传导。
5. 氨基酰胺类局麻药在肝脏代谢，氨基酯类局麻药被血浆酯酶代谢。
6. 局麻药效能与其特定的理化性质有关，增加局麻药脂溶性可增加其药效和作用时间。
7. 佐剂可以增强局麻药的镇痛效果和（或）持续时间。
8. 局麻药的总剂量、给药部位和患者的特异性因素（年龄、心血管和肝功能、血浆蛋白结合率）影响其随后的血浆水平和潜在的全身毒性。

局麻药是短暂可逆性抑制感觉、运动和自主神经冲动传导的一类药物。它们是围术期用于区域麻醉和镇痛的主要药物。本章介绍了局麻药的作用机制、决定其临床药理作用的理化性质、常见临床应用和潜在毒性。据报道，1884 年 Karl Koller 首次把局麻药（可卡因）作为表面麻醉剂应用于眼科手术。

一、神经传导的临床解剖学

1. 神经解剖 神经元是神经冲动传导的基本功能单位。它由细胞体连接几个树突和一个轴突组成，分别负责将神经冲动传入和传出细胞体（图 5-1）。轴突由嵌入各种通道蛋白的磷脂双分子层包裹圆柱体轴浆组成。其中最重要的通道包括电压门控钠、钾通道和钠钾泵。施万细胞与神经元密切相关，有支持、隔离和滋养轴突的功能。施万细胞的细胞膜（神经鞘）紧密环绕轴突。外周神经纤维由轴突、与其相关的神经鞘和周围的神经内结缔组织组成。

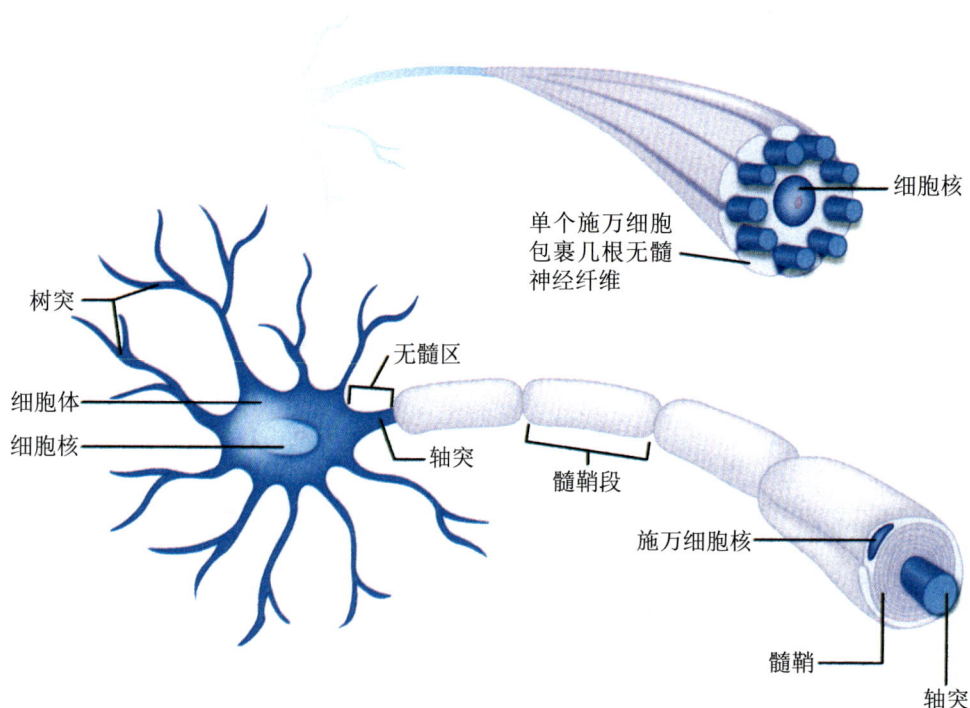

▲ 图 5-1 典型的神经元、有髓鞘的轴突和无髓鞘的轴突

神经元由细胞体（胞体）、树突和轴突组成；有髓神经纤维由一系列连续的神经膜（来自施万细胞）包绕轴突组成并形成一系列髓鞘段；多根无髓神经纤维由一层不产生髓鞘的神经膜包绕（引自 Barash PG, Cullen BF, Stoelting RK, et al. Clinical Fundamentals of Anesthesia. 1st ed. Philadelphia: PA: Wolters Kluwer, 2015: 210.）

2. 外周神经分类 外周神经中同时含有传入和传出神经纤维，其又分为有髓和无髓（图 5-1）。有髓神经纤维由一系列可以持续产生髓鞘的施万细胞分段包绕。髓磷脂的多个同轴的脂质层包绕一根轴突形成特殊的神经膜（髓鞘）。电压门控钠通道（VG_{Na}）都集中在一个特定的区域（称为郎飞结），此处有髓神经纤维的髓鞘是周期性间断的。Na^+ 沿着有髓神经轴突传导局限在郎飞结处。这使动作电位从一个节点到另一个节点呈跳跃式传导，从而显著提高信号传输的速度（表 5-1）。相反，无髓神经纤维由施万细胞产生的细胞膜同时包绕多个轴突组成。VG_{Na} 沿着无髓神经纤维的轴突均匀分布。

表 5-1　外周神经纤维的分类

纤维类型	直径（μm）	髓 鞘	传导速率（m/s）	部 位	功 能	对局麻药传导阻滞的易感性
Aα	6～22	有	30～120	肌肉的传出纤维	运动	++
Aβ	6～22	有	30～120	皮肤关节的传入纤维	触觉，本体感觉	++
Aγ	3～6	有	15～35	肌梭的传出纤维	肌张力	++++
Aδ	1～4	有	5～25	感觉神经传入纤维	明显的快痛觉，冷温度觉，触觉	+++
B	＜3	有	3～15	交感神经节前纤维	自主神经功能	++
C	0.3～1.3	无	0.7～1.3	感觉神经传入纤维，交感神经节后纤维	自主神经功能，热温度觉，触觉，慢痛觉	+

+ 表示最不敏感的；++，+++，++++ 表示最易受传导阻滞影响

3. 外周神经纤维显微解剖　外周神经纤维由四层结缔组织组成（图 5-2）。

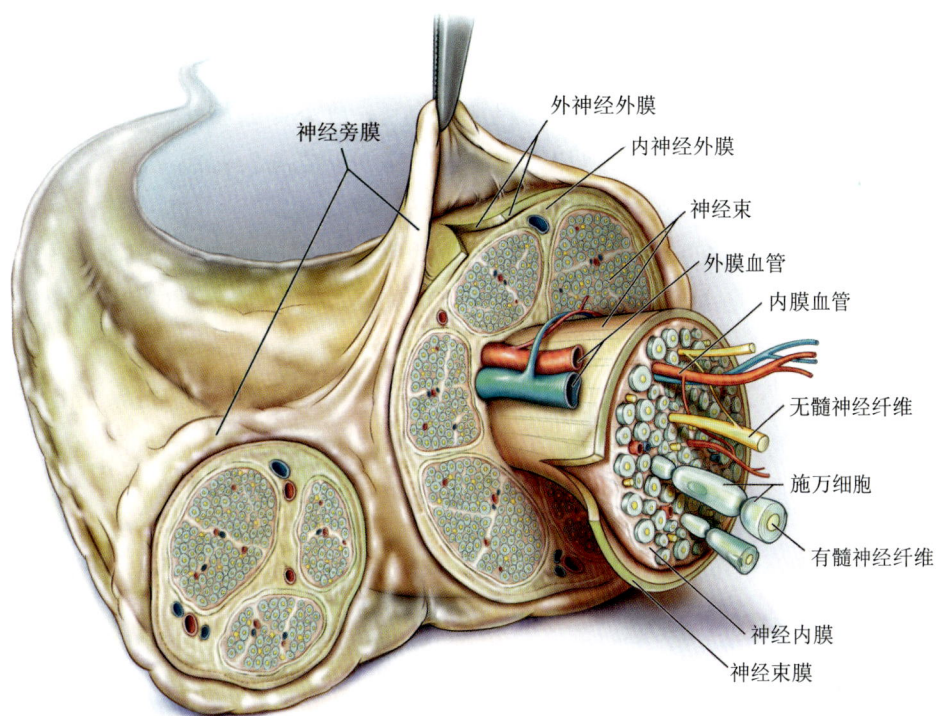

神经旁膜

外神经外膜
内神经外膜
神经束
外膜血管
内膜血管
无髓神经纤维
施万细胞
有髓神经纤维
神经内膜
神经束膜

▲ 图 5-2　外周神经显微解剖

展示了结缔组织包裹和支撑神经纤维；神经内膜将单根神经纤维包裹起来，其内还包括施万细胞、成纤维细胞和毛细血管等疏松结缔组织；神经束膜是一层致密的胶原结缔组织，它将许多神经纤维包裹成神经束；神经外膜也是一层致密的结缔组织，它将许多神经束包绕，形成结构上类似于同轴电缆的圆柱形鞘；神经旁膜将外周神经包裹；这些组织层不仅保护外周神经，还是局麻药向轴突细胞膜被动扩散的重要屏障（图像版权归 2017 American Society of Regional Anesthesia and Pain Medicine. 使用得到许可，保留所有权）

（1）单根神经纤维包裹在神经内膜里，这层疏松结缔组织由施万细胞、成纤维细胞和毛细血管组成。

（2）外周神经神经束膜由一层致密的胶原结缔组织组成，包裹神经纤维形成神经束。除末梢神经外，外周神经神经纤维均排列在神经束内。神经束膜是防止外来物质渗入神经纤维的有效屏障。

（3）神经外膜也是一层致密的结缔组织，它将许多神经束包绕，形成一种类似于同轴电缆的圆柱形鞘状结构。

（4）神经旁膜（旁神经鞘）作为另外一层结缔组织，进一步将外周神经[1,2]包裹。这些组织层不仅保护外周神经，还是局麻药向轴突细胞膜被动扩散的重要屏障。

二、神经传导和电压门控钠通道的电生理学

1. **静息膜电位**（图 5-3A）　神经元的静息膜电位在 -70 ～ -60mV 之间。Na^+-K^+ 泵活动时将 3 个 Na^+ 转运至细胞外协同转运 2 个 K^+ 至细胞内。由此产生的离子失衡有利于 Na^+ 被动扩散入胞，K^+ 被动扩散出胞。然而，尽管两种离子都存在浓度梯度，细胞膜在静息状态下对 K^+ 更易渗透。这有利于 K^+ 被动净流出细胞外，并在轴浆中留下相对过量的带负电的离子。由此在半通透性细胞膜上产生静息电化学浓度梯度。

2. **动作电位**（图 5-3B）　神经冲动是由各种机械、化学或热刺激引发的瞬时膜去极化，它沿着轴突细胞膜传导形成动作电位。去极化主要是由 Na^+ 沿着电化学梯度穿过电压门控 Na^+ 通道快速流入细胞内介导产生的。电压门控 Na^+ 通道跨越轴突膜，由一个 α 亚基和一个或两个变化的 β 亚基辅助组成。静息膜电位下，电压门控 Na^+ 通道为关闭构象。刚开始去极化时，构象改变导致电压门控 Na^+ 通道激活，使 Na^+ 的通透性突然增加。由此产生的 Na^+ 快速内流激动并开放其他的电压门控 Na^+ 通道。这进一步加速了去极化，当达到膜阈电位时就触发产生动作电位。在去极化阶段，Na^+ 内流入轴浆并扩散至邻近的静息细胞膜，形成沿轴突传播的连续去极化波。尽管去极化波从激动的初始区域向两个方向传播，但是由于电压门控 Na^+ 通道的失活，在脉冲之后形成绝对不应期。所以，冲动的传播是单向的。

3. **复极**（图 5-3C 和 D）　激活的电压门控 Na^+ 通道在毫秒内通过另外的构象变化失活。这种快速失活过程是神经回路中重复激发动作电位和控制神经元兴奋性所必需的。由于 Na^+ 内流的驱动力逐渐减弱，再加上电压门控 Na^+ 通道失活，从而引起复极化。同时，膜去极化激活电压门控 K^+ 通道。这引起 K^+ 外向流动，再加上电压门控 Na^+ 通道的失活，最终导致轴浆膜电位恢复至或者甚至超过其静息膜电位（超极化）。

4. **小结**　综上所述，Na^+ 内流引起膜去极化；相反，K^+ 外流引起膜复极化。

三、电压门控钠通道与局麻药的相互作用

局麻药的典型结构由疏水基（通常为亲脂性芳香环）通过酰胺键或酯键连接叔胺基组成（图 5-4）。因为叔胺基可以接受一个质子成为一个带正电荷的季胺，所以局麻药能以中性（疏水基）或质子化（亲水基）的平衡状态存在。局麻药先必须通过轴浆膜以到达其结合位点。中性形式更容易穿过轴突膜，带电形式则负责作用于局麻药的结合位点（图 5-4）。

局麻药通过与电压门控钠离子通道上 α 亚基的特定区域结合在轴浆膜发挥作用[3]，抑制电压门控钠离子通道的激活，从而阻止由 Na^+ 内流介导的膜去极化。有两种途径可以到达结合位点：从胞内的通道

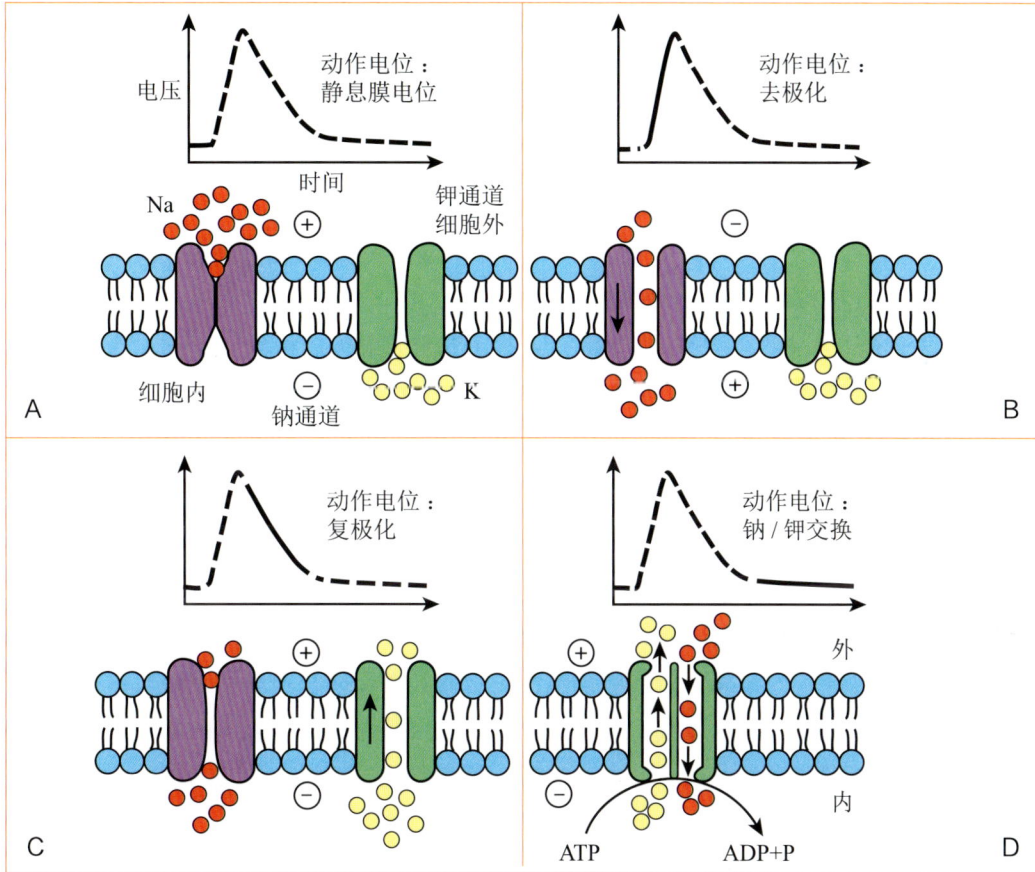

▲ 图 5-3　动作电位期间的钠、钾离子通道功能以及离子运动

A. 静息时，钠通道处于关闭构象，膜外有相对较多的钠离子（红圆圈），膜内有相对较多的钾离子（黄圆圈）；因为约有三个带正电的钠离子出胞就伴随两个带正电的钾离子入胞，所以胞内相对胞外带负电（$-90 \sim -50mV$）；B. 在足够的刺激下，电压门控钠通道构象发生改变，通道开放，并且钠离子沿着电化学梯度流入神经元内部，引起去极化；C. 在动作电位的峰值处，钠通道构象自发地变为失活状态，这阻止了钠离子进一步入胞，并且当再次受到刺激时通道不能重新开放；同时，电压门控钾通道开放，钾离子沿其浓度梯度流出，使得神经元内部相对于外部呈现负电位（复极化）；D. 钠 - 钾泵［Na^+/K^+ 三磷酸腺苷酶（ATP 酶）］将胞内三个 Na^+ 和胞外两个 K^+ 交换，从而恢复静息膜电位和钠通道的关闭构象；ADP. 二磷酸腺苷；ATP. 三磷酸腺苷；P，磷酸盐［引自 Mulroy MF, Bernards CM, McDonald SB, et al. A Practical Approach to Regional Anesthesia. 4th ed. Philadelphia, PA: Wolters Kluwer; 2009:6.（Originally Adapted from Barash PK, Clitten S. Clinical Anesthesia. 3rd ed. Philadelphia: Lippincott-Raven; 1997:6.）］

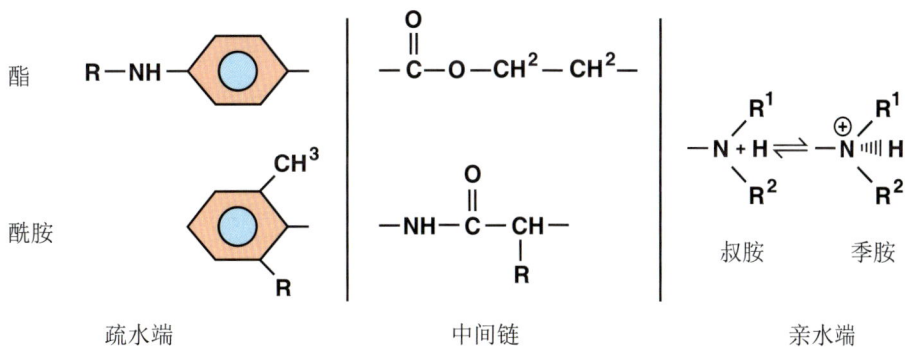

▲ 图 5-4　酯类和酰胺类麻醉药分子的典型结构

引　自 Mulroy MF, Bernards CM, McDonald SB, et al. A Practical Approach to Regional Anesthesia, 4th ed. Philadelphia, PA: Wolters Kluwer; 2009:2.

孔（亲水端）或从旁边的脂质膜（疏水端）内横向进行（图 5-4）。随着局麻药用量的增加，与局麻药相结合的电压门控钠离子通道的比例升高，进一步阻止 Na^+ 内流。随后，去极化率（对刺激的反应）降低，抑制达到膜阈电位。所以，动作电位的产生变得愈加困难。如果电压门控钠离子通道和局麻药充分结合，那么将抑制动作电位的产生和冲动的传导。

1. 局麻药与激活（开放）或失活（关闭）构象的电压门控钠离子通道紧密结合。由于局麻药到达结合位点有两种不同的途径，所以其亲和力也有所不同。局麻药引起浓度依赖的 Na^+ 内流减少，以张力性抑制为特征，表现为开放构象的电压门控钠离子通道减少。

2. 随着反复去极化，大量的电压门控钠离子通道处于激活或失活构象。因此，其可以与较低浓度的局麻药结合。另外，局麻药从其结合位点解离的速率要比从失活构象转换为静息构象的速率慢。因此，反复刺激导致与局麻药相结合的电压门控钠离子通道大量积聚，其结合呈频率依赖性。

四、神经阻滞的机制

1. **局麻药的浓度和容量**　神经阻滞的效果不仅仅取决于局麻药的效能，还与其给药浓度和容量有关。局麻药的效能是指实现完全传导阻滞所需的最小有效浓度。只有阻断足够长的轴突或者连续的郎飞结节点才能抑制神经冲动的传导，因此局麻药的容量也至关重要。由于神经冲动呈衰减性传导，随着远离动作电位的起始部位，膜去极化被动地衰减，当去极化降至电压门控钠离子通道阈电位以下时，冲动的传播停止。如果短于临界长度的轴突被阻滞，当衰减的去极化仍然高于阈电位时，动作电位可以在近端结间体或郎飞结节点处再生。

2. **神经对局麻的敏感性**　不同类型的神经纤维其最小阻滞浓度和局麻敏感性不同（表 5-1）。临床上有一个可预测的感官和运动功能阻断的过程，起初开始丧失温度觉，随之丧失轻触、锐痛、运动功能和本体感觉。其根本原因是由于轴突直径的差异，与较大的纤维相比，较小的纤维更容易发生传导阻滞，这称为差异阻滞。按阻滞的敏感性排序：小的有髓纤维（Aγ 和 Aδ）最易于传导阻滞，接下来是大的有髓纤维（Aα 和 Aβ），小的、无髓 C 类纤维最不敏感。

> **临床要点**　传导锐痛（外科）和寒冷感觉的传入纤维具有相似的传导速度和局麻敏感性。因此，寒冷感觉的丧失可以定性评估感觉阻滞的发生和分布。

3. **解剖机制**　局麻药只有到达轴突膜，才能与 Na^+ 电压门控通道结合。因此，局麻药必须渗透大量的外周神经组织，并保持足够的浓度梯度，以扩散方式通过磷脂双分子层。

（1）外周神经阻滞：即使局麻药注射在外周神经周围，也只有一小部分（1%～2%）到达神经膜。在体外脱鞘的外周神经所需局麻药浓度比体内外周神经低百倍。在临床阻滞发生和恢复过程中，局麻药沿着神经纵向和横向扩散，在外周神经内产生不同的药物浓度。当局麻药分布在外周神经周围时，沿浓度梯度从外表面（表层）向中心（核心）扩散。因此，初步阻断了混合神经套膜中的神经纤维。这些外部神经纤维通常支配更近端的解剖结构，而核心纤维支配更远端的结构。由于局麻药要扩散到位于更中心的核心神经纤维，这种区域结构分布解释了最初阻滞近端结构，其次为远端结构。总之，外周神经阻滞发生和恢复的顺序，取决于混合神经内神经纤维的区域分布，及其对局麻药的内在敏感性的共同作用。

> **临床要点** 外周神经麻醉起效的解剖分布是基于神经从周围（表面）到目标外周神经或神经丛最内层（核心）区域结构分布（和局麻药的后续扩散）。这解释了为什么外周神经组织倾向于从远端向近端消除。

（2）椎管内阻滞：相比之下，脊髓的表面有三层被膜包裹：软脊膜、蛛网膜和硬脊膜。软脊膜附着于脊神经本身，填充在蛛网膜下腔的脑脊液把它与蛛网膜分开。蛛网膜下腔是脊髓麻醉的目标部位，脊神经仅由软脊膜覆盖。硬脊膜进一步包裹蛛网膜，形成硬膜囊，在脊髓周围形成一层坚硬的膜。硬膜外腔位于椎管（骨膜）和硬膜囊之间。由于蛛网膜和硬脊膜的存在，产生完全硬膜外阻滞需要的麻醉药剂量是蛛网膜的 10 倍。

五、局麻药药代动力学

局麻药最常被注射到靠近目标部位的血管外组织。其血药浓度受所用局麻药的总剂量、全身吸收程度、组织重新分布和消除速率的影响。患者特异性因素如年龄、心血管和肝功能以及血浆蛋白结合率等也会影响随后的血药浓度。了解上述因素，可将局麻药的临床应用范围最大化，同时将其全身毒性相关潜在并发症降至最低。

1. 全身吸收 局麻药全身吸收的速率和程度受多个因素影响，包括药物总剂量、给药部位、局麻药特有的理化性质和血管收缩药（肾上腺素）的使用。

（1）局麻药剂量：对于任何给药部位，全身吸收程度和药峰浓度（C_{max}）与局麻药的总剂量呈正相关。此外，增加吸收速率也会降低达峰时间（T_{max}）。在常用临床剂量的范围内，量效关系接近线性，并且相对不受麻醉药浓度或注射速度的影响。

（2）组织灌注：神经周围组织的灌注程度显著影响全身吸收，所以在高灌注的神经周围组织中使用局麻药会导致更高的 C_{max} 和更短的 T_{max}。因此，全身吸收率从高到低依次是胸膜腔内＞肋间＞骶尾部＞硬膜外＞臂丛＞坐骨／股骨＞皮下组织。

（3）理化性质：全身吸收的速率也受局麻药特有的理化性质影响。通常，脂溶性强的局麻药会使全身吸收降低。其脂溶性越大，越容易被富含脂质的轴突膜和神经周围组织隔离。

（4）血管收缩药：肾上腺素抵消了大多数局麻药固有的血管舒张特性。对于脂溶性较低的局麻药而言，肾上腺素可显著降低其 C_{max}，而随着脂溶性的增强，增加神经和周围组织的结合成为增加局麻药全身吸收率的关键因素。

（5）全麻的吸入麻醉药。动物数据表明，在吸入麻醉药的全身麻醉下给予局麻药时，血药浓度显著增加 [4]。

2. 分布 全身吸收后，局麻药迅速分布于全身组织中。分布模式（和相对组织浓度）受灌注、分配系数和特有组织区域数量的影响。高灌注器官（脑、肺、心脏、肝脏和肾脏）负责最初的快速摄取（α阶段），然后是低灌注的组织（肌肉和肠道）负责较慢的重新分配（β阶段）。由于局麻药在肺组织被迅速提取，其血药浓度在通过肺血管时显著降低。

3. 生物转化和消除 化学结构决定了局麻药的生物转化和消除（图 5-4）。氨基酰胺在肝脏中通过细胞色素 P_{450} 酶经由 N- 去烷基化和羟基化代谢。氨基酰胺代谢高度依赖于肝灌注、肝提取和酶功能。因此，由于肝硬化和充血性心力衰竭等症状，局麻药清除率降低。氨基酰胺的代谢产物通过肾脏排泄，＜ 5%

的非代谢性局麻药由肾脏排泄。

氨基酯类局麻药迅速被血浆胆碱酯酶代谢。普鲁卡因和苯佐卡因代谢生成对氨基苯甲酸（PABA），使用这些局麻药出现罕见的过敏反应与它有关。基因异常的血浆胆碱酯酶或服用胆碱酯酶抑制药的患者氨基酯类代谢减少。理论上讲，这些会增加全身毒性作用的风险，但临床证据不足。

4. 临床药代动力学 局麻药的代谢具有重要的临床意义，因为全身毒性（主要由 C_{max} 决定）取决于全身吸收和消除之间的平衡。

（1）血浆蛋白结合：局麻药主要与组织和血浆蛋白结合，但全身毒性与游离（未结合）血浆浓度有关。因此，局麻药与血浆蛋白的结合降低了体循环中的游离血浆浓度，并且降低了全身毒性的风险。血浆蛋白结合的程度主要取决于血浆中 α1- 酸性糖蛋白和白蛋白的水平，也受血浆 pH 的影响。降低血浆蛋白（肝硬化、妊娠和新生儿）的临床条件降低了其结合能力。此外，随着 pH 降低，蛋白质结合的百分比降低。因此，在酸中毒（癫痫发作、心脏骤停和肾衰竭）的情况下，未结合药物的量增加。

（2）肝清除率：肝清除率的改变也可能影响局麻药的消除。例如，新生儿的肝微粒体酶发育不全，导致氨基酰胺局麻药的消除减少。一些药物如 β 受体阻滞药、H_2 受体拮抗药和氟伏沙明可抑制特定的肝微粒体酶，也可能有助于减少氨酰胺局麻药的代谢。肝血流量减少会导致局麻药血药浓度大幅度增加。

所有以上描述的影响局麻药全身吸收、分布和患者特异性的因素都应该考虑，以尽量减少全身毒性的风险。这些因素构成了当前局麻药"最大剂量"推荐的基础[5]。

降低血浆蛋白和血浆蛋白结合程度，以及降低肝血流量（例如充血性心力衰竭患者）等临床条件，会增加局麻药全身毒性（LAST）的风险。

六、局麻药药效学

1. 理化性质与活性、效力的关系 通常局麻药在溶液中是弱碱性，在生理 pH 下的胺基带正电荷。典型的局麻药结构由疏水基团（通常为脂溶性芳香环）通过酰胺键或酯键与亲水基团（带电荷的胺）连接组成的（图 5-4）。化学键的性质是将局麻药分类为氨基酰胺或氨基酯的基础（表 5-2）。理化性质主要取决于芳香环或胺基上烷基取代基团的性质、胺基的电荷或相关异构体的立体化学结构（表 5-2）。这些理化性质在很大程度上决定了作用的效力、起效和持续时间，以及差异性神经阻滞的倾向。

（1）脂溶性：脂溶性由芳香环或胺基上烷基取代的程度决定。脂溶性通常由疏水性溶剂（通常为辛醇）的分配系数表示。辛醇溶解度随化合物脂溶性增加（表 5-2）。脂溶性的增加增强了脂质膜的通透性并加快递送局麻药到邻近膜结合 Na^+ 电压门控通道的能力，其依次与效力相关并且在较小程度上与持续时间相关。尽管脂溶性与辛醇溶解度（及体外固有效力）相关，但阻断脉冲传导的最小体内局麻药浓度可能受多种因素影响，如纤维大小、类型和髓鞘形成、组织 pH（见下文）、局部组织重新分配和富含脂质的神经周围区域的隔离，以及局麻药固有的血管活性。

（2）pKa 值：在生理 pH 值下，局麻药是在脂溶性（疏水性）碱形式或水溶性（亲水性）离子形式之间存在平衡的弱碱。每种形式的相对百分比由解离常数（pKa）和周围组织 pH 值决定。 pKa 是两种相等形式的百分比的 pH 值（表 5-2），由 Henderson–Hasselbalch 公式定义：

$$pKa = pH - \log[BH]/[BH^+]$$

其中 $[BH^+]$ 是带电荷的（共轭酸）非脂溶性形式的局麻药浓度，$[B]$ 是不带电荷的（碱性）脂溶性形式的局麻药浓度。

表 5-2　常用局麻药的化学结构和理化性质

局麻药	化学结构	分配系数（脂溶性）	pKa解离常数	pH 7.4 下电离的百分比	蛋白结合率
氨基酰胺					
利多卡因		366	7.9	76	65
丙胺卡因		129	7.9	76	55
甲哌卡因		130	7.6	61	78
布比卡因		3420	8.1	83	96
罗哌卡因		775	8.1	83	94
氨基酯					
普鲁卡因		100	8.9	97	6
氯普鲁卡因		810	8.7	95	N/A
丁卡因		5822	8.5	93	76

改编自 Barash PG, Cullen BF, Stoelting RK, et al. Clinical Anesthesia Fundamentals, 1st ed. Philadelphia, PA: Wolters Kluwer; 2015:216.

对于指定的局麻药，pKa 越低，脂溶性越高，越容易通过细胞膜，起效越迅速。穿过细胞膜进入轴浆后，非解离和其解离形式的平衡重新建立。轴浆中的解离状态的局麻药更容易与其电压门控 Na 通道内的结合位点相结合。

（3）手性：局麻药是外消旋或单一对映体化合物。外消旋化合物（例如布比卡因）是 1∶1 的轴向结构相同的一对对映立体异构体的化学化合物，但这些化合物以不同的三维空间结构围绕在不对称的碳原子周围。尽管局麻药的不同构型有相同的理化性质，但是由于它们在与电压门控钠通道的结合与相互作用上存在微小的差别，使得它们显示出不同的临床药理特性（效力）。例如：左旋布比卡因（布比卡因的 S- 构型）和罗哌卡因（布比卡因的 S- 构型，含有丙烃基基团，而不是布比卡因的丁基团）在阻滞神经传导上有相等的临床效果。然而，它们对心血管系统的潜在毒性比 R- 构型化合物或外消旋混合物要低。

2. 佐剂增强局麻药的效能

（1）碳酸氢钠：局麻药被制造成盐酸盐来增加溶解度和稳定性。目前市售的局麻药溶液的 pH 在 3.9 到 6.47 之间，当加入肾上腺素后酸性增强（见下文）。鉴于绝大部分常用的局麻药的 pKa 是在 7.6 到 8.9 之间（表 5-2），在生理 pH 范围内小于 3% 的局麻药溶液是脂溶性中性的。这就减弱局麻药的弥散能力，延迟了阻滞起效时间（图 5-5）。临床上当局麻药注入 pH 偏酸性的感染组织中时，脂溶性部分就会更低。因此，通过加入碳酸氢钠碱化局麻药，增加脂溶性碱基的比例，可以缩短起效时间和增强阻滞效果。临床研究表明在中效局麻药（利多卡因和甲哌卡因）中加入碳酸氢钠可以加快腰硬联合麻醉的起效速度，并增强运动和感觉的阻滞深度，而在外周神经阻滞中程度要小得多。通常，10ml 利多卡因或甲哌卡因加 1mg 当量碳酸氢钠（即 1ml 8.4% 的标准溶液）。相反的，添加碳酸氢钠对含有更多酰胺基的长效局麻药（布比卡因或罗哌卡因）的效果并不明显 [6,7]。

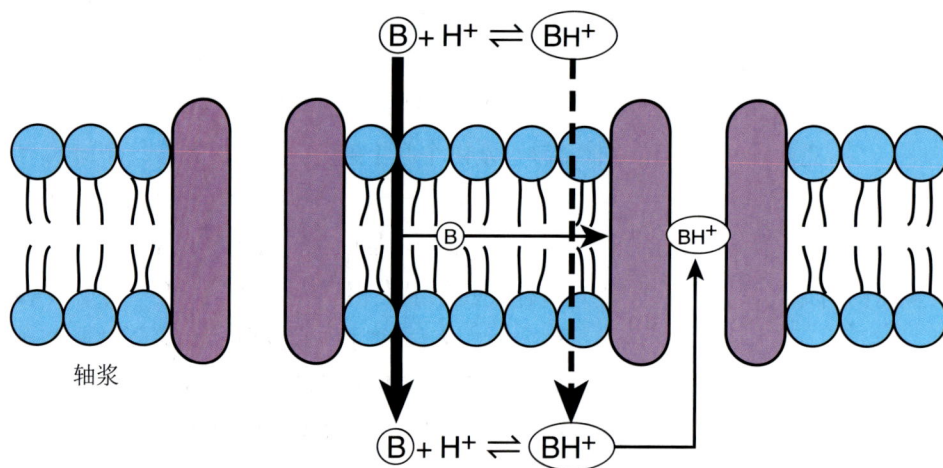

▲ 图 5-5　局麻药与钠离子通道相互作用的模型

在细胞外液，局麻药解离为中性的叔胺基（B）和带正电荷的季胺基（BH+），二者处于平衡状态。以不带电的叔胺基形式存在的局麻药比带电的季胺基形式要更容易穿透细胞膜，但两种形式却以相同程度通过细胞膜。叔胺基和季胺基在神经细胞的轴浆中保持平衡，尽管轴浆中的 pH 更低，相比于细胞外液更有利于季胺基形式存在。只有带电的阳离子能够和钠通道里的局麻药结合位点产生相互作用，并且只能从神经元内到达该位点。中性局麻药（例如：苯佐卡因）被认为可能通过与不同位点的钠通道相互作用到达轴突膜。或者，中性局麻药可以通过改变轴突膜的特性，来改变钠通道的功能，从而改变与细胞膜上钠通道的相互作用（引自 Mulroy M, Bernards, C, McDonald SB, et al. A Practical Approach to Regional Anesthesia. 4th Ed. Philadelphia, PA: Wolters Kluwer; 2009:7.）

> **临床要点**　利多卡因中加入碳酸氢钠已被证实可以显著增加硬膜外麻醉起效速度（常用于硬膜外分娩镇痛产妇转剖宫产手术的麻醉）。然而，在外周神经阻滞中利多卡因或甲哌卡因并没有出现明显的临床差别。在酰胺类长效局麻药，如布比卡因或罗哌卡因中加入碳酸氢钠对起效时间无影响。

（2）肾上腺素：局麻药中加入肾上腺素收缩注射部位的血管。众所周知大部分局麻药有扩血管作用，α_1 肾上腺素受体介导的缩血管效应可与之拮抗，以增强局麻药的作用强度。因此，血管吸收减少可以促进和维持神经丛对局麻药的吸收。已证实的临床益处包括延长运动阻滞时间和增强阻滞效果。它还可以降低全身局麻药的血药浓度峰值，限制其潜在毒性作用[7,8]。肾上腺素延长麻醉持续时间的程度很大程度上取决于局麻药的理化性质以及注射部位。例如，向利多卡因中加入肾上腺素其阻滞时间至少可以增加 50%，但是在布比卡因中加入肾上腺素却对延长阻滞时间几乎没有作用。肾上腺素（和可乐定）可能与中枢神经系统的 α_2 肾上腺素受体相互作用，通过直接激活内源性镇痛机制增强镇痛作用强度。硬膜外神经阻滞推荐剂量为每毫升局麻药中加入 5μg 肾上腺素。外周神经阻滞推荐剂量为每毫升局麻药 2.5μg 肾上腺素[8]。

（3）可乐定和右美托咪定：可乐定是直接作用的 α_2 受体激动药，其与脊髓背角疼痛传入纤维上的突触前膜和突触后膜的受体结合抑制疼痛传导。可乐定已被证明可以阻断 C 类和 Aδ 类神经纤维的传导。可乐定通过轴索给药导致选择性的脊髓镇痛，主要用作局麻药佐剂。它可以降低麻醉和镇痛所需的局麻药（长效和中效局麻药）的浓度，增加感觉和运动的阻滞时间[7]。可乐定用于外周神经阻滞的镇痛作用不能归因于激动 α_2 受体的作用，而是通过阻断流经超极化激活的环核苷酸门控通道的电流，导致超极化活性依赖的增强。这有利于膜电位从动作电位后的超极化状态恢复到静息状态。一旦该过程被阻断，轴突就不能产生后续的动作电位。不论是否加用利多卡因或布比卡因，可乐定都可以延长感觉阻滞的时间（通常延长 2～2.5h）。临床常用剂量为 0.5～1.0μg/kg。可乐定潜在的副作用（心动过缓、低血压和镇静）以及费用限制了其更广泛的临床应用。右美托咪定是一种高选择性 α_2 受体激动药（α_2：α_1 的亲和力为 1620：1，是可乐定的 7 倍多），它也被证实可以延长外周阻滞的时间 2～5h。因为其与可乐定有相似的副作用和费用因素，右美托咪定也未能在外周区域麻醉镇痛中广泛应用。

（4）阿片类药物：阿片类药物是最常用的局麻的佐剂，用以提供中枢性的麻醉和镇痛[9]。

①椎管内给药：阿片类药物对局麻药的麻醉和镇痛效果有协同作用，该机制是通过减弱脊髓背角 C 类纤维对伤害性刺激的上传；随脑脊液的头向扩散，以及外周、中枢血管的吸收，阿片类药物与脑阿片受体结合而实现。影响镇痛效果的因素包括剂量、给药部位（鞘内或硬膜外）以及阿片药物的理化特性。诸如芬太尼等脂溶性药物起效迅速、维持时间短，因神经组织和血液的快速吸收而具有较窄的镇痛节段。相反的，水溶性阿片药物例如吗啡渗透神经组织比较慢，从而起效慢维持时间长；神经组织中摄取和排出延迟，从而在脑脊液中分布更广。阿片类药物椎管内给药最常见的不良反应包括呼吸抑制、瘙痒及恶心呕吐。

> **临床要点**　椎管内麻醉中芬太尼与局麻药合用可以加快镇痛并增强局麻药介导的腰麻麻醉深度。相反的，吗啡广泛用于局麻感觉和运动阻滞恢复后，用于延长术后镇痛。

②外周和关节内给药：关于最常用的阿片类药物用于外周神经阻滞和关节内给药尚未见报道[7]。

> **临床要点** 外周神经阻滞和关节内给药时，阿片类药物的局部介导效应尚未见报道。

（5）糖皮质激素：糖皮质激素的硬膜外给药用于治疗脊髓神经根刺激引起的颈背痛是安全和有效的。因为地塞米松可以增加上、下肢神经阻滞术后镇痛持续时间，最近关于其在外周神经阻滞中的应用被广泛关注。尽管地塞米松已经证实可以延长外周神经阻滞镇痛的作用时间，但是这种作用是通过外周介导和（或）全身的镇痛效果来实现尚不清楚。尽管在一些研究中指出外周神经阻滞给予地塞米松可以使感觉运动的阻滞和镇痛时间延长大约20%，但是也有研究证明其没有临床差异[10-13]。由于对主要作用机制不完全了解及矛盾的临床资料，作者尚未提出糖皮质激素确定的临床共识，直到有更多的证据被发表。

（6）布比卡因脂质体：脂质体是由包含一个水性内核的磷脂双分子层组成的微观结构。其结构包括单层（单个脂质双层包裹水性内核）、多层（同心的若干脂质双层）或多囊（几个非同心脂质双层颗粒紧密堆积）。多囊脂质体的非同心性质，赋予其水性内核特有的药物释放模式，从而增加了药物释放的稳定性和持续时间。布比卡因脂质体由多个负载布比卡因的水性腔室载体组成。其中每个载体是由负载布比卡因的多个亲水腔室组成的蜂窝状结构。布比卡因脂质体被美国食品和药物管理局（FDA）批准，布比卡因脂质体为单剂量伤口浸润术后镇痛药，目前还未被 FDA 批准用于硬膜外或外周神经给药。与安慰剂相比，布比卡因脂质体可减轻痔疮手术患者的术后疼痛并减少术后阿片类药物的需求。相比之下，对于隆胸或全膝关节置换患者，布比卡因脂质体在术后镇痛、术后阿片类药物需求方面与普通布比卡因相比没有临床意义上的差异。与普通布比卡因相比，布比卡因脂质体未显示出更多的神经毒性或心脏毒性。有限的证据表明，布比卡因脂质体与安慰剂相比能延长镇痛；但与普通布比卡因相比，其增加的镇痛效果（和药物经济优势），需要通过严格设计的前瞻性试验进一步评估[14]。

七、局麻药的毒性

局麻药的临床显著不良反应包括局麻药全身毒性、局部组织毒性、过敏反应和局麻药特异性效应。局麻药全身毒性是由于过量的局麻药的血药浓度引起的，在外周神经阻滞、硬膜外麻醉、甚至大量浸润（局部浸润）麻醉期间，由于意外的直接血管内注射或大剂量局麻药的全身吸收而导致。如前所述，血药浓度由全身吸收和消除之间的平衡决定。其临床显著症状主要表现在中枢神经系统和心血管系统。局麻药全身毒性、神经毒性和肌肉毒性将在第 14 章（区域麻醉相关并发症）中有更详细的讨论。

过敏反应 局麻药的不良反应比较常见，但真正的免疫介导的局麻药的过敏反应很少见[15]。它们通常与氨基酯类局麻药有关，可能是因为它们代谢为公认的过敏原对氨基苯甲酸（PABA）。一些氨基酰胺类局麻药的制剂也含有对羟基苯甲酸甲酯，其具有与 PABA 类似的化学结构，并且是氨基酰胺类局麻药过敏反应的最可能的原因。对任何疑似免疫介导的局麻药过敏的患者，推荐进行皮肤点刺，皮内注射，或皮下刺激剂量的后续评估[16]。

八、局麻药及其常见临床应用

1. 酰胺类局麻药

（1）利多卡因：利多卡因是第一个广泛使用的酰胺类局麻药，现在仍然是最常用的局麻药。它可以用于浸润麻醉，静脉局麻（Bier 阻滞），外周神经阻滞和椎管内（蛛网膜下腔和硬膜外）麻醉。其特点在于，进行外周神经阻滞和硬膜外麻醉时起效快、持续时间适中。尽管由于对暂时性神经症状（TNS）的担忧，已导致利多卡因在蛛网膜下腔麻醉中的使用减少 [17]，但它在硬膜外麻醉中仍然广泛应用。利多卡因以凝胶、软膏、贴剂或气雾剂形式（上呼吸道麻醉）局部使用。以相对较低的血药浓度（＜ 5μg/ ml）靶向静脉即可产生全身性镇痛，且可用作抑制喉镜检查和气管插管引起的交感神经反应的辅助手段。其最常见的用途之一是静脉注射，以减少静脉注射丙泊酚引起的不适。利多卡因浸剂已被用来治疗慢性神经性疼痛以及急性术后疼痛。

（2）甲哌卡因：甲哌卡因为可卡因的哌啶环与利多卡因的二甲苯胺环相结合的化学结构。它与利多卡因具有相似的临床效果，因为其血管扩张更小，因此作用时间稍长。尽管在临床上并未明显表现，但甲哌卡因作为一个脊髓麻醉剂，与利多卡因相比，TNS 的发生率似乎更低 [17]。它在胎儿和新生儿体内的代谢会延长，因此不能用于产科镇痛。

（3）布比卡因：布比卡因的脂溶性更好，并且由于其哌啶环上有丁基而不是甲基（表 5-2）。因此它与甲哌卡因结构上同源，与利多卡因相比，其起效相对较慢，但作用持续时间较长。它能延长感觉阻滞和镇痛，尤其当低浓度的连续输注时，通常比其运动阻滞的持续时间和强度更持久。这一特点使布比卡因广泛应用于分娩时硬膜外镇痛和急性术后疼痛治疗。用于外周神经阻滞的单次注射可提供长达 12h 的手术麻醉和长达 24h 的感觉镇痛。它广泛用于蛛网膜下腔麻醉，其作用时间通常为 2 ～ 3h，与利多卡因或甲哌卡因相比，很少与 TNS 相关。

（4）罗哌卡因：罗哌卡因是与甲哌卡因和布比卡因结构同源，但在其哌啶环上有一个丙基（表 5-2），也被表示为一个 S- 镜像体。总之，与布比卡因相比，这两种特征导致感觉运动阻滞的效能更低，心脏毒性减少 [18-20]。动物研究表明，与布比卡因的相对的空间选择性相比，罗哌卡因的较小分子可能是降低心脏毒性风险的更重要的因素 [21]。它也具有内在的血管收缩效应，这有助于减少其心脏毒性，并可能增加其作用的持续时间。尽管有证据表明，与布比卡因相比，罗哌卡因可以产生更有利的感觉运动分离阻滞，但是由于缺乏相等的效价强度，因而阻碍了准确的对比。总体而言，考虑到其与布比卡因相比效价强度降低，因此其在外周神经阻滞的临床表现上与布比卡因类似。相比之下，在腰麻中，罗哌卡因的效能要比布比卡因降低 30% ～ 40% [19,20]。

2. 酯类局麻药

（1）普鲁卡因：在 20 世纪上半叶，普鲁卡因主要用于浸润麻醉和脊髓麻醉。由于普鲁卡因效价强度较低、起效较慢（可能由于其高的酸度系数）和作用时间较短，限制了它的广泛使用。由于对与利多卡因有关的暂时性神经症状（TNS）的担忧，促使人们重新关注普鲁卡因用于中等持续时间的蛛网膜下腔麻醉。尽管与利多卡因相比 TNS 的发生率较低，但阻滞失败和相关恶心风险增加，限制了其临床应用。

（2）2- 氯普鲁卡因：由于它相对较低的效价强度并通过血浆胆碱酯酶进行非常快速的代谢，2- 氯普鲁卡因可使用在相对更高的浓度（2% ～ 3%），但在所有临床局麻药中，却具有最低的全身毒性。尽管其相对高的酸度系数（pKa），使用相对较高的浓度可以使手术麻醉起效快。这一特点，以及几乎不传递给胎儿，使得它在需要快速起效的硬膜外麻醉（比如紧急或急诊剖腹产）时特别有用。不含防腐剂的 2- 氯普鲁卡因在门诊蛛网膜下腔麻醉中越来越受欢迎，在这里，要求麻醉能快速起效，并且有一个可预测的短的作用时间。此外，2- 氯普鲁卡因的使用与极低的 TNS 发生率有关。虽然 2- 氯普鲁卡因在欧洲已经被批准用于蛛网膜下腔麻醉，但它尚未获得 FDA 的批准，因此在美国对这一适应证的使用仍保持超说明书的状态。

（3）可卡因：可卡因是唯一天然存在的局麻药。目前可卡因的临床应用主要局限于耳、鼻和喉部手术的局部麻醉，其强烈的血管收缩作用在临床上有助于减少鼻咽部检查时的出血。可卡因能够抑制神经元对去甲肾上腺素的再摄取，从而调节其神经源性血管收缩效应。但是它也会导致显著的心血管副作用，如高血压，心动过速和心律失常。对其心血管毒性，以及潜在挪用和滥用的担忧，已经明显限制了可卡因的临床应用。

参考文献

［1］Franco C. Connective tissues associated with peripheral nerves. Reg Anesth Pain Med 2012;37:363–365.

［2］Prasad NK, Capek S, de Ruiter GC, et al. The subparaneurial compartment: a new concept in the clinicoanatomic classification of peripheral nerve lesions. Clin Anat 2015;28:925–930.

［3］Scholz A. Mechanisms of（local）anaesthetics on voltage-gated sodium and other ion channels. Br J Anaesth 2002;89:52–61.

［4］Copeland SE, Ladd LA, Gu XQ, et al. The effects of general anesthesia on the central nervous and cardiovascular toxicity of local anesthetics. Anesth Analg 2008;106:1429–1439.

［5］Rosenberg PH, Veering BT, Urmey WF. Maximum recommended doses of local anesthetics: a multifactorial concept. Reg Anesth Pain Med 2004;29:564–575.

［6］Lambert DH. Clinical value of adding sodium bicarbonate to local anesthetics. Reg Anesth Pain Med 2002;27:328–329.

［7］Bailard NS, Ortiz J, Flores RA. Additives to local anesthetics for peripheral nerve blocks: evidence. Limitations, and recommendations. Am J Health-Syst Pharm 2014;71:373–385.

［8］Neal JM. Effects of epinephrine in local anesthetics on the central and peripheral nervous system. Reg Anesth Pain Med 2003;28:124–134.

［9］Rathmell JP, Lair TR, Nauman B. The role of intrathecal drugs in the treatment of acute pain. Anesth Analg 2005;101（5 Suppl）:S30–S43.

［10］Leurcharusmee P, Aliste J, Van Zundert, et al. A multicenter randomized comparison between intravenous and perineural dexamethasone for ultrasound-guided infraclavicular block. Reg Anesth Pain Med 2016;41:328–333.

［11］Aliste J, Leurcharusmee P, Engsusophon P, et al. A randomized comparison between intravenous and perineural dexamethasone for ultrasound-guided axillary block. Can J Anaesth 2017;64:29–36.

［12］Abdallah FW, Johnson J, Chan V, et al. Intravenous and perineural dexamethasone similarly prolong the duration of analgesia after supraclavicular brachial plexus block: a randomized, triple-arm, double-blind, placebo-controlled trial. Reg Anesth Pain Med 2015;40:125–132.

［13］Rahangdale R, Kendall MC, McCarthy RJ, et al. The effects of perineural versus intravenous dexamethasone on sciatic nerve blockade outcome: a randomized, double-blind placebo-controlled study. Anesth Analg 2014;118:1113–1119.

［14］Tong YC, Kaye AD, Urman RD. Liposomal bupivacaine and clinical outcome. Best Pract Res Clin Anaesthesiol 2014;28:15–27.

［15］Kvisselgaard AD, Krøgaard M, Mosbech HF, et al. No cases of perioperative allergy to local anesthetics in the Danish Anaesthesia Allergy Centre. Acta Anaesthesiol Scand 2017;61:149–155.

［16］McClimon B, Rank M, Li J. The predictive value of skin testing in the diagnosis of local anesthetic allergy. Allergy Asthma Proc 2011;32:95–98.

［17］Zaric D, Pace NL. Transient neurological symptoms（TNS）following spinal anesthesia with lidocaine versus other local anesthetics. Cochrane Database Syst Rev 2009;15:CD003006.

［18］Graf BM, Abraham I, Eberbach N, et al. Differences in cardiotoxicity of bupivacaine and ropivacaine are the result of physiochemical properties and stereoselective properties. Anesthesiology 2002;96:1427–1434.

［19］Camorcia M, Capagno G, Berrita C, et al. The relative potencies for motor block after intrathecal ropivacaine, levobupivacaine, and bupivacaine. Anesth Analg 2007;104:904–907.

[20] Lee YY, Ngan Kee WD, Fong SY, et al. The median effective dose of bupivacaine, levobupivacaine, and ropivacaine after intrathecal injection in lower limb surgery. Anesth Analg 2009;109:1331–1334.

[21] Groban L, Deal DD, Vernon JC, et al. Does local anesthetic steroselectivtiy or structure predict myocardial depression in anesthetized canines? Reg Anesth Pain Med 2002;27:460–468.

第三篇
区域麻醉程序

III. Regional Anesthetic Procedures

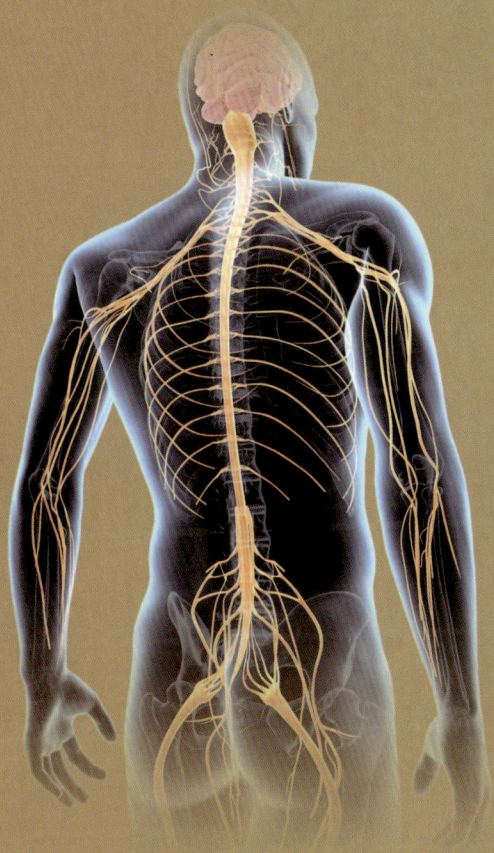

A Practical Approach to
Regional Anesthesiology
and
Acute Pain Medicine
实用区域麻醉
与急性疼痛学

第 6 章　蛛网膜下腔麻醉
Spinal Anesthesia

Francis V. Salinas，De Q.H. Tran 著，朱宇麟 译，周艳楠 校

· 要 点 ·

1. 蛛网膜下腔麻醉是一种可靠、起效迅速的麻醉方法，它应当在 $L_2 \sim L_3$ 以下的椎间隙实施以减少脊髓机械性损伤的风险。

2. 脊神经支配皮区的知识对于确定计划手术相对应的感觉阻滞平面是否足够至关重要。

3. 局麻药在蛛网膜下腔的分布决定了感觉运动和交感神经阻滞的程度。可通过局麻药比重和患者体位（重力）的相互影响进行药物分布调节。局麻药从蛛网膜下腔消除（血管吸收）决定了其作用时间。

4. 常用的延长（和加强）蛛网膜下腔麻醉的辅助药物，包括 α 肾上腺素能受体激动药和阿片类药物。

5. 尽管不含防腐剂的 2- 氯普鲁卡因对门诊手术明显有益，但美国食品药品管理局（FDA）还未批准其在蛛网膜下腔阻滞中使用。

6. 中路法简单易学，对多数患者已经足够。然而，对于脊柱解剖异常，存在穿刺困难的患者，

操作者有时需要使用旁正中法、腰骶法或超声辅助。

7. 蛛网膜下腔麻醉的绝对禁忌证包括患者拒绝、穿刺部位感染、未治疗的低血容量、凝血功能障碍和颅内压增高。

8. 蛛网膜下腔麻醉可以显著影响心血管系统（如心动过缓、低血压），还可能造成一些严重的副作用（如神经损伤、感染和椎管内血肿）。

　　局麻药进入蛛网膜下腔能够产生可靠、起效迅速的麻醉效果。尽管蛛网膜下腔阻滞技术非常简单，麻醉医生还是应该对脊柱腰骶段的解剖、蛛网膜下腔局麻药分布的影响因素及阻滞时间的影响因素有一个全面的理解。此外，掌握蛛网膜下腔麻醉的生理效果和潜在并发症对保证患者安全至关重要。

一、解剖

　　1. 脊柱　脊柱由 33 块脊椎骨和 5 条韧带组成。它们在脊髓周围形成保护性外骨骼。

　　（1）脊柱包括颈椎 7 块、胸椎 12 块、腰椎 5 块、骶椎 5 块和尾椎 4 块（图 6-1）。蛛网膜下腔麻醉通常在低位腰椎区域进行。腰椎由前部的椎体和后部的骨质构成。后者包括 2 个椎弓根，由椎体向后突起，和 2 个扁平骨板连接椎弓根形成椎弓。前后骨结构连接构成椎孔（图 6-2）。相邻脊椎的椎孔构成纵向的椎管，脊髓就居于其中。每个椎骨相邻的椎弓根都有上、下切迹，后者构成椎间孔，脊髓发出的成对的脊神经由此通过（图 6-2）。椎弓后方单一的棘突在成对的椎弓板中线连接处向后（轻度向尾侧）突起。骨性结构为肌肉和韧带提供了附着部位。

　　（2）五条韧带固定脊柱（图 6-3）。棘上韧带连接第 7 颈椎到骶骨的棘突尖端。棘间韧带连接相邻的棘突。毗邻椎弓的骨板由坚韧、楔形的黄韧带连接，后者主要由弹性蛋白构成。黄韧带将相邻椎体的一对骨板固定在一起，从而构成了椎管的后壁。正是从这个后韧带的"开口"（即椎间隙或椎板间隙），脊椎穿刺针穿过到达蛛网膜下腔。解剖学研究证实黄韧带中线间隙的发生率为 9% ～ 11%。

　　（3）脊柱在腰段和胸段展现出特征性弯曲（图 6-1 和图 6-4）。局麻药在腰椎凸起的最高点（腰椎前凸）注入，局麻药比重决定其向头端和尾端扩散。向头端扩散的重比重局麻药溶液由于淤积在胸椎凹陷处（胸椎后凸），作用通常局限在中上段胸椎皮区。

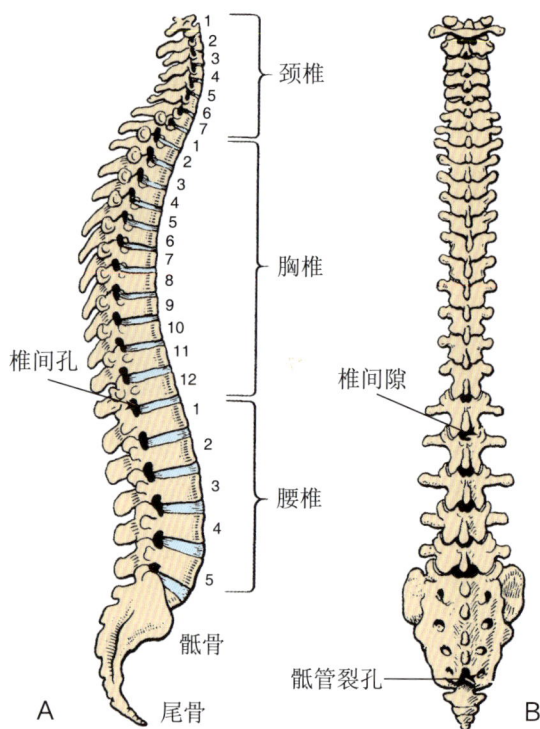

▲ 图 6-1　脊柱侧面观（A）和后面观（B）

图示颈椎、胸椎、腰椎、骶骨和尾骨段。注意曲度、椎间孔和椎间隙（引自 Cousins MJ, Bridenbaugh LD, eds. Neural Blockade in Clinical Anesthesia and Management of Pain. 3rd ed. Philadelphia: Lippincott Williams & Wilkins, 1998:205.）

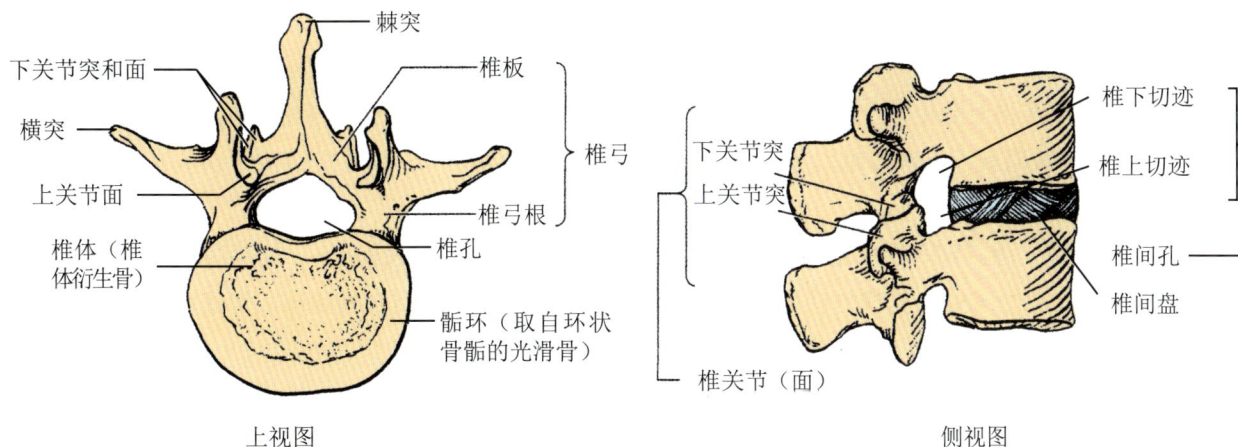

▲ 图 6-2　典型腰椎

图示前椎体和椎弓构件的上视和侧视图（成对的椎弓根和椎板），和单一中线棘突。注意相邻的上、下椎切迹，形成椎间孔（引自 Moore KL, Dalley AF. Clinically Oriented Anatomy. 5th ed. Philadelphia: Lippincott Williams & Wilkins; 2006:480.）

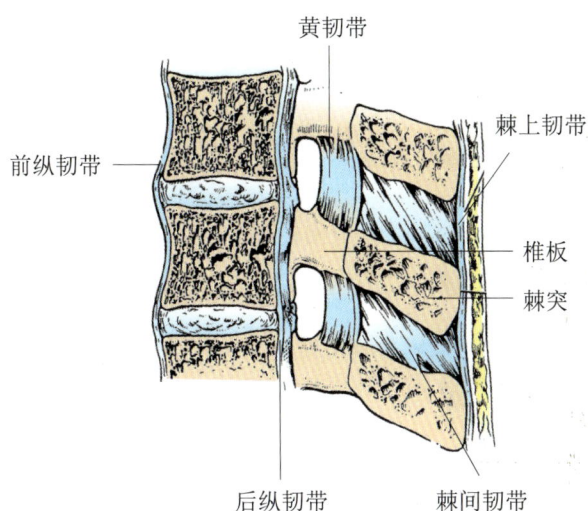

▲ 图 6-3　脊柱的矢状面

图中显示支持韧带及其骨性附着。棘间韧带连接相邻的棘突，而黄韧带连接相邻的椎板（引自 Cousins MJ, Bridenbaugh LD, eds. Neural Blockade in Clinical Anesthesia and Management of Pain. 3rd ed. Philadelphia: Lippincott Williams & Wilkins，1998:205.）

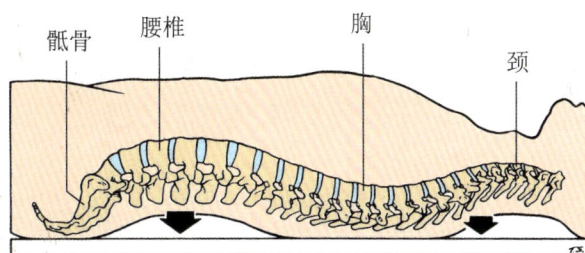

▲ 图 6-4　仰卧位脊柱的正常弯曲

在腰椎前凸最高点注入重比重溶液将（通过重力）分布到低位的骶椎和胸椎后凹陷处（引自 Raj PP. Handbook of Regional Anesthesia. New York: Churchill Livingstone，1985:225.）

　　2. 脊膜　脊膜包括三部分（硬脊膜、蛛网膜和软脊膜）。与脑脊液（CSF）一起对蛛网膜下腔中的脊髓和神经根起缓冲作用（图 6-5）。

　　（1）硬脊膜（"tough mother"，坚强的母亲）：是最外层最厚的脊膜，主要由胶原纤维丝穿插着弹性纤维和基质构成，这样的解剖结构使药物易于通过[1]。以前认为硬脊膜是药物从硬脊膜外腔向蛛网膜下腔扩散的主要屏障是错误的。硬脊膜形成硬脊膜囊，呈长管状鞘包裹在椎管内，从枕骨大孔延伸到第二骶椎的下缘。在这个水平，硬脊膜囊与终丝融合。硬脊膜也向侧方沿着脊神经根延伸，在椎间孔处移行于脊神经外膜。

（2）蛛网膜：与硬脊膜的内层紧密结合，由重叠成层的扁平上皮样细胞组成，这些细胞通过密集的紧密连接和封闭连接而衔接[2]。蛛网膜并不是直接附着于硬脊膜，而由 CSF 压力压在它内表面（硬脊膜 - 蛛网膜界面）。蛛网膜下腔麻醉时，穿刺针同时穿破硬脊膜和蛛网膜。蛛网膜结构的功能是能阻止药物通过脊膜扩散。

（3）软脊膜：由三到六层细胞组成，紧密地覆盖于脊髓和神经根表面[3]。蛛网膜下腔位于蛛网膜与软脊膜之间，内含 CSF，构成蛛网膜下腔麻醉的靶区。软脊膜延伸到脊髓圆锥，形成终丝。终丝将脊髓锚定在骶骨上（图 6-5）。

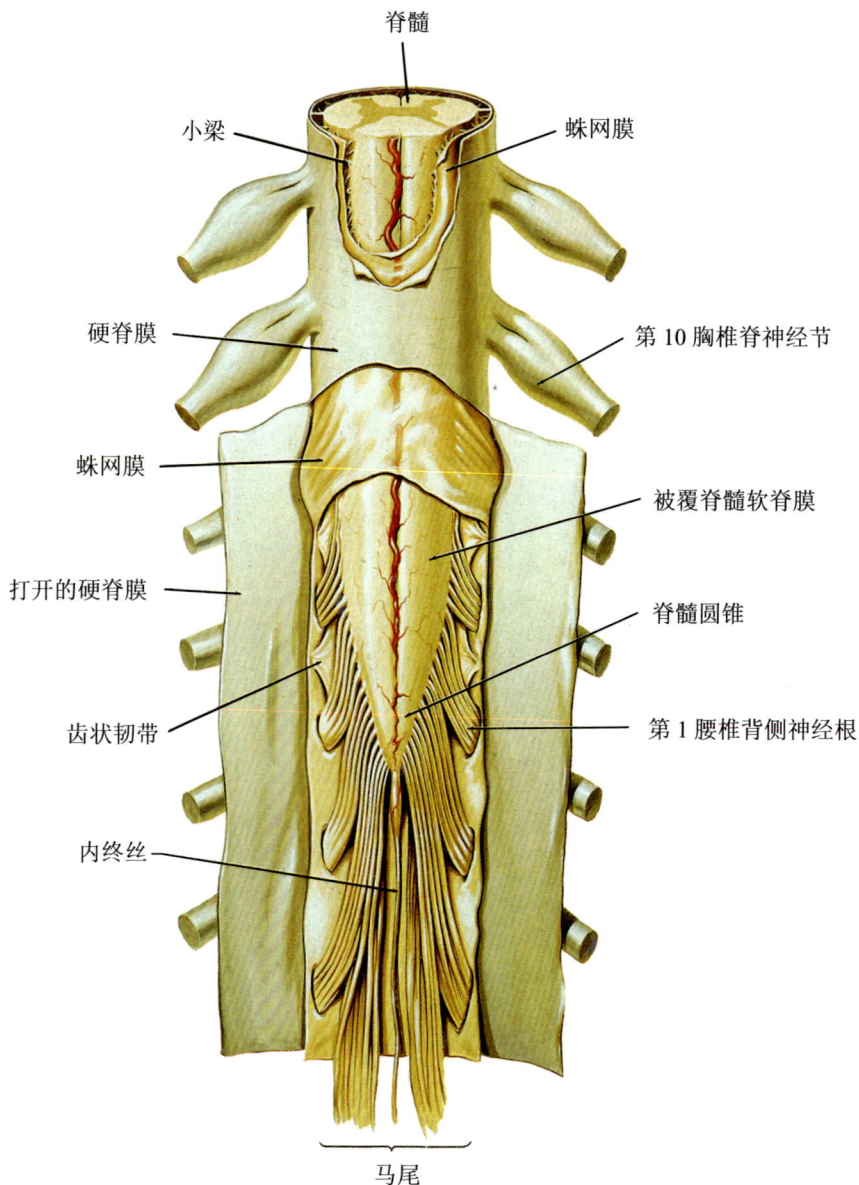

▲ 图 6-5 腰骶脊髓和脊膜（硬脊膜、蛛网膜和软脊膜）

注意脊髓的末端部分（脊髓圆锥）和下腰椎和骶骨脊髓节段的神经根引出了马尾神经（引自 Cousins MJ, Bridenbaugh LD, eds. Neural Blockade in Clinical Anesthesia and Management of Pain. 3rd ed. Philadelphia: Lippincott Williams & Wilkins，1998:209.）

3. 脊髓

（1）脊髓是柱状结构，发出 31 对脊神经。每个脊髓节段依次发出成对的腹侧运动和背侧感觉神经根。运动和感觉神经根分别穿过蛛网膜下腔汇合在一起（靠近椎间孔），形成混合脊神经。虽然比腹侧神经根大，但背侧根在离开脊髓时通常分成 2～3 束。相反，大多数腹侧根是单独一束[4]。此外，随着背侧神经根进一步延伸，在形成背根神经节之前，进一步细分成 10 个神经束[5]。因此，大而多丝的背侧神经根比小而单一的腹侧神经根表面积大，有利于局麻药吸收。这部分解释了为什么感觉比运动阻滞起效更快。

（2）脊神经（和它相应的脊髓节段）支配的皮肤区域被称为皮区（图 6-6）。感觉功能丧失（如温度、针刺和触觉）的皮区评估为手术麻醉的节段分布提供了替代指标。

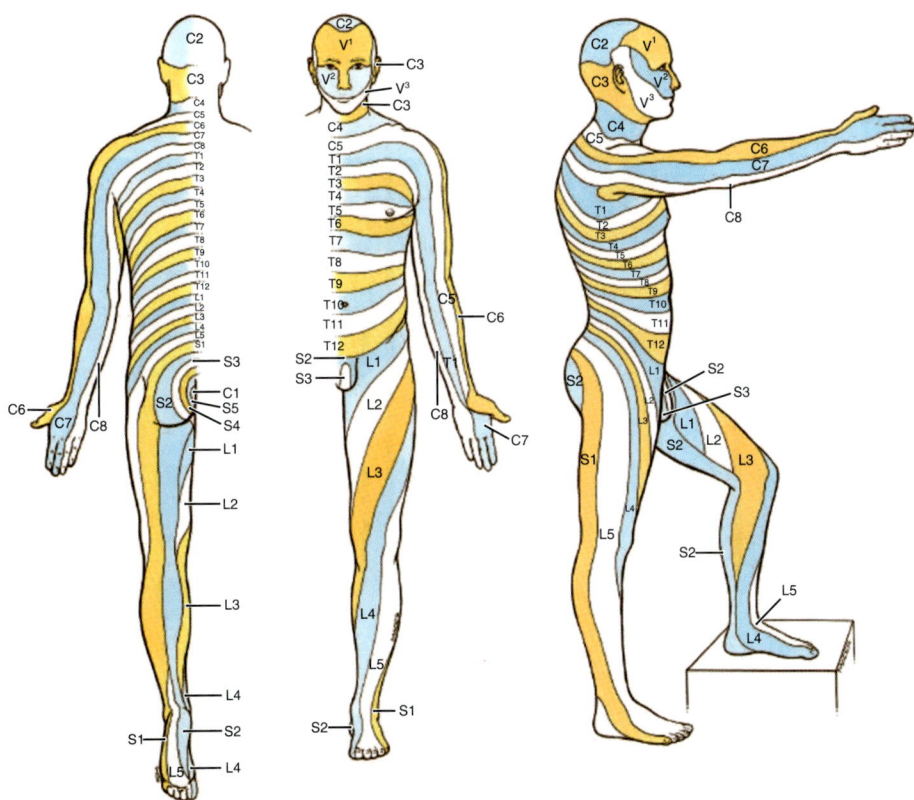

▲ 图 6-6　感觉皮区节段

引自 Agur AMR, Lee MJ, eds. Grant's Atlas of Anatomy. 10th ed. Philadelphia:Lippincott Williams & Wilkins，1999:296.

（3）成人脊髓比脊柱短，脊髓的尾部被称为脊髓圆锥（图 6-5），通常延伸到 L_1 椎体的下 1/3，但偶尔也会到达 L_3 的上 1/3[6]，很少会达到 L_4 水平。因此，试图在 L_2～L_3 或以上椎间隙（IVS）实施蛛网膜下腔麻醉可能会导致小部分患者的脊髓受到机械损伤。

（4）脊髓和脊柱之间长度的差异造成下段胸椎、腰椎和骶椎神经根逐渐倾斜。汇集到脊髓圆锥尾端的神经根，被称为马尾神经（图 6-5）。包含马尾神经的蛛网膜下腔部分称为腰大池。实施蛛网膜下腔麻醉时局麻药就沉积在这里。

4. 体表解剖　准确识别椎间隙（IVS）水平对于蛛网膜下腔麻醉成功非常重要。通过触诊体表标志确定要穿刺的间隙。通常两侧髂嵴连线（即嵴间线或 Tuffier 线）与脊柱相交于 L_4～L_5 的 IVS（图 6-7）[6]。

然而，嵴间线也可能与脊柱相交于偏头侧的 $L_3 \sim L_4$ 的 IVS 和偏尾侧 $L_5 \sim S_1$ 的 IVS（图 6-8）。甚至有经验的麻醉医生有 70% 的概率不能正确地识别出 IVS[7]。因此，经验不足的操作者应该优先在低位间隙（$L_3 \sim L_4$ 或 $L_4 \sim L_5$）尝试蛛网膜下腔麻醉，以减少脊髓损伤的潜在风险[8,9]。幸运的是，改善椎间隙的腰椎屈曲位并不改变嵴间线的位置[10]。

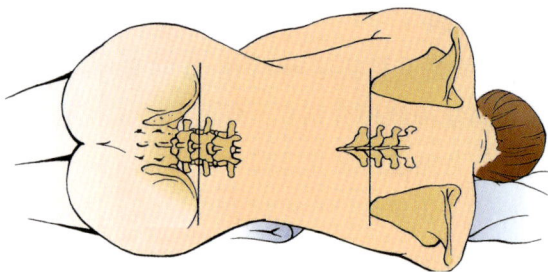

▲ 图 6-7 脊髓或硬脊膜外阻滞体位是侧卧位

患者的膝关节靠向胸部，头部向下弯曲，使脊柱前屈最大。置枕于头下，但不要在肩下，以免脊椎旋转。髋部和肩部应该垂直于床面，抵抗患者肩部前倾。通常髂嵴连线穿过 $L_4 \sim L_5$ 间隙或 L_4 棘突，肩胛骨下角连线穿过 T_7 棘突

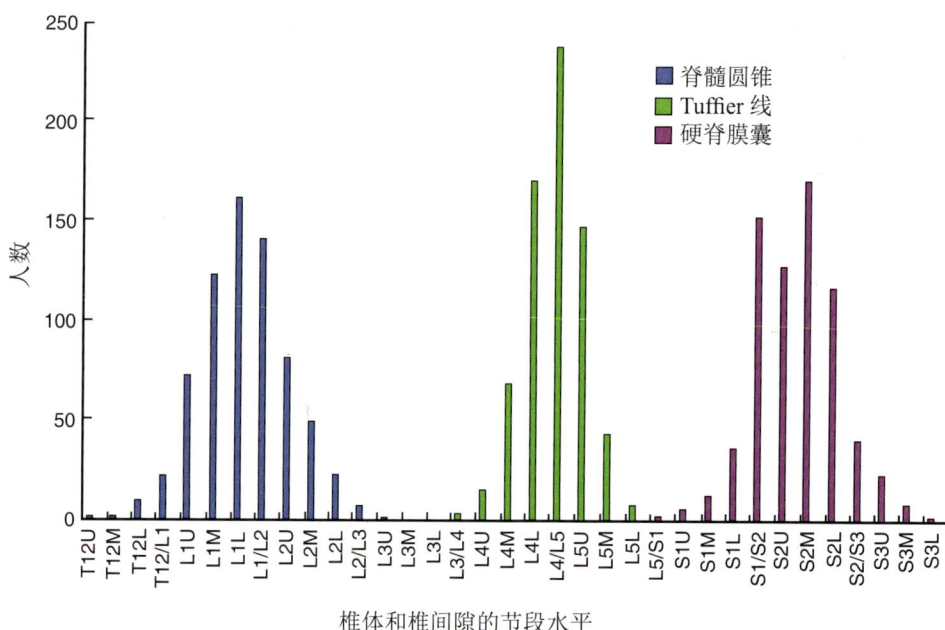

▲ 图 6-8 脊髓圆锥、嵴间线（Tuffier 线）和硬脊膜囊与椎体交叉处呈节段分布

脊髓末端、Tuffier 线交叉点和硬脊膜囊末端的节段的水平循一个正态分布。每个椎体被分为四段，椎体三段上部（U）、中（M）、下（L）和椎间隙。在这个患者群体中，圆锥的最尾侧分布不应该与实际的嵴间线最头侧水平交叉 [引自 Kim JT, Bahk J, Hung JH. Influence of age and sex on the position of the conus medullaris and Tuffier's line in adults. Anesthesiology，2003，99（6）:1359–1363.]

二、适应证和禁忌证

1. 局麻药注入到蛛网膜下腔内，会导致感觉（传入）阻滞和不同程度的运动（传出）阻滞。蛛网膜下腔麻醉的头侧平面范围取决于局麻药的比重，以及在脊麻和手术过程中患者的体位。随着距注射部位距离增加，CSF 中的局麻药浓度降低，导致了传入和传出传导阻滞的渐次变化，这是由于脊神经纤维对局麻药敏感性不同造成（表 6-1）。例如，神经节前传出纤维对局麻药导致的传导阻滞最敏感，通常比传入感觉阻滞平面向头侧高 2～6 个皮区。反过来,感觉阻滞可以比传出的运动阻滞高 2～3 个皮区[11]。

虽然感觉阻滞可以作为手术麻醉程度的替代指标，但对手术刺激耐受性更可靠的预测指标是进行 5s 10mA 50Hz 连续方波经皮电刺激[12]。

2. 对皮区分布知识的了解至关重要，这决定了感觉阻滞平面是否适合手术需要，和对脊髓麻醉恢复的评估。例如，第 4 胸椎皮区对应双侧乳头连线，第 6 胸椎皮区对应剑突水平，而第 10 胸椎皮区与脐水平相对应（表 6-2 和图 6-6）。同样要记住，内脏神经的分布与皮区分布不同，满足皮区的麻醉并不一定对其下的内脏器官产生麻醉效果（表 6-3）。

> **临床要点**　①尽管足 - 踝部（$S_1 \sim L_5$）和膝关节手术（$L_3 \sim L_4$）涉及腰骶部皮区，但如果使用股部止血带（为保证对止血带疼痛耐受）通常感觉阻滞的最高平面需要达到 $T_{10} \sim T_8$[13]。②下腹部手术，如腹股沟疝修补术、阑尾切除术、经腹子宫切除术，或剖宫产术最高平面要求达到 $T_6 \sim T_4$ 水平。尽管如此，仍然可能会引起患者因腹膜或腹腔脏器牵拉引起的（暂时）不适。

3. 蛛网膜下腔麻醉存在绝对和相对禁忌证。绝对禁忌证包括患者拒绝、穿刺部位感染、严重的未经处理的低血容量、凝血功能障碍和颅内压增高。对已存在神经功能缺陷患者，如神经根或周围神经病[14,15]，以及脱髓鞘疾病（如多发性硬化症）[16]，能否实施蛛网膜下腔麻醉仍存在争议。该问题将在区域麻醉相关并发症的章节中讨论（第 14 章）。主动脉瓣狭窄曾被认为是蛛网膜下腔麻醉的绝对禁忌证，但是精准麻醉管理下，这并不一定是蛛网膜下腔麻醉的绝对禁忌证[17]。虽然不应对未经治疗的全身感染患者进行蛛网膜下腔麻醉，但有证据显示受试者如果在硬脊膜穿刺前行适当的抗生素治疗，并对治疗有明确的效果（如退热和粒细胞病减少），也可安全地进行蛛网膜下腔麻醉[18]。

三、局麻药分布的决定因素和作用时间

1. **局麻药和辅助用药的临床药理学**　在第 1 章和第 2 章中讨论。本节将只讨论局麻药分布的决定因素和蛛网膜下腔麻醉的持续时间。从药效学的角度来看，局麻药在蛛网膜下腔的分布决定了感觉、运动和交感神经阻滞的程度。对局麻药的摄取决定受脊髓阻滞影响的神经功能。局麻药在蛛网膜下腔的消除速度决定蛛网膜下腔麻醉的持续时间。

表 6-1　传入和传出神经纤维的分类

纤维类别	轴突直径（μm）	髓鞘	传导速度（m/s）	神经支配	功能
Aα	12 ～ 20	+++	75 ～ 120	从肌梭本体感受器传入 传出到骨骼肌	运动和反射活动
Aβ	5 ～ 12	+++	30 ～ 75	从皮肤机械感受器传入	触觉和压力
Aγ	3 ～ 6	++	12 ～ 35	传出到肌梭	肌肉张力
Aδ	1 ～ 5	++	5 ～ 30	痛温觉伤害感受器传入	"快"痛、触觉和温度觉
B	< 3	+	3 ～ 15	节前交感神经传出	自主神经功能
C	0.2 ～ 1.5	-	0.5 ～ 2.0	痛温觉传入	"慢"痛、温度觉

表 6-2　体表解剖及皮肤节段水平

体表解剖	感觉皮肤节段
会阴	$S_2 \sim S_4$
足外侧	S_1
膝和股远端	$L_3 \sim L_4$
腹股沟韧带	T_{12}
脐	T_{10}
剑突尖	T_6
乳头	T_4
前臂和手臂内侧面	$T_1 \sim T_2$
拇指和示指	$C_6 \sim C_7$
肩和锁骨	$C_5 \sim C_4$

表 6-3　适用于蛛网膜下腔麻醉的常见外科手术
和推荐感觉阻滞峰平面

外科手术	推荐的最低阻滞峰平面
直肠和会阴 　直肠脓肿切开和引流 　痔切除术 　经阴道吊带	$L_1 \sim L_2$
使用止血带的下肢手术 　膝关节置换 　膝关节镜检查 　膝下截肢术	$T_{10} \sim T_8$
经尿道前列腺电切术 　膀胱镜检查和子宫镜检查 　经阴道分娩 　全髋关节置换术 　股腘动脉旁路术 　静脉曲张剥脱术	T_{10}
下腹部 　子宫切除术（低位横切口） 　剖宫产术 　腹股沟疝修补术 　阑尾切除术	T_4

2. 蛛网膜下腔局麻药分布的决定因素　许多因素可以影响局麻药在蛛网膜下腔的分布[19,20]。

注射后，局麻药最初通过单纯的药物整体流动扩散。随后，影响分布的最重要因素是局麻药的比重。其他相关因素包括总剂量、注射 IVS 和患者特征。

（1）比重：比重定义为局麻药溶液与 CSF 在37℃时的密度之比。局麻药溶液与 CSF 密度相同称为等比重。局麻药溶液的密度比 CSF 大，称为重比重，而比 CSF 密度低的溶液称为低比重。重比重液会下沉到蛛网膜下腔的最依从区域，而低比重液会上升到非依从区。重力效应由选择的患者体位和脊柱的自然曲度决定。CSF 的平均密度在不同患者人群中变化很大（表 6-4）。因此，通常被称为等比重液的局麻药（例如 0.5% 普通布比卡因和 2.0% 普通利多卡因）可能事实上表现得更像低比重液。表 6-4 列出了常用局麻药的密度范围和分类。

①重比重蛛网膜下腔麻醉：重比重溶液通常由局麻药和葡萄糖混合配制而成。当患者注射重比重液后被置于仰卧位，溶液会向胸段最低点（$T_6 \sim T_7$）和骶曲（S_2）分布（图 6-4）[21]。事实上，重比重局麻药聚集在胸椎后凸处可解释最高感觉阻滞平面位于中胸部[22]。

a. 为限制药物分布至腰骶皮区，一直（错误地）提倡患者坐位下注入重比重局麻药（5 ~ 10min），产生所谓的"鞍区阻滞"（图 6-9）。不幸的是，临

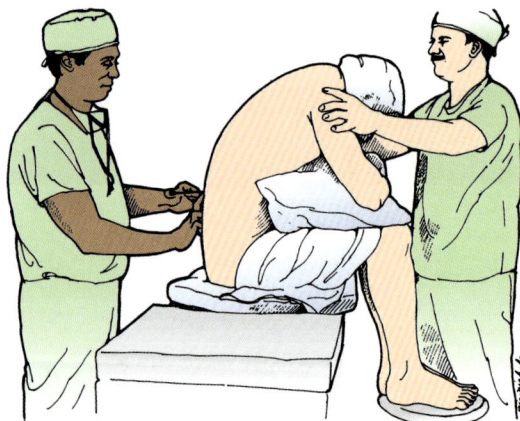

▲ 图 6-9　蛛网膜下腔麻醉的坐位

患者的双腿悬于床边，双脚置于凳上，以支持脊柱下段的屈曲。肩膀向前弯曲，鼓励患者紧抓放在腹部的枕头。如果实施了镇静，助手应维持体位并监测生命体征。这个体位对于肥胖或脊柱解剖不正常的患者确定中线是最理想的

表 6-4 不同患者亚组脑脊液的密度和比重与常用的局部麻醉药

患者人群	37°C 平均（SD）密度	平均值的 3SD 范围
男性	1.000 64（0.000 12）	1.000 28 ～ 1.001 00
老年女性	1.000 70（0.000 18）	1.000 16 ～ 1.001 24
年轻女性	1.000 49（0.000 04）	1.000 37 ～ 1.000 61
孕期 / 产后	1.000 30（0.000 04）	1.000 18 ～ 1.000 42
重比重溶液 [a]		
5% 利多卡因溶于 7.5% 葡萄糖中	1.026 50	1.013 00 ～ 1.0142
0.5% 丁卡因溶于 5% 葡萄糖中	1.013 6（0.000 2）	1.013 00 ～ 1.0142
0.5% ～ 0.75% 布比卡因溶于 8.25% 葡萄糖中	1.024 26（0.001 63）	1.019 35 ～ 1.029 131
3% 氯普鲁卡因	1.002 57（0.000 03）	1.002 48 ～ 1.002 66
低比重溶液 [b]		
0.5% 利多卡因溶于注射用水中	0.998 50	低比重
0.35% 布比卡因溶于注射用水中	0.997 30	低比重
0.2% 丁卡因溶于注射用水中	0.992 50	低比重
0.5% 布比卡因	0.999 44（0.000 12）	0.999 08 ～ 0.999 80
等比重溶液（普通）		
2% 利多卡因 [c]	1.000 04（0.0006）	0.999 86 ～ 1.000 22
0.5% 丁卡因 [d]	1.0000（0.0004）	0.998 80 ～ 1.001 20

SD. 标准差

a. 局麻药溶液的比重＞ 1.0015 可以预期表现为重比重液

b. 局麻药溶液的比重＜ 0.9990 可以预期表现为轻比重液

c. 根据不同人群可以表现为轻比重液或等比重液

d. 1% 丁卡因与 0.9% 生理盐水 1 ∶ 1 稀释

床研究已经证实，最初局限于腰骶部皮区的重比重蛛网膜下腔麻醉最终会分布到的胸段最高平面与患者被立即放置在仰卧位时所能达到的平面高度相当[23]。

b. 患者侧卧位（取决于手术侧）情况下注入重比重溶液并维持该体位 10 ～ 15min 一直被提倡，以获得"单侧蛛网膜下腔麻醉"并减少低血压的发生率[24]。这种策略的主要不利之处在于降低了手术室的效率，因为患者必须在脊髓阻滞后 15min 内保持侧卧位。

②低比重蛛网膜下腔麻醉：有市售的无菌蒸馏水稀释的低比重局麻药溶液。例如，用无菌注射用水将 2% 利多卡因稀释成 0.5% 的利多卡因[25]，或将 0.5% 布比卡因稀释成 0.35% 的布比卡因，可以提供"临床低比重"蛛网膜下腔麻醉。低比重蛛网膜下腔麻醉最适合俯卧折刀位的会阴和直肠外科手术（图 6-10），原因有两个。第一，脊髓阻滞在患者手术体位下操作。其次，如果患者维持在手术体位，局麻药分布将局限于腰骶部皮区。然而，必须谨慎的是在恢复期过早地将患者恢复

到头部向上的位置可能会造成阻滞区上升到胸段皮区[26]。

> **临床要点** 低比重蛛网膜下腔麻醉可能为侧卧位下实施的髋关节手术（术侧在最上面）提供了明显的优势，因为可以在同一体位下实施蛛网膜下腔麻醉和外科手术。此外，与等比重布比卡因相比，轻比重布比卡因明显显示患者术侧感觉恢复延迟和首次术后镇痛时间延长[27]。

③等比重蛛网膜下腔麻醉：真正的等比重溶液的优点在于注药时和注药后患者体位不影响药物在蛛网膜下腔的分布。因为等比重液倾向于不向远离注射部位分布，当操作者的目的是将感觉阻滞水平限制在腰部皮区时，尤为有效。

（2）剂量、容量和浓度：试图分别研究剂量、容量和浓度单个因素对局部麻醉药物分布影响的临床试验非常困难，因为改变其中一个因素必然会影响另外两个。两项比较不同剂量[27,28]和同一剂量采用不同浓度、容量的试验结果表明，提高感觉阻滞程度（阻滞峰平面）的主要因素仍然是总剂量（不论容量或浓度）。但是，如果有蛛网膜下腔注射药物后置患者于仰卧位[29,30]，则总剂量将成为重比重局麻药溶液分布的次要因素。0.75% 重比重布比卡因剂量 - 反应研究中，3.75mg、7.5mg 和 11.25mg 布比卡因产生的感觉阻滞峰平面分别达到 T_9、T_7 和 T_4[31]。

（3）椎间隙（IVS）注射部位：据报道注射部位的水平会影响局麻药溶液向头侧分布。在一项研究中，在 $L_3 \sim L_4$ 注入 0.5% 布比卡因，然后在相同患者中 $L_4 \sim L_5$ 的 IVS 重复注射，平均阻滞平面从 T_6 下降到 T_{10}[32]。这项研究中，0.5% 布比卡因是在环境室温下侧卧位注入，很快患者转为仰卧位。与此相反，当 0.5% 布比卡因溶液（调整到 37℃）用于坐姿患者时，在 $L_2 \sim L_3$ 与 $L_3 \sim L_4$ IVS 中注射的感觉阻滞平面无差异[33]。这些相互矛盾的结果可以用简单的事实来解释，即 0.5% 布比卡因是低比重的，而不是等比重的。因此，在第一次试验中，患者在脊髓阻滞后立即被置于仰卧位的事实可以用来解释局麻药分子向头侧迁移。此外，由于局麻药溶液的密度与温度成反比，在室温下，0.5% 布比卡因的低比重性能更加突出。

（4）针头方向：使用笔尖式针可以选择性地从针的纵轴改变局麻药流动方向[34]。在一项试验中，置患者于侧卧位，以 2% 利多卡因行蛛网膜下腔麻醉，按针头方向随机分为头向与尾向[35]。头向产生的感觉阻滞峰平面更高（T_3 vs T_7），腰部感觉阻滞时间更短（149min vs 178min），以及恢复自主排尿和排便时间更短。

（5）患者因素：虽然局麻药分布范围（由于脑脊液容量的个体间差异）存在着个体差异，但蛛网膜下腔麻醉对于个体而言有令人惊讶的可重复性[36]。不幸的是，诸如年龄、身高、体重指数和性别等人体测量因素对于预测不同患者局麻药分布的价值很小。

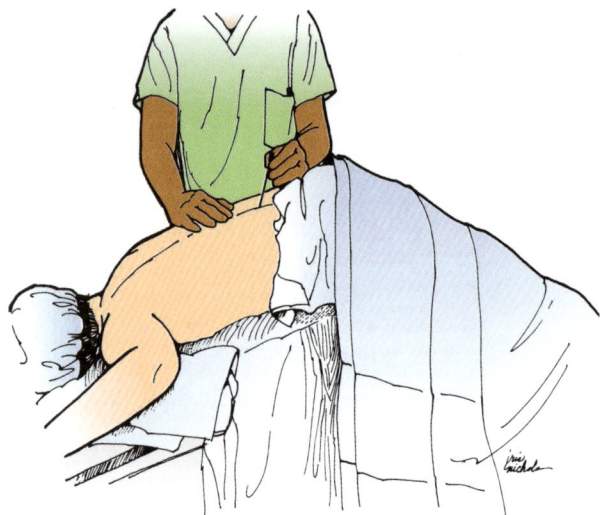

▲ 图 6-10 折刀位

低比重蛛网膜下腔麻醉可以在弯曲手术台上的患者身上实施，例如直肠手术。手术台的弯曲点应该直接在髋关节下面，在髋部下置枕有助于加强辨别腰椎棘突所需的屈曲。通常有必要回抽，因为这种体位下的脑脊液压力并不一定会使液体自发流出

3. 蛛网膜下腔麻醉持续时间的决定因素　临床上，蛛网膜下腔麻醉从头侧向尾侧方向消退。作用持续时间可以定义为消退两节皮区的时间（感觉阻滞平面），或者完全消退到骶段皮区的时间。手术麻醉的持续时间取决于阻滞的空间范围、消退的时间进程和手术的解剖定位之间复杂的相互作用。当脑脊液局麻药的浓度低于阻断神经传导所需的最低浓度时，就会发生阻滞消退。消除不涉及局麻药的代谢，而是通过脊膜血管内的吸收而发生。因此，蛛网膜下腔麻醉的持续时间由三个因素决定：局麻药的理化性质（反过来，也决定其血管的吸收有效性）、总剂量和血管吸收程度。

（1）局部麻醉药：脂溶性，以及较小程度上，蛋白质结合力决定了其血管吸收的时间进程（见第 1 章表 1-1）。

①普鲁卡因是蛛网膜下腔麻醉中最短效的局麻药。其作用时间短的原因在于其脂溶性和蛋白质结合力非常低。

②2 - 氯普鲁卡因是一种短效的局麻药，与利多卡因相似。然而，它不易导致暂时性神经综合征（TNS），并且完全恢复感觉运动功能时间较利多卡因短 20%[37]。

③利多卡因是一种短到中效局麻药。由于对短暂性神经综合征（TNS）的关注，它的使用已大大减少（参见并发症讨论）。根据手术类型，TNS 的发生率从 15% 到 33% 不等。

④甲哌卡因是一种短到中效局麻药。与利多卡因相比，它提供了类似的麻醉效果而 TNS 发生率较低（3% ～ 6%）。

⑤布比卡因是一种典型的最常用长效氨基酰胺局麻药。布比卡因的作用程度和持续时间呈剂量依赖[32]。0.75% 重比重布比卡因 3.75 ～ 11.25 mg 的范围内，每增加 1mg，手术麻醉持续时间增加 10min，完全恢复时间增加 21min。尽管低剂量（5 ～ 7.5mg）已用于门诊麻醉，但经常因高失败率和患者间阻滞消除的变异性而使应用受限。

⑥虽然局麻药可分为短、中、长效，但存在着广泛的患者间差异（表 6-5）。在一项志愿者研究中（n=12），对同一受试者分别在 3 个不同场合，使用三种不同的重比重局麻药（利多卡因 100mg，布比卡因 15 mg 和丁卡因 15 mg）实施蛛网膜下腔麻醉[38]。不仅三种药达到感觉完全消退的平均时间不同，就是同一药物组也变化明显：利多卡因（234min, 137 ～ 360min）、布比卡因（438min, 180 ～ 570min）和丁卡因（546min, 120 ～ 720min）。

> **临床要点**　对于门诊、外科短小手术（如膝关节镜和肛周手术），不含防腐剂的 2 - 氯普鲁卡因有明显的益处。它的作用效果可预期、作用时间短并且发生 TNS 的风险最小。目前，美国食品药品监督管理局只批准了 2 - 氯普鲁卡因用于外周神经阻滞和硬脊膜外麻醉。因此，它在蛛网膜下腔麻醉中的使用在美国仍然是超说明书的。最近，欧洲医药局已经批准 2 - 氯普鲁卡因可用于蛛网膜下腔麻醉[39]。

（2）局麻药剂量：对于任何给定的局麻药，增加剂量会延长作用时间。详见表 6-5。

（3）阻滞分布：对于给定剂量的局麻药，高平面蛛网膜下腔麻醉比低平面消退得更快[40]。最可能的解释是药物在 CSF 内分布更广泛，结果局麻药在蛛网膜下腔内的浓度降低，以及表面积更大，导致血管吸收更迅速[41]。

（4）麻醉辅助药：常用辅助药用于延长（和加强）蛛网膜下腔麻醉包括 α 肾上腺素能受体激动药和阿片类药物。

表 6-5　蛛网膜下腔麻醉常用局麻药的剂量和持续时间

局麻药溶液	剂量（mg）	平均峰平面	两个皮区消退（min）（SD）	消退至 $L_1 \sim L_2$ 时间（min）（SD）	完全消退（min）（SD）
重比重氯普鲁卡因	30	T_8^a	40（20）	42（10）	103（12）
重比重氯普鲁卡因	40	T_7^a	45（20）	64（10）	114（14）
利多卡因	50	T_6	56（5）	104（5）	130（18）
重比重利多卡因	50	T_4	50（16）	104（5）	130（18）
甲哌卡因	60	T_4	95（21）	150（32）	210（18）
甲哌卡因	80	T_4	100（20）	160（20）	225（23）
布比卡因	10	T_7	33（16）	127（41）	178（20）
重比重布比卡因	8	T_5	59（13）	135（51）	198（33）
重比重布比卡因	12	T_5	65（32）	123（44）	164（30）
重比重布比卡因	15	T_{10}^b	159（49）	253（64）	＞ 360
重比重布比卡因	15	T_4^b	110（30）	216（46）	360

（续表）

SD. 标准差

a. Kopacz DJ. Spinal 2-chloroprocaine: minimum effective dose. Reg Anesth Pain Med, 2005,30:36–42.

b. 重比重布比卡因 15mg 和两组患者（仰卧位，峰平面 T_4，与 30°头高位，峰平面限制为 T_{10} 对比）。注意相同剂量重比重布比卡因在两个皮区消退、腰麻持续时间和完全消退时间的显著不同，但起始阻滞峰平面不同（引自 Kooger-Infante NE, Van Gessel E, Forster A, et al. Extent of hyperbaric spinal anesthesia influences duration of block. Anesthesiology, 2000,92:1319–1323.）

①α肾上腺素能受体激动药：肾上腺素通过肾上腺素介导血管收缩，减少血管吸收，从而延长蛛网膜下腔麻醉的持续时间。鞘内使用肾上腺素的临床效果取决于局麻药的种类。例如，虽然在利多卡因中加入 0.2 mg 肾上腺素并没有延长胸椎麻醉的持续时间，但它会使腰骶麻醉的持续时间增加 25%～30%[42]。同样，在 15 mg 普通布比卡因中加入 0.2 mg 肾上腺素，不延长胸椎麻醉持续时间，但会使腰椎麻醉持续时间增加 20%[43]。与之相反，0.2～0.3 mg 肾上腺素明显延长丁卡因在所有皮区水平的蛛网膜下腔麻醉持续时间，达到 30%～50%[44,45]。

临床要点　因为肾上腺素可以显著延迟骶神经自主功能的恢复（自主排尿能力），增加尿潴留和膀胱过度膨胀的风险[46]。因此，它不适用于门诊手术。

②阿片类药物：阿片类药物与位于脊髓后角的胶质区灰质内受体相结合。脊髓介导的镇痛通过几种机制发生：一是增加 K^+ 电导性，使上行突触后二级投射神经元超极化；二是脊髓腺苷的释放；三是抑制兴奋性神经递质（如谷氨酸和 P 物质）从初级传入神经元的释放[47,48]。

a. 芬太尼是最常用的鞘内阿片类药物。芬太尼的亲脂性解释了它快速起效（5～10min）和中等持续时间（60～120min）的性质。临床研究已经证明，在利多卡因[49]或布比卡因[50]中加入 20～25μg 芬太尼可增加蛛网膜下腔麻醉作用时间，而不延长感觉运动和膀胱功能的恢复时间。

b.吗啡是最常用的亲水性阿片类药物。它的理化特性导致其起效缓慢（30～60min），加上作用时间长，这使得它非常适合术后镇痛。100～200μg 剂量的吗啡为剖宫产术、经腹子宫切除术、根治性前列腺切除术、全髋关节置换术等手术[51]提供长时间镇痛（24h）。如此低的剂量，呼吸抑制的风险很小。相比之下，全膝关节置换术所需的最低有效镇痛剂量是 300～500μg[52]。在此剂量之下，副作用（如恶心、呕吐、尿潴留、瘙痒、呼吸抑制）的发生率就会明显增加。

四、技术

蛛网膜下腔麻醉应当在配备有氧气源、能进行正压通气管理、具有气道管理设备，以及随时能获得急救药物进行复苏和气管插管的地点实施。患者的准备工作包括适当监测心率和心律、血压和氧饱和度。此外，实施静脉镇静是有益的，能确保患者舒适、合作和交流。

1. **患者体位**　患者体位的选择取决于操作人员的偏好、患者的特征（如肥胖、血流动力学状况、创伤如髋关节骨折等），以及局麻药比重的综合影响。

（1）侧卧位（图 6-7）：侧卧位对下肢手术尤其有用。例如，若将患者根据手术位置放置（并保持）在侧卧位，重比重局麻药将优先扩散至手术肢体。低比重溶液非常适合髋关节手术，例如全髋或人工股骨头置换术，因为侧卧位（非手术肢体侧）可以用于蛛网膜下腔麻醉和手术期间。理想情况下，患者背部应与手术台边缘平行，便于接近腰椎。髋部和膝部屈曲。髋部和肩部应对齐，使其垂直于床的边缘，从而防止脊柱旋转。头和小腿可能需要用枕头支撑。应鼓励患者主动朝向麻醉医生屈曲下背部。这些操作有助于增宽腰椎椎间和椎板间隙。

（2）坐位（图 6-9）：坐位便于中线的辨别。患者坐于手术台边缘，双腿悬垂，两足置于脚踏之上。将一枕头置于患者大腿上便于患者维持腰椎向前屈曲位。助手在确保患者保持所需的体位方面作用很大。

（3）俯卧折刀位（图 6-10）：对于需要俯卧折刀位的手术（例如直肠或会阴手术），蛛网膜下腔麻醉可以在患者俯卧折刀位下注入低比重局麻药溶液完成。患者的髋部应该直接放在手术台的断开处（图 6-10）。此外，置一枕头于下腹部，提高腰椎的弯曲程度。

2. **蛛网膜下腔的常规路径**　传统的蛛网膜下隙入路。蛛网膜下腔麻醉不应当在 L_1～L_2 的 IVS 水平及以上进行尝试，以使针损伤脊髓圆锥的风险最小（图 6-8）。所有的消毒液都有神经毒性，因此必须小心避免脊麻针和局麻药溶液被消毒液沾染。目前来自美国麻醉医师协会和美国区域麻醉协会的建议支持使用氯己定醇溶液降低椎管内麻醉相关感染性并发症风险[53]。

（1）中路法：对于中路法，针的穿刺入路位于相邻的棘突之间（图 6-3 和图 6-11）。

> **临床要点**　如果患者在任何时候诉说有异感或疼痛，应立即停止进针。异感通常是一过性的，说明针尖在蛛网膜下腔接触到马尾。因此，移除针芯确认 CSF 通过脊麻针回流。如果发生异感而没有 CSF 回流，穿刺针可能接触到穿过硬脊膜外腔的神经根，从而提示它已经偏离了中线。在这样的情况下，应该退回针，并慢慢地转向对侧。如果疼痛或异感无论抽吸或注射再次出现，在任何情况下都不应进行注射！应当退回脊麻针[9]。

①操作者使用 25 号 5/8 英寸皮下注射针对皮肤和皮下组织进行局麻药浸润。然后向头侧 10°～15° 进针（同时注入局麻药），通过棘上和棘间韧带（图 6-11）。必须注意体型偏瘦的患者，进针不要太深，因为有可能意外穿透硬脊膜 - 蛛网膜。

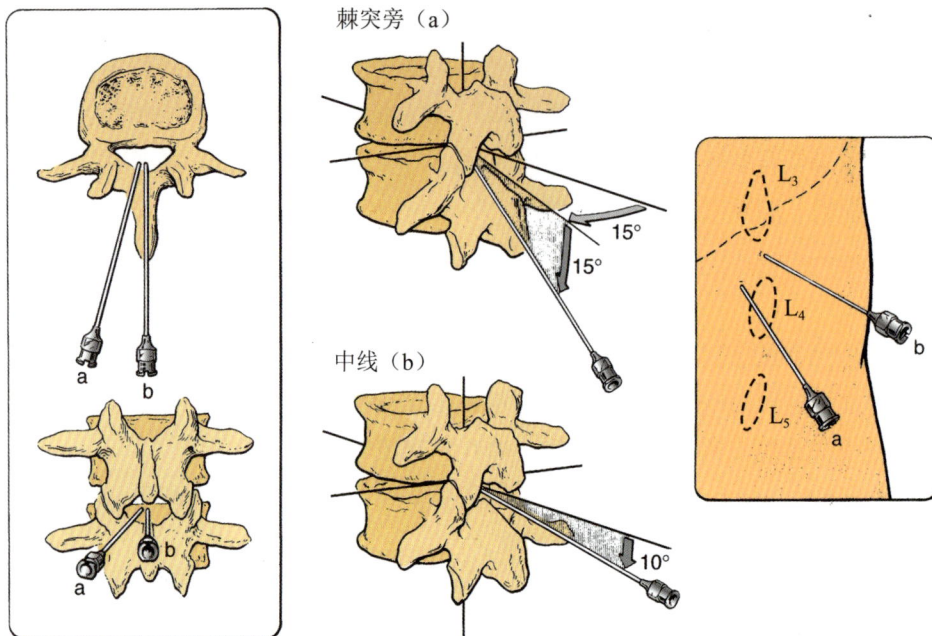

棘突旁（a）

中线（b）

▲ 图 6-11 棘突旁（a）和中路（b）法穿刺针的插入点和进针角度图示

引自 Cousins MJ, Bridenbaugh LD, eds. Neural Blockade in Clinical Anesthesia and Management of Pain, 3rd ed. Philadelphia: Lippincott Williams & Wilkins，1998:231.

②然后穿入 19 或 20 号引导针（图 6-11 和图 6-12）。小号脊麻针需要使用引导针，以避免针尖从中线偏离[54]。引导针也能减少脊麻针与消毒液、表皮和皮肤细菌的交叉污染。如果放置正确，引导针应牢固地固定在棘间韧带。

③操作者用非优势手的拇指和示指握住针毂稳定住引导针。然后用优势手的拇指和示指捏住脊麻针，并将其通过引导针插入（图 6-13）。

④如果穿刺针停留在正确的路径上，操作者会感觉到阻力的细微变化（通常被认为是阻力突然消失或"落空感"）。这通常表明脊麻针尖刺穿了硬脊膜 - 蛛网膜复合体，进入蛛网膜下腔。退出脊麻针针芯证实有 CSF 回流。若 CSF 不能自由流出，可能有小片硬脊膜或蛛网膜碎片堵塞了针孔，旋转脊麻针针毂 90°。如果还没有流出，再置入针芯，轻轻地进针直到感觉到另一次"落空感"。去掉针芯重复前述步骤直到 CSF 回流。

⑤一旦 CSF 流出，将装有局麻药溶液的注射器接到脊麻针针毂上。在注射过程中，操作者用非优势手的手背抵住患者背部，并用拇指与示指抓住针毂（图 6-13），而使之稳定。轻轻地抽吸 0.1 ～ 0.2 ml

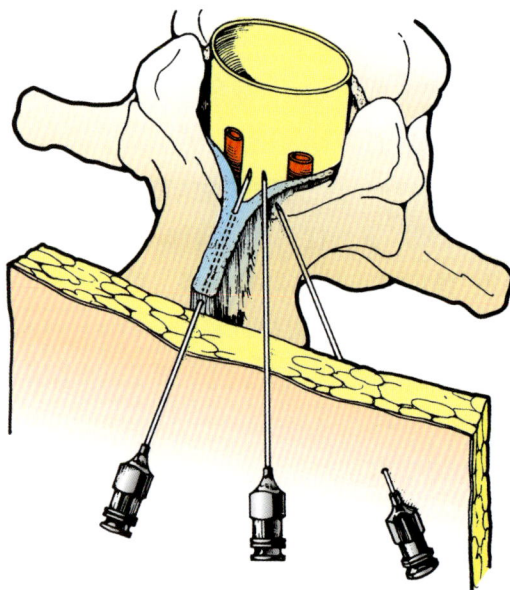

▲ 图 6-12 穿刺针置入，侧路和旁正中路

在经典的中路法中，穿刺针轻微偏向头侧方向穿过整个棘间韧带，在刺穿硬脊膜之前，通过三角形黄韧带进入硬脊膜外腔。对于有钙化棘间韧带的老年患者，穿刺点可以移向韧带外侧一指，仍在椎间隙中间线处穿过，但从稍微倾斜的角度接近黄韧带。第三种选择是从更外侧面和椎间隙下方（相对下一棘突一指宽）进入皮肤，针直接垂直于椎板通过，然后向上向中进针直至触及韧带。这三种方法都适用于脊髓或硬脊膜外阻滞

CSF 证实针尖位于蛛网膜下腔。缓慢注射局部麻醉药液（0.5ml/s）。部分麻醉医师会在注射中途或注射完毕时再次回抽，以确认针尖仍位于蛛网膜下腔。注射完毕后将腰麻针和针芯作为整体一同拔出。

> **临床要点**　如果遇到骨质，需要考虑一下它的深度。稍退腰麻针，轻微向头侧重新穿入。若再次遇到骨质，与第一次遇到的深度进行比较（图 6-14）。触及骨质较深说明穿刺针最可能沿着 IVS 下方的棘突顶端前行。因此，针的角度应更偏向头侧，进针更深。若较前触及骨质较浅，针尖应是遇到了 IVS 上位棘突的下表面，则需要与头侧成较小的角度。如果在相同的深度反复触及骨质，操作者最可能遇到了椎板。这提示穿刺针不在真实的中线上。进针方向错误常发生于患者侧卧位情况下，尝试屈曲脊柱时，轻微向前滚动远离了操作者。在这种情况下，虽然针可以平行于地板，但它不会垂直于脊柱，针尖会偏离中线（图 6-15）。
>
> 中路法的技术与患者俯卧折刀位的技术相似。然而，CSF 的回流可能没有那么快，因为 CSF 压力低。因此，可以将手术台调整为短暂头高位，以增加 CSF 压力。

（2）旁正中路：中路法简单易学，对大多数患者来说是足够的。然而，如果患者不能弯曲腰椎，旁中路法就可以有效地绕过棘突。后者可以在中线旁一点或稍远的地方进行操作。

① 在旁正中 - 侧路法中，最初的穿刺部位位于中线旁一到一指半距离，同时处于相同的 IVS 中。穿刺针轻度朝向中线和头侧角度（图 6-11 和图 6-12）。麻醉医生必须在进针过程中建立三维图像概念，以确保针尖在到达蛛网膜下腔时位于 IVS 中线。

② 旁正中 - 侧斜路起始于中线旁侧，但从相对于椎间隙下棘突水平开始（图 6-11 和 图 6-12）。穿刺针大约沿着与中线 45° 和头端 45° 方向进针，在中线进入蛛网膜下腔。

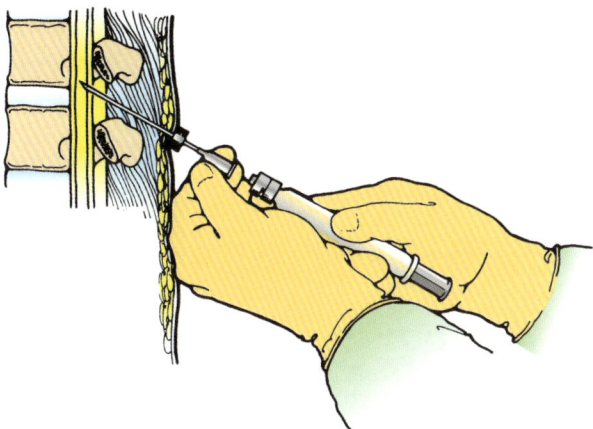

▲ 图 6-13　腰麻针及引导针

腰麻针通过一个大号的引导针穿入。使用引导针避免了脊髓针头被消毒液、表皮或皮肤细菌污染的问题，并为经常用于减少头痛发生的更小号针准备了一个刚性通道。当注射器被连接或从针毂上移除时，另一只手紧紧地靠在背部，牢牢地抓住轮毂，防止无意识的进针或退针

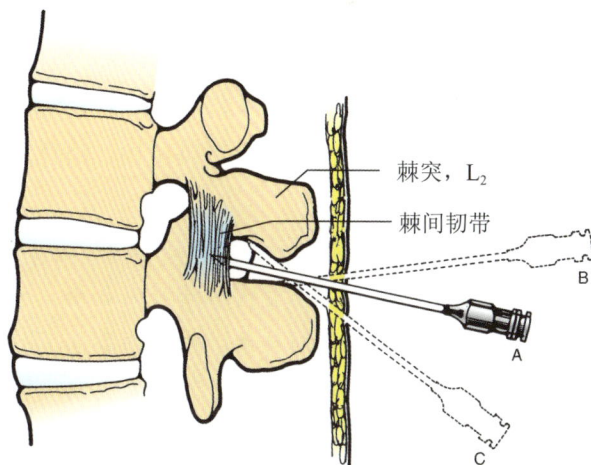

▲ 图 6-14　腰麻针穿入侧面图

对于经典的中路法，针是从椎间隙的中间进入并且轻微的向头的角度进针。如果角度正确（A），它将进入棘间韧带、黄韧带和硬脊膜外腔。如果触及骨质，则可能是下位棘突（B），向头侧重定方向辨别正确的路径。如果向头调整的角度导致较浅的深度触及骨质（C），则可能是上位棘突。如果在多次尝试重新定向（未显示）后，在同一深度遇到骨质，那么针很可能在间隙外侧椎板，而真正的中线位置应该重新评估

（3）腰骶（Taylor）法：偶尔，无论是中路还是旁正中路，由于广泛的钙化或 IVS 融合，都无法进入椎管。在这种情况下，腰骶（$L_5 \sim S_1$）椎孔是最大的椎板间目标。至 $L_5 \sim S_1$ 的 IVS 侧斜路方法被称为 Taylor 法，以纪念帮助推广这项技术的泌尿科医生。

①辨别髂后上棘（PSIS），在 PSIS 内 1cm 尾侧 1cm 做皮肤标记。中线 $L_5 \sim S_1$ IVS 也进行辨别和标记。通常需要一根长一些的脊麻针（$120 \sim 125$mm），因为明显的倾斜角度造成到蛛网膜下腔的距离更远。

②局部浸润后，操作者插入引导针，朝向大约头端 45°中线 45°方向，并瞄准中线 $L_5 \sim S_1$ IVS 进针（图 6-16）。

3. 蛛网膜下腔的超声法 超声技术革新了区域麻醉的方法，使操作者能够看到穿刺针、神经和局麻药的分布。超声也越来越多地被用于椎管内阻滞。目前，大多数操作者更倾向于超声辅助，而非真正的引导。换句话说，操作之前的超声扫描仅用于改善皮肤标识，而随后脊椎穿刺针以标准的盲穿法进行。与传统的触诊标识相比，超声辅助在产科和外科患者中减少了椎管内阻滞针穿刺/插入和皮肤穿刺的次数。对于穿刺困难的患者，操作者可行超声检查显示脊柱解剖结构，这些益处尤为明显[55,56]。

> **临床要点** 传统的椎管内阻滞可以采用中路或旁正中法。同样地，椎管内空间可以通过超声的横断（中线）或旁矢状面声窗来显示。到目前为止，还没有任何一项试验对两种超声辅助技术进行比较。由于简单，大多数操作者采用中路法进行超声辅助蛛网膜下腔阻滞[55, 56]。

（1）操作者使用曲面阵列探头和旁矢状（斜）声窗来显示腰椎（图 6-17）。骶骨显示为一条连续的强回声线。后者的头侧，椎板是一种类似"锯齿状"的强回声结构。在连续的椎板之间，操作者辨别出与 IVS 对应的超声"间隙"。前复合体（即前硬脊膜、后纵韧带、椎体后表面的合成图像）可在每个 IVS 内被可视化（图 6-17）。

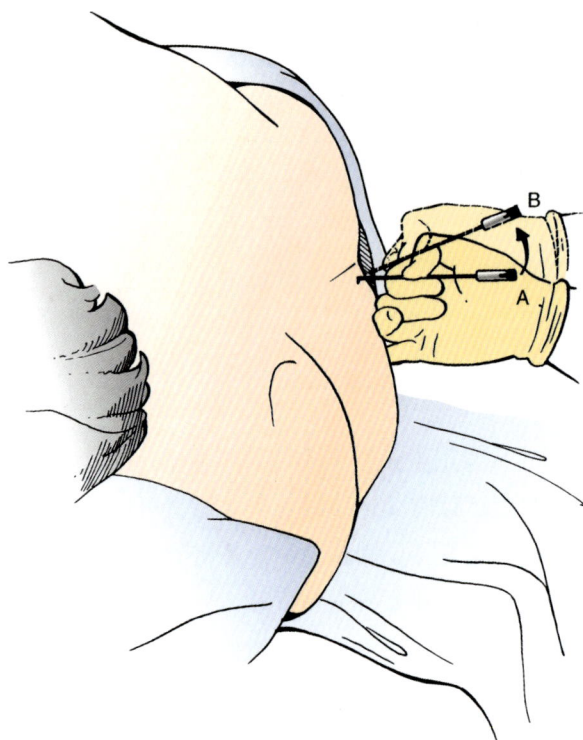

▲ 图 6-15 患者体位侧面图

大多数患者会先向前转动身体以弯曲背部，因此腰麻针（或硬脊膜外针）最初的定位（A）需要稍微向下朝向地板的平面（B），才能真正垂直于患者的中线

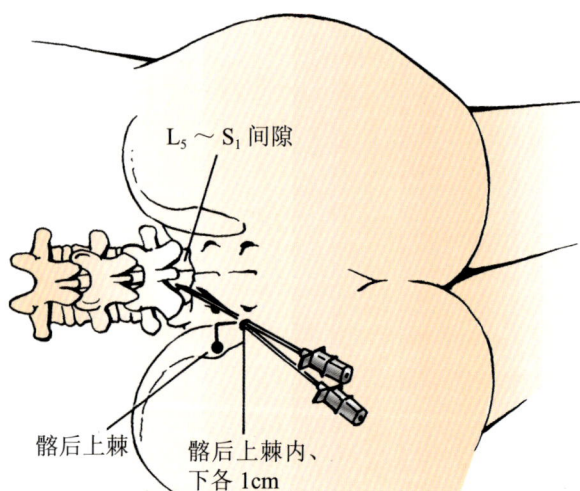

▲ 图 6-16 蛛网膜下腔麻醉的 Taylor 法

针在髂后上棘内侧 1cm 和尾侧 1cm 进入，以 45°向中线和 45°向头侧进针。触及椎板时，针然后向上和内侧进入 $L_5 \sim S_1$ 间隙

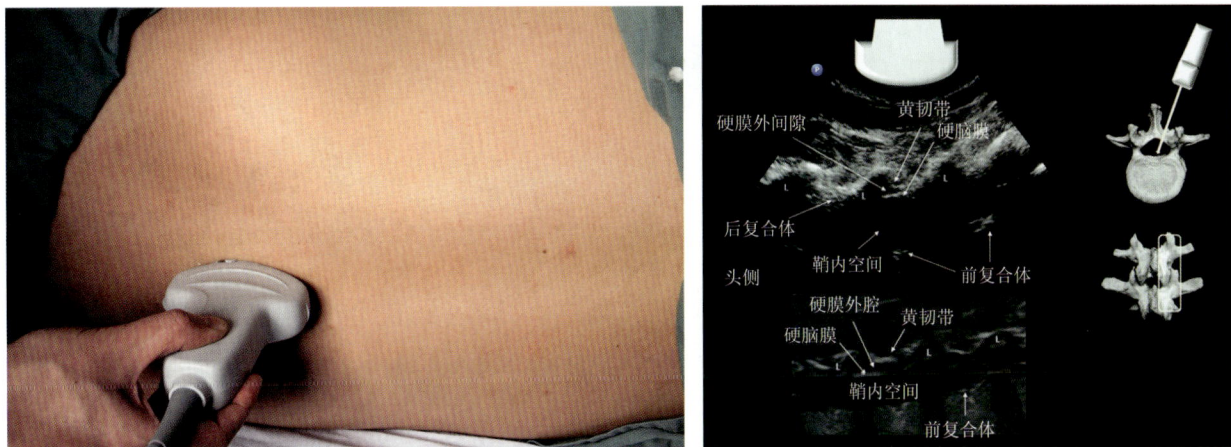

▲ 图 6-17　超声探头的位置，获得一个旁矢状面斜向超声窗

引自 Chin KJ, Karmakar MK, Peng PW. Ultrasonography of the adult thoracic and lumbar spine for central neuraxial blockade. Anesthesiology, 2011,114（6）:1459–1485.

（2）利用皮肤标识，操作者可辨别从 $L_1 \sim L_5$ 的脊柱水平（图 6-18）。

（3）然后操作者继续在横轴用超声显示 $L_3 \sim L_4$ 或 $L_4 \sim L_5$ 的 IVS。在这个视野中，可以很容易地识别出后复合体（即黄韧带、硬脊膜外腔和硬脊膜的复合图像）（图 6-19）。

（4）操作者标记超声换能器长边和短边的中点。然后将探头放在一边，在上述两点间连线（图 6-20）。横线和竖线的交点代表穿刺点。

（5）操作者进行消毒 / 铺巾、局部浸润，并以通常的方式进行引导针 / 脊麻针穿刺。

> **临床要点**　在横轴视窗中，操作者可以测量从皮肤到后复合体的距离。这可以估计蛛网膜下腔的深度。然而，由于探头对皮肤和软组织的压迫，超声图像中测量的距离略微小于真实深度。

4. **椎管内注射后患者的管理**　在患者脊麻后放置体位时，必须注意避免压迫周围神经或骨性突起，因为患者将不再能诉说哪些受压点不舒服。

（1）尽快检查心率和血压，因为交感神经纤维被阻滞得非常快，会迅速引起下肢静脉淤积。静脉回流的减少可以降低心率和血压，尤其是那些血容量不足或服用血管紧张素抑制药、血管紧张素受体阻滞

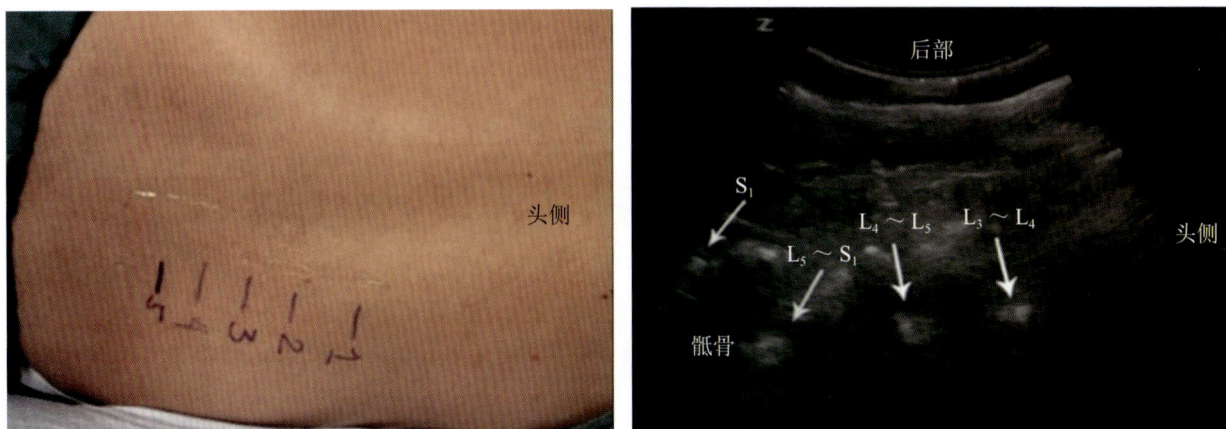

▲ 图 6-18　在患者的背部标记 $L_1 \sim L_5$ 脊柱水平

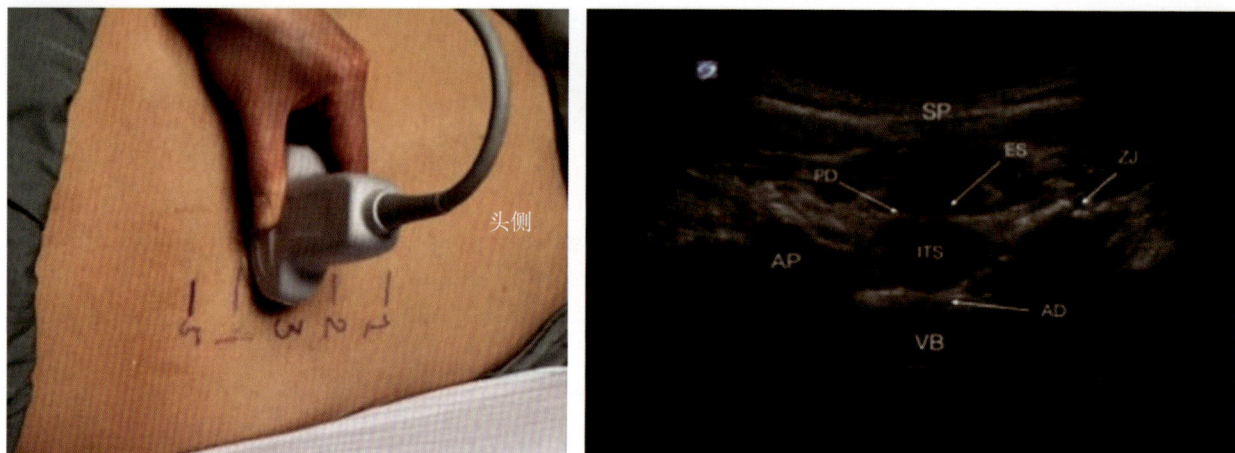

▲ 图 6-19 在超声横轴上显示 $L_3 \sim L_4$ 间隙

AD. 前硬脊膜复合体；AP. 关节突；ES. 硬脊膜外腔；ITS. 鞘内间隙；PD. 后硬脊膜复合体；SP. 棘突；VB. 椎体；ZJ. 关节突关节

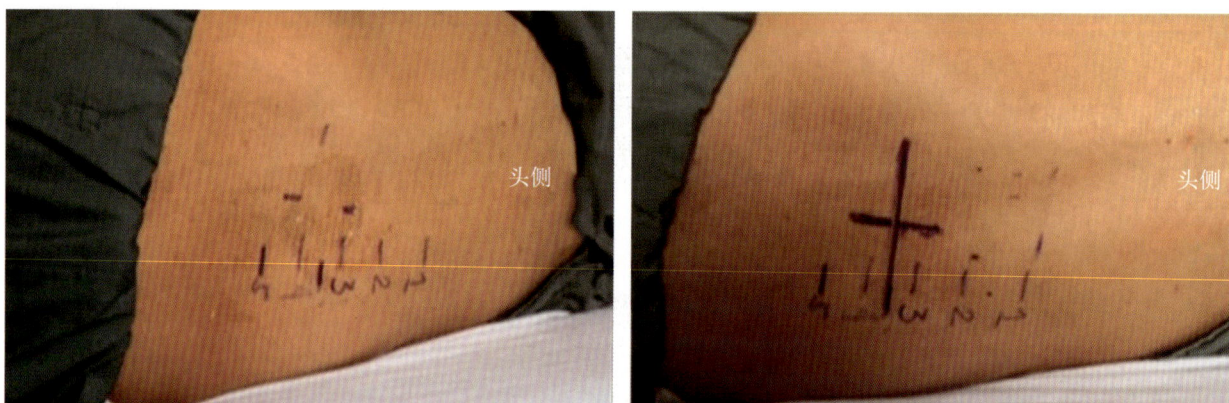

▲ 图 6-20 标出超声探头的中点
垂直和水平线的交点即皮肤穿刺点

药或 β 受体阻滞药的患者。在注射局麻药后，感觉阻滞平面可能持续升高，甚至长达 30 ～ 60min。对上胸段交感神经输出纤维的阻滞可能表现为严重的心动过缓，原因是阻断了 $T_1 \sim T_4$ 心交感神经纤维。因此，安全实施蛛网膜下腔麻醉必须要进行频繁地测量血压和持续地监测心率。

（2）脊髓阻滞后 2 ～ 3min，用酒精拭子测试温度感觉。这项早期的评估证实了蛛网膜下腔麻醉成功，并提供了最终感觉阻滞平面峰值。如果温度感觉难以评估，可以使用捏或针刺来评估感觉阻滞的分布。

（3）使用重比重局麻药时，可以利用 Trendelenburg 体位（增加感觉最高平面）或反向 Trendelenburg 体位（限制感觉峰平面）来调节阻滞水平。然而，如果注射的水平位于腰椎前凸最高点的尾侧，Trendelenburg 体位可能不足以促进重比重局麻药向头侧扩散，因为后者更倾向淤积于骶后凸。由于髋关节屈曲减弱了正常的腰椎前凸，因此可用于减少骶椎后凸部局麻药的淤积。因此，与单独 Trendelenburg 的体位相比，联合髋关节屈曲和 Trendelenburg 体位有效地增加了蛛网膜下腔麻醉的感觉峰平面[57]。早期使用反向 Trendelenburg 体位可以限制重比重液的头侧扩散，但一旦达到较高的胸段，就不会促进其消退。事实上，它可能加重与高脊髓平面阻滞有关的低血压。

（4）术中建议吸氧，特别是老年患者或阻滞平面高或深度静脉镇静的患者。呼气末二氧化碳监测（通过鼻套管或面罩）可用于评估自主呼吸的频率。追加静脉阿片类药物、苯二氮䓬类药物或催眠药可用于治疗焦虑和降低体位引起的不适。加热毯常用于长时间手术。

（5）术后应监护患者直至蛛网膜下腔麻醉消退。交感神经传出阻滞通常会随着感觉运动功能的恢复而消失（如蹋趾的本体感觉）。与此相反，无须辅助下行走所需的平衡功能在运动功能恢复后90～120min 仍然受损[58]。因此，无须辅助下行走是门诊患者在行蛛网膜下腔麻醉后出院标准的主要决定因素。

五、并发症

关于蛛网膜下腔麻醉并发症的详见第 14 章。

1. **心血管**　低血压、心动过缓和心血管衰竭是蛛网膜下腔麻醉的潜在副作用。

2. **全脊髓麻醉**　全脊髓麻醉是指升至颈部以上的感觉阻滞。这种水平的阻滞通常是无意的，由患者意外活动、定位不当或局麻药剂量不当造成。全脊髓麻醉表现为迅速上升的感觉运动阻滞、心动过缓、低血压和呼吸困难，并有不同的吞咽和发音困难。随即很快会发生呼吸停止和意识丧失。

3. **硬脊膜下麻醉**　硬脊膜下间隙是位于硬脊膜内表面与蛛网膜之间的潜在腔隙。在极罕见的情况下，局麻药可以意外地注入这个潜在腔隙。如果剂量是用于蛛网膜下腔阻滞（即相对小剂量），局麻药最终分布范围广，但麻醉效果呈片状，这也解释了许多虽然有 CSF 回流，但却"失败的蛛网膜下腔麻醉"。

4. **椎管内（硬脊膜外或脊髓）血肿**　硬脊膜外或脊髓血肿是蛛网膜下腔麻醉后罕见但灾难性的并发症。虽然在健康的受试者中会发生，但脊髓硬脊膜外血肿通常见于原发性或继发性止血功能改变的患者[59]。当蛛网膜下腔麻醉（感觉运动受损）的持续时间异常延长时，应怀疑有血肿。其他可能的体征和症状包括新发生的背痛和肠或膀胱功能障碍。及时行影像学检查和神经外科会诊是必要的，因为如果从出现麻痹到手术减压之间的时间超过 6～8h，神经恢复的结局是很差的[60]。

5. **感染性并发症**　蛛网膜下腔麻醉后的细菌感染可表现为局部皮肤感染、硬脊膜外脓肿或脑膜炎。最常见的感染源来自于患者（或麻醉医生）的皮肤正常菌群。对脓肿的诊断通过核磁共振证实。治疗包括静脉抗生素和手术引流 / 减压。

6. **继发于蛛网膜下腔麻醉的神经损伤**　可能是由药物毒性（例如局麻药或辅助药物）或直接针刺伤引起。

7. **蛛网膜下腔麻醉后听力损失**　现在此种情况的报道越来越多[61]。其持续时间一般少于 1 周。推测的机制涉及硬脊膜穿刺后 CSF 丢失：脑脊液压力的降低会转移到耳蜗内的淋巴管，从而导致毛细胞功能破坏。

8. **恶心**　最常见的病因是低血压和鞘内使用阿片类药物。低血压通过低氧血症或延髓化学感受器触发区低灌注引起[62]。此外，蛛网膜下腔麻醉可能促进交感 - 迷走神经失衡，因此，迷走神经张力增高导致胃肠功能亢进。抗胆碱类药物（如格隆溴铵或阿托品）的治疗效果似乎支持这种机制。

9. **PDPH**[63]　蛛网膜下腔麻醉后的 PDPH 发病率为 0.4%～1.0%。使用大号穿刺针（例如17～18 号的硬脊膜外穿刺针），风险明显增加，并且可高达 75%。

参考文献

[1] Fink BR, Walker S. Orientation of fibers in the human dorsal lumbar dura mater in relation to lumbar puncture. Anesth Analg 1989;69:768–772.

[2] Vandenabeele F, Creemers J, Lambrichts I. Ultrastructure

of the human spinal and dura mater. J Anat 1996;189:417–430.

［3］Reina MA, De Leon Casasola O, Villanueva MC, et al. Ultrastructural findings in human spinal pia mater in relation to subarachnoid anesthesia. Anaesth Analg 2004;98:1479–1485.

［4］Hogan Q. Size of human lower thoracic and lumbosacral nerve roots. Anesthesiology 1996;85:37–42.

［5］Hogan Q, Toth J. Anatomy of the soft tissues of the spinal canal. Reg Anesth Pain Med 1999;24:303–310.

［6］Kim JT, Bahk JH, Sung J. Influence of age and sex on the position of the conus medullaris and Tuffier's line in adults. Anesthesiology 2003;99:1359–1363.

［7］Broadbent CR, Maxwell WB, Ferrie R, et al. Ability of anaesthetists to identify a marked lumbar interspace. Anaesthesia 2000;55:1122–1126.

［8］Reynolds F. Damage to the conus medullaris following spinal anaesthesia. Anaesthesia 2001;56:238–247.

［9］Hamandi K, Mottershead J, Lewis T, et al. Irreversible damage to the spinal cord following spinal anesthesia. Neurology 2002;59:624–626.

［10］Kim JT, Jung CW, Lee JR, et al. Influence of lumbar flexion on the position of the intercristal line. Reg Anesth Pain Med 2003;28:509–511.

［11］Rocco AG, Raymond SA, Murray E, et al. Differential spread of blockade of touch, cold, and pinprick during spinal anesthesia. Anesth Analg 1985;64:917–923.

［12］Sakura S, Sakaguchi Y, Shinzawa M, et al. The assessment of dermatomal level of surgical anesthesia after spinal tetracaine. Anesth Analg 2000;90:1406–1410.

［13］Kouri ME, Kopacz DJ. Spinal 2-chloroprocaine: a comparison with lidocaine in volunteers. Anesth Analg 2004;98:75–80.

［14］Hebl JR, Horlocker TT, Schroeder DR. Neuraxial anesthesia and analgesia in patients with preexisting central nervous system disorders. Anesth Analg 2006;103:223–228.

［15］Hebl JR, Kopp SL, Schroeder DR, et al. Neurological complications after neuraxial anesthesia or analgesia in patients with preexisting peripheral sensorimotor neuropathy or diabetic polyneuropathy. Anesth Analg 2006;103:1294–1299.

［16］Perlas A, Chan VW. Neuraxial anesthesia and multiple sclerosis. Can J Anaesth 2005;52:454–458.

［17］McDonald SB. Is neuraxial blockade contraindicated in patients with aortic stenosis? Reg Anesth Pain Med 2004;29:496–502.

［18］Wedel DJ, Horlocker TT. Regional anesthesia in the febrile or infected patient. Reg Anesth Pain Med 2006;31:324–333.

［19］Green NM. Distribution of local anesthetics within the subarachnoid space. Anesth Analg 1985;64: 715–730.

［20］Hocking G, Wildsmith JAW. Intrathecal drug spread. Br J Anaesth 2004;93:568–578.

［21］Hirabayshi Y, Shimizu R, Saitoh K, et al. Anatomical configuration of the spinal column in the supine position. I. A study using magnetic resonance imaging. Br J Anaesth 1995;75:3–5.

［22］Hirabayshi Y, Shimizu R, Fukuda H, et al. Anatomical configuration of the spinal column in the supine position. II. Comparison of pregnant and non-pregnant women. Br J Anaesth 1995;75:6–8.

［23］Veering BT, Immink-Speet TT, Burm AG, et al. Spinal anaesthesia with 0.5% hyperbaric bupivacaine in elderly patients: effects of duration of spent in the sitting position. Br J Anaesth 2001;77:738–742.

［24］Casati A, Fanelli G, Aldegheri G, et al. Frequency of hypotension during conventional or asymmetric hyperbaric spinal block. Reg Anesth Pain Med 1999;24:214–219.

［25］Bodily MN, Carpenter RL, Owens BD. Lidocaine 0.5% spinal anesthesia: a hypobaric solution for short-stay perirectal procedures. Can J Anaesth 1992;39:770–773.

［26］Faust A, Fournier R, Van Gessel E, et al. Isobaric versus hypobaric spinal bupivacaine for total hip arthroplasty in the lateral position. Anesth Analg 2003;97:589–594.

［27］Sheskey MC, Rocco AG, Bizzarri-Scgmid M, et al. A dose-response study of bupivacaine for spinal anesthesia. Anesth Analg 1983;62:931–935.

［28］Van Zundert AA, Grouls RJ, Korsten HH, et al. Spinal anesthesia. Volume or concentration: what matters? Reg Anesth 1996;21:112.

［29］Brown DT, Wildsmith JAW, Covino BG, et al. Effect of baricity on spinal anesthesia with amethocaine. Br J Anaesth 1980;52:589–596.

［30］Wildsmith JAW, McClure J, Brown DT, et al. Effects of posture on spread of isobaric and hyperbaric amethocaine. Br J Anaesth 1981;53:273–278.

［31］Liu SS, Ware PD, Allen HW, et al. Dose-response

characteristics of spinal bupivacaine in volunteers. Clinical implications for ambulatory anesthesia. Anesthesiology 1996;85:729–736.

［32］Touminen M, Pitkanen M, Taivainen T, et al. Predictors of spread of repeated spinal anesthesia with bupivacaine. Br J Anaesth 1992;68:136–138.

［33］Olson KH, Nielsen TH, Kristofferson E, et al. Spinal anesthesia with plain bupivacaine 0.5% administered at interspace L2/L3 or L4/L5. Br J Anaesth 1990;64:170–172.

［34］Serpell MG, Gray WM. Flow dynamics through spinal needles. Anaesthesia 1997;52:229–236.

［35］Urmey WF, Stanton J, Bassin P, et al. The direction of the Whitacre needle aperture affects the extent and duration of isobaric spinal anesthesia. Anesth Analg 1997;84:337–341.

［36］Taivainen T, Touminen M, Kuulasmaa KA, et al. A prospective study on reproducibility of the spread of spinal anesthesia using plain bupivacaine 0.5%. Reg Anesth 1990;15:12–14.

［37］Casati A, Fanelli G, Danelli G, et al. Spinal anesthesia with lidocaine or preservative-free 2-chloroprocaine for outpatient knee arthroscopy: a prospective, randomized, double-blind comparison. Anesth Analg 2007;104:959–964.

［38］Frey K, Holman S, Mikat-Stevens M, et al. The recovery profile of hyperbaric spinal anesthesia with lidocaine, bupivacaine, and tetracaine. Reg Anesth Pain Med 1998;23:159–163.

［39］Ghisi D, Bonarelli S. Ambulatory surgery with chloroprocaine spinal anesthesia: a review. Ambulatory Anesth 2015;2: 111–120.

［40］Kooger-Infante NE, Van Gessel E, Forster A, et al. Extent of hyperbaric spinal anesthesia influences duration of block. Anesthesiology 2000;92:1319–1323.

［41］Burm AG, Van Kleef JW, Gladines MP, et al. Plasma concentrations of lidocaine and bupivacaine after subarachnoid administration. Anesthesiology 1983;59:191–195.

［42］Chiu AA, Liu SS, Carpenter RL, et al. The effects of epinephrine on lidocaine spinal anesthesia: a crossover study. Anesth Analg 1995;80:735–739.

［43］Racle JP, Benkhadra A, Poy JY, et al. Prolongation of isobaric spinal anesthesia with epinephrine and clonidine for hip surgery in the elderly. Anesth Analg 1987;66:442–446.

［44］Armstrong IR, Littlewood DG, Chambers WA. Spinal anesthesia with tetracaine-effect of added vasoconstrictors. Anesth Analg 1983;62:793–795.

［45］Concepcion M, Maddi R, Francis D, et al. Vasoconstrictors in spinal anesthesia with tetracaine-comparison of phenylephrine and epinephrine. Anesth Analg 1984;63:134–138.

［46］Moore JM, Liu SS, Pollock JE, et al. The effect on epinephrine on small-dose hyperbaric bupivacaine spinal anesthesia: clinical implications for ambulatory surgery. Anesth Analg 1998;86:973–977.

［47］Chiari A, Eisenach JC. Spinal anesthesia: mechanisms, agents, methods, and safety. Reg Anesth Pain Med 1998;23:357–362.

［48］Hamber EA, Viscomi CM. Intrathecal lipophilic opioids as adjuncts to surgical spinal anesthesia. Reg Anesth Pain Med 1999;24:255–263.

［49］Liu SS, Chiu AA, Carpenter RL, et al. Fentanyl prolongs lidocaine spinal anesthesia without prolonging recovery. Anesth Analg 1995;80:730–734.

［50］Singh H, Yang J, Thornton K, et al. Intrathecal fentanyl prolongs sensory bupivacaine spinal block. Can J Anaesth 1995;42:987–991.

［51］Rathmell JP, Lair TR, Nauman B. The role of intrathecal drugs in the treatment of acute pain. Anesth Analg 2005;101:S30–S43.

［52］Rathmell JP, Pino CA, Taylor R, et al. Intrathecal morphine for postoperative analgesia: a randomized, controlled, dose-ranging study after hip and knee arthroplasty. Anesth Analg 2003;97:1452–1457.

［53］American Society of Anesthesiologists Task Force on infectious complications associated with neuraxial techniques. Practice advisory for the prevention, diagnosis, and management of infectious complications associated with neuraxial techniques: a report by the American Society of Anesthesiologists Task Force on infectious complications associated with neuraxial techniques. Anesthesiology 2010;112:530–545.

［54］Ahn WS, Bahk JH, Lim YJ, et al. The effect of introducer gauge, design, and bevel direction on the deflection of spinal needles. Anaesthesia 2002;57:1007–1011.

［55］Chin KJ, Karmakar MK, Peng P. Ultrasonography of the adult thoracic and lumbar spine for central neuraxial blockade. Anesthesiology 2011;114:1459–1485.

［56］Elgueta MF, Duong S, Finlayson RJ, et al. Ultrasonography for neuraxial blocks. Minerva Anestesiol 2017;83:512–523.

［57］Kim JT, Shim JK, Kim SH, et al. Trendelenburg position with hip flexion as a rescue strategy to increase spinal anaesthetic level after spinal block. Br J Anaesth 2007;98:396–400.

［58］Imarengiaye CO, Song D, Prabhu AJ, et al. Spinal anesthesia: functional balance is impaired after clinical recovery. Anesthesiology 2003;98:511–515.

［59］Cullen DJ, Bogdanoiv E, Htut N. Spinal epidural hematoma occurrence in the absence of known risk factors: a case series. J Clin Anesth 2004;16:3786–3781.

［60］Lee LA, Posner KL, Domino KB, et al. Injuries associated with regional anesthesia in the 1980s and 1990s: a closed claims analysis. Anesthesiology 2004;101:143–152.

［61］Cosar A, Yetiser S, Sizlan A, et al. Hearing impairment associated with spinal anesthesia. Acta Otolaryngol 2004;124:1159–1164.

［62］Borgeat A, Ekatodramis G, Schenker CA. Postoperative nausea and vomiting in regional anesthesia. Anesthesiology 2003;98:530–547.

［63］Harrington BE. Postdural puncture headache and the development of the epidural blood patch. Reg Anesth Pain Med 2004;29:136–163.

第 7 章　硬膜外麻醉及镇痛
Epidural Anesthesia and Analgesia

De Q.H. Tran, Julian Aliste 著, 王丽 译, 温健、朱宇麟 校

·要　点·

1. 在临床工作中，连续胸段和腰段硬膜外阻滞主要用于胸科手术、腹部手术的术后镇痛以及分娩镇痛[1]。因为外周神经阻滞在骨科手术中应用广泛，所以硬膜外镇痛较少应用于骨科下肢手术的术后镇痛。

2. 阻力消失感（loss-of-resistance，LOR）通常被用来判断是否到达硬膜外腔。虽然此指征敏感，但缺乏特异性，因为韧带囊肿，黄韧带裂隙，胸椎旁间隙和肌肉间的平面均可产生非硬膜外腔的 LOR[2]。

3. 多种辅助技术［例如：硬膜外波形分析（EWA），神经刺激］可用来区分硬膜外腔和非硬膜外腔的 LOR[3]。

4. 虽然硬膜外阻滞在临床麻醉中有很多的优点（例如：镇痛完善，降低胸部 / 上腹部手术和创伤后的肺部并发症，降低腹部手术后肠梗阻的发生率），但是硬膜外阻滞也可造成很多并发症，从最常见的（如低血压）到少见的（如刺穿硬脊膜），以及可能造成严重后果的（如硬膜外血肿）。因此，优秀的麻醉医生应该熟练掌握安全实施硬膜外阻滞和镇痛所需的解剖、药理学知识及操作技术。

一、解剖

详见第 6 章 蛛网膜下腔麻醉。对于硬膜外阻滞，需要牢记几个关键点。

1. 体表标志可以用来判断脊髓平面并确定连续硬膜外阻滞的最佳穿刺点。例如，肩胛冈、肩胛下角和髂嵴连线分别对应的是 T_3 水平、T_8 水平和 $L_4 \sim L_5$ 椎间隙（图 7-1）。但是，也存在明显的个体间差异。因此，最准确的方法是将体表标志和脊髓平面关联。

2. 在颈椎和腰椎水平棘突几乎是水平的。相反，在上胸部和下胸部水平棘突向尾侧倾斜。在中胸部的脊柱，棘突向尾侧的倾斜角度最大（图 7-2）。在 $T_4 \sim T_7$ 节段椎间隙比较窄，椎板间的相互重叠会增加穿刺的难度。

3. 棘间韧带囊肿的发病率与年龄高度相关。

4. 在颈椎、胸椎、腰椎的黄韧带通常可以找到中线裂隙。

5. 硬膜外腔含有疏松结缔组织、脂肪、动脉、静脉丛和神经根。硬膜外脂肪通常分布于硬膜外腔的后侧和前外侧（图 7-3）。它们在药代动力学上的重要作用在于可作为亲脂性药物（阿片类药物）的贮存库，能够减慢亲脂性药物的起效时间和（或）延长其作用时间。硬膜外静脉丛通常位于硬膜外腔前侧，很少有静脉丛位于椎间孔的后侧。黄韧带和硬脊膜之间的距离（即硬膜外腔的宽度）在 $2 \sim 25mm$，平均为 7mm。硬膜外间隙在腰段最宽并随着椎体向头颈部延伸而逐渐变窄。

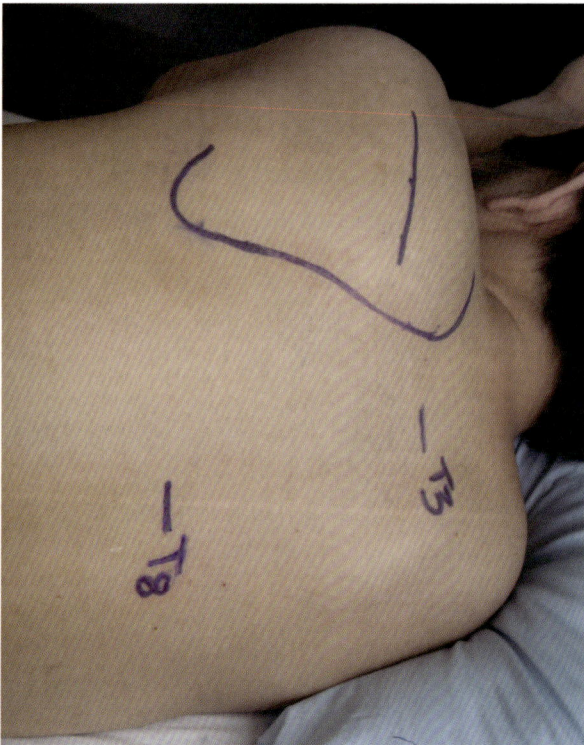

▲ 图 7-1 体表标志

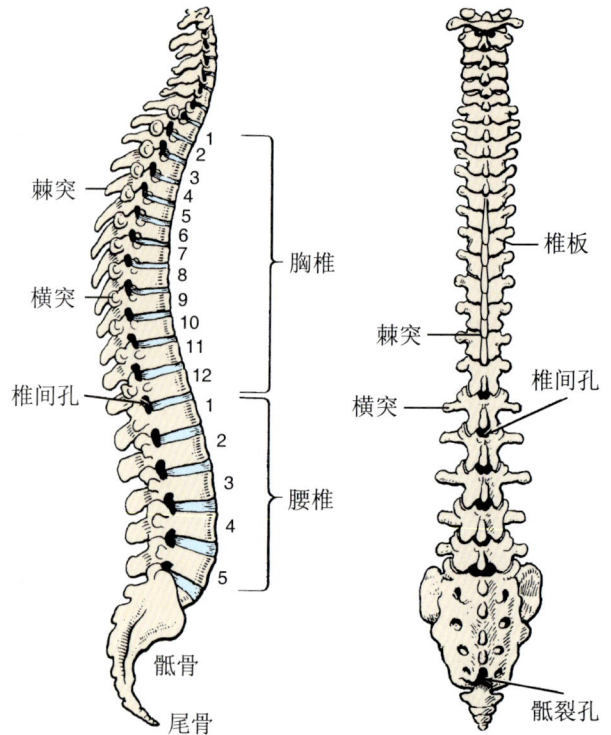

▲ 图 7-2 脊柱解剖上腰椎和胸椎的比较

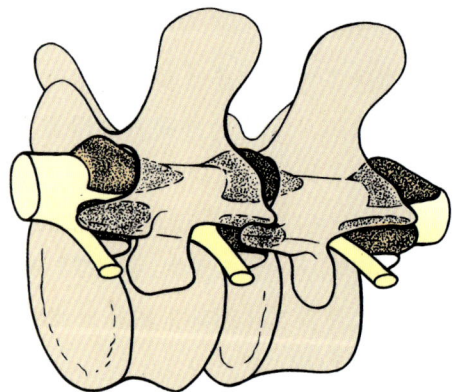

▲ 图 7-3 硬膜外脂肪（阴影区域）在硬膜外腔内呈非连续性分布

在没有脂肪的区域，硬脊膜和相邻的黄韧带形成了一个"潜在的腔隙" [引自 Hogan Q. Lumbar epidural anatomy: a new look by cryomicrotome section. Anesthesiology 1991;75（5）:767.]

6. 硬脑膜由多层胶原蛋白和弹性纤维组成。弹性纤维的走行没有特定的方向。硬脊膜紧密地黏附在蛛网膜上，蛛网膜是一种含有 5～6 层细胞厚度的膜，其纤维走行方向与脊髓平行。与传统观点相反，脑脊液存在于蛛网膜下腔（而非硬脊膜下腔）。

> **临床要点**　对胸部中段的硬膜外阻滞来说，推荐采用侧入法（见下文），因为此方法可使操作者避开与尾侧成角的棘突。
> 棘间韧带囊肿和黄韧带中线裂隙可以解释在正中入路（见下）时出现的假性 LOR（即非硬膜外阻力消失感）。

二、药理学

1. **作用部位**　虽然局麻药可以穿透硬脊膜到达脑脊液，但脊髓的传导功能仍保持完整，这表明脊髓并不是局麻药的主要作用部位。动物实验表明，硬膜外阻滞的靶点位于（穿过硬膜外腔的）脊神经和（蛛网膜下腔内的）脊神经根。

2. **局麻药**　只有不含防腐剂的局麻药才可用于硬膜外腔。通常根据局麻药的作用时间来进行分类。后者可以依据"两个皮区的感觉恢复时间"（即从最大的硬膜外阻滞区域消退两个皮区所需的时间）来确定，它反映了有效的阻滞持续时间，或者"完全消退时间"，也就是门诊患者出院所需要的时间（表 7-1）。

（1）短效局麻药：硬膜外阻滞时使用（2% 或 3%）氯普鲁卡因起效时间最快和持续时间最短（图 7-4）。大剂量不含防腐剂的氯普鲁卡因与背痛相关，而较低剂量（900mg）也可能会引起轻微的背痛。后者症状通常出现早，不同于短暂神经综合征相关的背痛。硬膜外使用氯普鲁卡因可降低随后硬膜外腔使用的吗啡和可乐定的药效，但其机制尚不明确。

（2）中效局麻药：这类药物的起效速度可以与氯普鲁卡因相媲美。然而，较慢的消退速度可能会延迟门诊患者的出院时间。（1.5% 或 2%）利多卡因（单次注射）产生的麻醉效果能维持 60～90min，但当通过硬膜外导管（重复）注射时会产生快速耐药性（即多次注射可缩短药物作用时间）。快速耐药性的具体机制尚不明确，可能与药物在硬膜外腔的分布或消除发生改变有关。（1% 或 1.5%）甲哌卡因的阻滞时间比利多卡因稍长。

表 7-1　硬膜外阻滞中使用的局麻药

药　物 [a]	感觉阻滞持续时间		
	两个皮肤节段感觉阻滞减退时间（min）	完全消退时间（min）	可被肾上腺素延长时间百分率（%）
3% 氯普鲁卡因	45～60	100～160	40～60
2% 利多卡因	60～100	160～200	40～80
2% 甲哌卡因	60～100	160～200	40～80
0.5%～1.0% 罗哌卡因	90～180	240～420	无
1%～1.5% 依替卡因	120～240	300～460	无
0.5%～0.75% 布比卡因	120～240	300～460	无

a. 这些浓度被推荐用于浸润麻醉；硬膜外阻滞可以采用更低的浓度

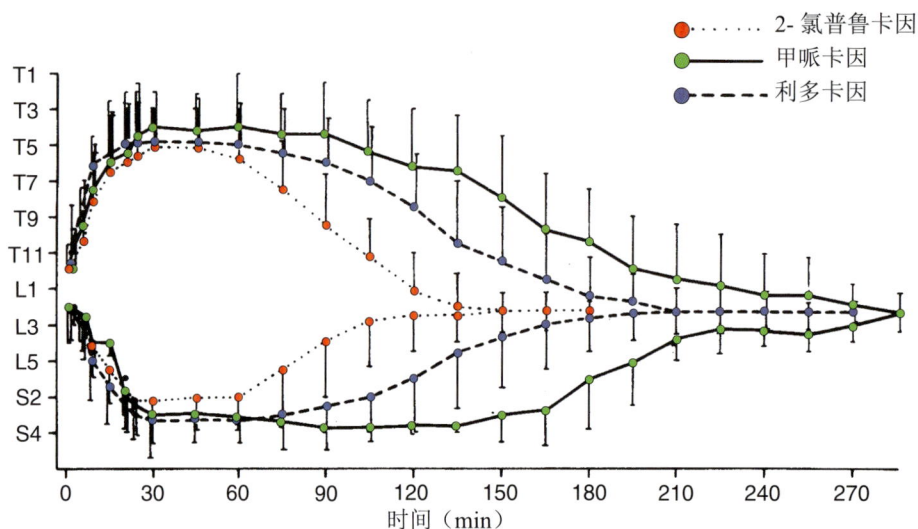

▲ 图 7-4　硬膜外麻醉的起效和持续时间

在 L$_2$ 椎间隙分别注射 20ml 含有 1 ∶ 20 万肾上腺素的 3% 2- 氯普鲁卡因（CP）、1.5% 利多卡因或 1.5% 甲哌卡因产生皮肤节段的感觉阻滞水平（标准差）时间比较。平均持续时间分别为 133min、182min 和 247min（引自 Kopacz DJ, Mulroy MF. Chloroprocaine and lidocaine decrease hospital stay and admission rate after outpatient epidural anesthesia. Reg Anesth 1990;15:19.）

（3）长效局麻药：（0.5% 或 0.75%）布比卡因是由左旋和右旋的光学异构体组成的外消旋混合物，它产生的感觉阻滞比运动阻滞作用更显著。这一点性质解释了它为何能在较低浓度时广泛地应用于连续硬膜外阻滞。布比卡因在硬膜外腔的吸收比中效局麻药慢，因此由局麻药的吸收而引起全身毒性的潜在可能性更小。但是，因为它固有的心脏毒性，不应大剂量应用布比卡因，而且应该通过试验剂量和增量式注射来避免意外的血管内注射。罗哌卡因是一种单一的光学异构体，它的心脏毒性更低，但它在硬膜外腔的阻滞效能比布比卡因弱 40%。与通常的观点相反，罗哌卡因并不比布比卡因能更好地保留运动功能，但却会增加医疗费用。

3. 佐剂　不同的佐剂可以"微调"局麻药产生的感觉和（或）运动阻滞持续时间。

（1）肾上腺素：浓度为 5μg/ml 的肾上腺素可延长短效及中效局麻药产生的感觉及运动阻滞的时间，但对长效局麻药无此作用。除了这种药代动力学作用，肾上腺素还具有 α$_2$ 肾上腺素激动药特性，可减慢脊髓的痛觉传导。与不添加佐剂的局麻药相比，添加肾上腺素会使平均动脉压（MAP）大幅下降（图 7-5）。MAP 降低是由全身血管阻力（SVR）减小引起，而后者是由小剂量的肾上腺素的 β$_2$ 肾上腺素能血管舒张特性所介导。SVR 下降可明显提高心输出量并适度增加心率，动物实验表明在局麻药中加入肾上腺素并不能降低局麻药意外血管内注射后的心血管毒性。然而，肾上腺素会降低局麻药的血浆水平（通过它的 α$_1$ 血管收缩特性）并为血管内注射提供一个标记（通过它的 β$_1$ 变时性）。

（2）阿片类药物：在硬膜外阻滞中添加阿片类药物可延长感觉阻滞时间，但不延长运动阻滞时间，感觉阻滞延长的程度（和持续时间）取决于药物剂量和种类。例如，亲水的阿片类药物（如吗啡）与疏水性的阿片类药物（如芬太尼）相比可提供更强的药效。此外，它们在硬膜外腔呈现明显的头向扩散。

（3）可乐定：硬膜外腔使用（150～300μg）的可乐定可延长感觉阻滞时间，但并不增加运动阻滞时间。与肾上腺素不同，这种延长作用主要发生在与长效局麻药的伍用中。硬膜外腔使用可乐定在产生的感觉和血压减低。与肾上腺素不同，硬膜外腔使用可乐定可引起适度的心率减慢。

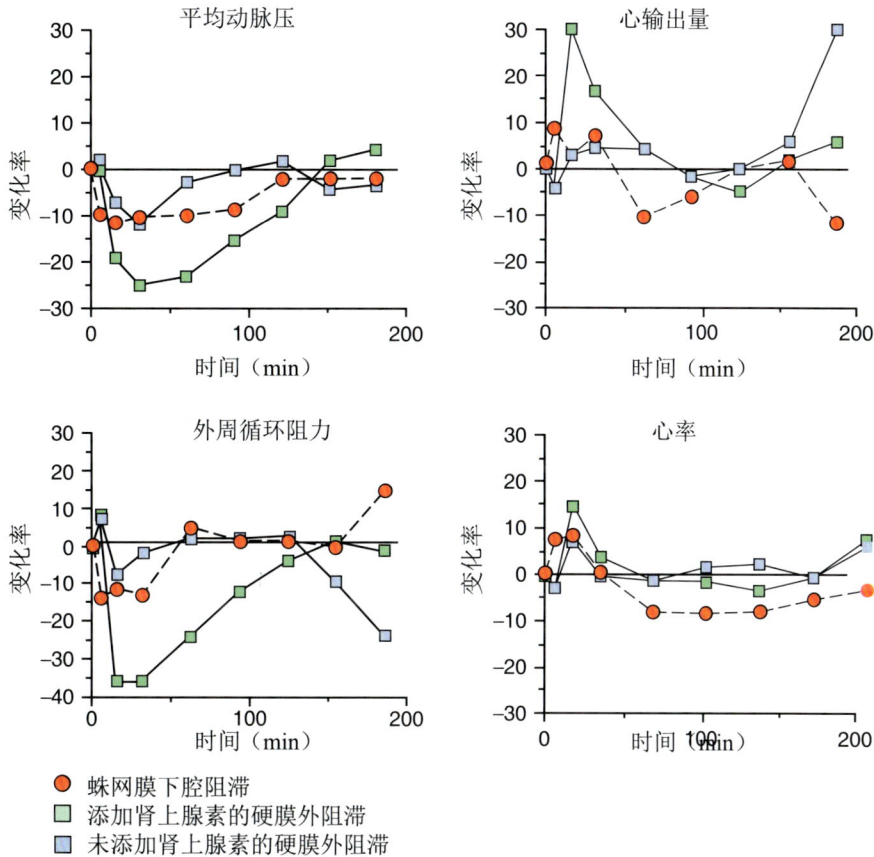

▲ 图 7-5 T₅ 节段的蛛网膜下腔阻滞和硬膜外阻滞的心血管效应的比较

蛛网膜下腔阻滞和未添加肾上腺素的硬膜外阻滞类似，与添加肾上腺素的硬膜外腔阻滞有质和量的区别（Republished with permission of John Wiley and Sons Inc, from Bonica JJ, Kennedy WF Jr, Ward RJ, et al. A comparison of the effects of high subarachnoid and epidural anesthesia. Acta Anaesthesiol Scand Suppl 1996;23:429-37.）

（4）碳酸氢钠：过去主张在局麻药中添加（0.1mEq/ml）的碳酸氢钠可加快硬膜外阻滞的起效时间。但这种效果并不可靠。

4. 剂量 在硬膜外腔内，局麻药从初始注射部位（图 7-6）向头端和尾端扩散。不幸的是，不可能准确地预测产生一定程度硬膜外阻滞所需的剂量。因此，临床医生必须了解决定硬膜外阻滞扩散的主要和次要因素（表 7-2）。

（1）剂量、容量和浓度：剂量和容量构成硬膜外阻滞扩散的独立预测因素。换句话说，增加剂量同时保持容量不变（即增加药物浓度）和增加药物容量同时保持剂量不变（即降低药物浓度）都能增加硬膜外阻滞的范围。但是这种关系并不呈线性：因为随着剂量的增加，每毫升药物的扩散范围降低，增加的扩散范围只有很少的几个皮肤节段。

（2）技术：由于局麻药可以从注射部位向头端或尾端扩散，所以后者成为皮肤阻滞范围的重要决定因素。中 - 高位胸段硬膜外阻滞时，局麻药分子倾向于向尾端扩散，而低位硬膜外阻滞主要表现为局麻药分子向头端扩散。由于硬膜外腔的容积随着向尾端移动而逐渐增加，所以，若需产生与胸段硬膜外阻滞相同皮肤节段的阻滞效果，腰 / 尾段水平则需要更大剂量的局麻药。在影响硬膜外阻滞扩散速度的因素中，重力、进针的角度、针尖方向和注药速度产生的作用可忽略不计。

（3）患者因素：妊娠对硬膜外阻滞扩散的影响是有争议的。值得注意的是，孕妇对局麻药的反应更

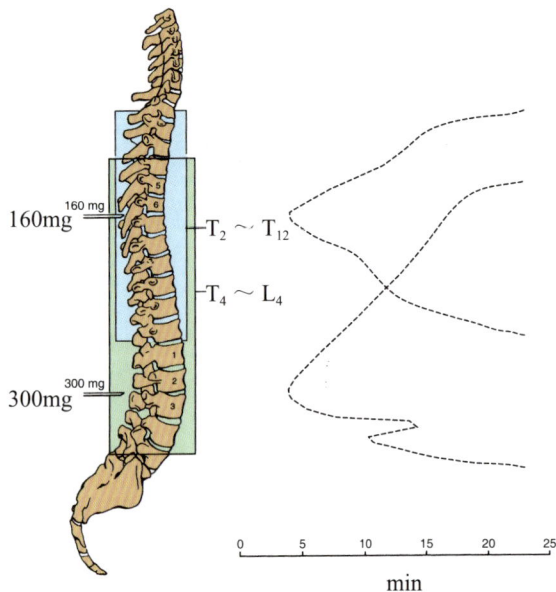

▲ 图 7-6 局麻药在硬膜外腔的扩散

硬膜外阻滞的最初起效部位在离穿刺点最近的节段，并在随后的 20min 内从穿刺点向头侧和尾侧扩散

表 7-2 硬膜外阻滞中使用的局麻药

■ **主要因素**
穿刺部位
剂量
■ **次要因素**
年龄
身高
体重
妊娠
■ **最小相关因素**
注药速度
增量式注射
针尖方向

敏感。从理论上讲，年龄增长，身材矮小和肥胖会增加硬膜外阻滞的扩散速度。但是，这种作用弱，而且存在相当大的个体差异。

临床要点 在局麻药的剂量选择方面存在高度的主观性。可以使用 15ml 作为腰段硬膜外阻滞的平均初始剂量。如果存在这些临床因素（即创伤范围大的手术、身材高大的患者）提示采用更大的剂量，操作者可以增加 5～10ml 的注射剂量。相反地，如果存在这些临床因素（如身材矮小、老年人或肥胖病人）则提示减少剂量，操作者可减少 3～5ml 的药量。对于胸段硬膜外阻滞来说，可以使用 6～8ml 的初始剂量，2～4ml 的增量或 1～2ml 的减量。置入硬膜外导管会有更大的便利性，因为这样可以允许对硬膜外阻滞进行滴定控制。

如果硬膜外导管穿过椎间孔或位于硬膜外腔的前侧，则局麻药的扩散可能是不对称的（即单侧的）[4]。因此，作者建议硬膜外腔置管的长度不宜超过 4cm。因为小容量低浓度的局麻药通常用于术后硬膜外镇痛中，所以硬膜外导管的位置不良问题在术后硬膜外镇痛中会表现得尤为突出。

三、技术

硬膜外阻滞需要在有完善的监护设施（如脉搏氧饱和度、血压、心电图）的场所（如诱导室，手术室或复苏室）内进行，并可随时获得氧源、复苏设备和药物。麻醉医生应采取严格的无菌防护措施（即佩戴帽子、口罩和无菌手套）。患者可采取坐位或侧卧位。虽然坐位容易识别中线位置，易于被初学者接受，但侧卧位能明显提高患者的舒适度。必要时，可于穿刺前静脉注射镇静药物（如 2mg 的咪达唑仑和 50μg 的芬太尼），镇静深度以不妨碍患者与医生的配合或言语交流为宜。

根据体表标志选择合适的穿刺点，例如肩胛冈（T_3 水平）、肩胛下角（T_8 水平）、髂嵴连线（$L_4 \sim L_5$

椎间隙）（如下）。对腹部和胸部手术来说，麻醉医生不仅要保证体表（即皮肤和肌肉）的镇痛，也要保证内脏（由交感神经链传入神经支配）的镇痛。通过皮肤的切口范围可以很容易推测出体表镇痛范围。在内脏的神经支配中，消化道（从食道远端 1/3 到结肠的脾曲）接受从 T_5 到 T_{12} 脊髓水平的神经支配，构成内脏神经和腹腔神经丛。T_{10} 到 L_2 水平的脊神经（腹下神经丛）支配盆腔器官，肺脏和心脏由 T_1 到 T_4 水平的脊神经（心脏和肺脏神经丛）支配。

识别到达硬膜外腔的方法分为三种：阻力消失（触觉终点）/ 负压识别（视觉终点）[5] 和音调的下降（听觉终点）。尽管有许多设备可探测和放大负压，但很少有操作者依靠后者来识别硬膜外腔。尽管 Lechner 等 [6] 所做的初步工作表明硬膜外穿刺针从黄韧带到硬膜外腔的行进过程中音调下降可以辅助导管置入，但需要复杂的设备（压力传感器，压力放大器，压控振荡器，扬声器），这限制了其常规使用。因此，在 1921 年就被应用的阻力消失法，由于其简便易行，目前仍是最常用的方法 [7]。

阻力消失法可以用空气或液体介质（即生理盐水）来实施 [8]。空气如果意外注射到蛛网膜下腔会产生颅腔积气的风险。此外，在硬膜外腔内注射过量的空气可能会导致"斑片"阻滞。另一方面，用盐水测试阻力消失会造成混淆并干扰"湿龙头"的诊断（即意外穿破硬脊膜）。尽管存在这些观点上的差异，但在针对空气和生理盐水对判断 LOR 的研究上并未发现两者在阻滞效果上有明显的差别。

硬膜外穿刺可采用正中入路或旁正中入路。

> **临床要点**　如果操作者习惯用空气来测试 LOR，而又想避免颅内积气或斑片阻滞，则可采用折中方法：用 3ml 的生理盐水加 0.5 到 1ml 的空气来测试 LOR。

1. 正中入路

（1）要用标准方法进行皮肤消毒和铺巾。推荐使用氯己定和酒精溶液进行皮肤消毒。透明塑料铺巾可使操作者持续看到体表标志和背部的体表解剖结构。

（2）用 25 号针及局麻药（如 1% 的利多卡因）进行皮肤和皮下组织的浸润。

（3）操作者用 25 号针有目的地触碰棘突。其作用是确认中线位置。体重指数正常或偏低的患者，棘突相对表浅。如果 25 号针在深部位置触及骨质，说明针已偏离中线触碰到了椎板。

（4）25 号针轻微向头端（或尾端）倾斜，离开棘突并进入棘间韧带。针尖刺入棘间韧带，会感觉针尖被固定。这种触感印证了穿刺点在中线。记住 25 号针向头端（或尾端）倾斜的角度。

（5）注射少量的局麻药并拔除 25 号针。

（6）操作者将硬膜外穿刺针以与 25 号针相同的角度向头侧（或尾侧）穿入棘间韧带。可将特别设计的测试 LOR 的塑料或玻璃注射器接在硬膜外穿刺针上。

（7）操作者在缓慢推进硬膜外穿刺针时，可间断在测试 LOR 注射器的活塞上施加压力。

（8）当硬膜外穿刺针到达黄韧带，阻力会增加。操作者缓慢推进硬膜外穿刺针（同时在测试 LOR 注射器的活塞上施加压力）直到阻力消失。

（9）利用硬膜外穿刺针上的标识，操作者可判断硬膜外腔的深度。在硬膜外穿刺针内插入硬膜外导管并退出硬膜外穿刺针。

（10）在硬膜外腔内留置 3 ～ 4cm 长的硬膜外导管。

（11）将硬膜外导管用胶布固定在皮肤上。

（12）测试负压后，使用试验剂量（例如：3ml 2% 的利多卡因加 5μg/ml 的肾上腺素）来排除硬膜外导管误入血管或蛛网膜下腔[9]。

> **临床要点**　LOR 通常用小到 0.2 ～ 0.3ml 的空气或生理盐水进行识别。事实上，大容量（即 2ml）的注射与微小容量（例如 0.2ml）的注射相比并不能提供更多的信息。作者强烈建议为了避免斑片阻滞（如果测试 LOR 的介质为空气）或混浊脑脊液的反流（如果测试 LOR 的介质为盐水）测试容量不应超过 0.5ml。
>
> 对于如何握持硬膜外穿刺针（单手或双手），如何进针（间断或持续）以及如何在测试 LOR 注射器上用力（间断或持续）有不同的观点。无有力的证据支持其中任何一种观点。作者建议操作者采取一种对操作者来说感觉自然和舒适的方式来穿刺即可。从技术上讲，最重要的事情是将穿刺针可控地缓慢向前推进。
>
> 如果不能顺利置入硬膜外导管，操作者可在尝试第二次导管置入前将穿刺针旋转 180°。但是，在旋转过程中，防止无意识地将穿刺针向前推进，因为这会穿破硬脊膜。

2. 旁正中入路

（1）旁正中入路的前期步骤（如皮肤消毒，铺巾，局部皮肤及皮下组织的浸润）与正中入路的方法相同。

（2）操作者用 25 号针有目的地触碰棘突，这一步的作用是识别出中线。

（3）操作者记住棘突后拔除 25 号针。第二次穿刺的位置在棘突外侧 2cm 处。穿刺针（注射局麻药后）垂直向前进针直到触及骨质。这一步的作用是确定椎板的位置。操作者需要了解，椎板必定比棘突深。如果在相同的深度遇到两个骨性标记，那么第一个骨性标记极有可能是椎板而不是棘突。

（4）触及椎板后，操作者退回 25 号针并对头端中线方向（朝向中线）皮下组织进行局部浸润麻醉。这将是硬膜外穿刺针的进针路径，构成进入硬膜外腔的"三角"。

（5）拔出 25 号针将硬膜外穿刺针垂直刺入皮肤直到穿刺针碰到椎板。

（6）操作者调整方向将硬膜外穿刺针向头端 15°，中线 15° 的方向继续进针，使穿刺针再次触及椎板，比第一点稍微偏向头侧并更靠近中线。不断重复这个过程直到硬膜外穿刺针逐渐离开椎板。

（7）将测试 LOR 的玻璃或塑料的空针接到硬膜外穿刺针上。

（8）操作者缓慢向前推进硬膜外穿刺针（在 LOR 注射器的活塞上施加压力）直到阻力消失。

（9）其余步骤与正中入路相同。

> **临床要点**　在旁正中入路（侧入法）进针过程中，必须注意不要使硬膜外穿刺针进针点太靠近中线，避免穿刺针离开的是棘突而不是椎板（图 7-7），这会造成非硬膜外 LOR。
>
> 旁正中入路的另一种方法是将棘突旁 1cm 作为穿刺点。硬膜外穿刺针仅需向头侧方向进针，即可避免椎板。

3. 技术辅助　硬膜外阻滞的技术辅助可分为引导性和确认性辅助。

（1）引导性辅助：引导性辅助能帮助操作者有效地在相邻的棘突间（正中入路）或椎板间（旁正中入路）引导硬膜外穿刺针。这些方法包括 X 线检查和超声波检查（US）。X 线检查能够提供更多信息，也可作为一种验证性的方法（见下文），但它需要具有 X 线防护功能的操作间，这严重地限制了它在手术室内的广泛应用[10]。

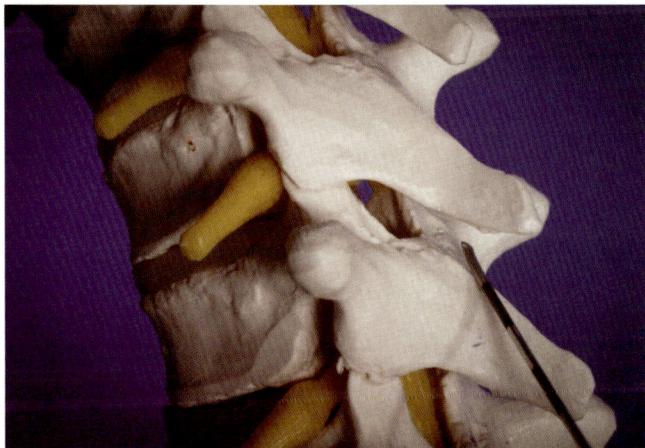

▲ 图 7-7　旁正中入路，硬膜外穿刺针进针角度过度偏向中线，会使其在穿刺过程中针尖远离的是棘突而不是椎板

超声波检查有两种不同的使用方式。在超声引导下，操作者可在实时、可视的状态下引导硬膜外穿刺针刺入椎管内。术前超声扫描用来选择最佳进针角度和进针点，随后的硬膜外阻滞操作用采用传统的"盲法"技术进行。采用超声技术的困难之处在于需要一名助手，因为在操作者推进硬膜外穿刺针以及在 LOR 注射器活塞上持续施加压力的同时需要第三只手辅助握住超声探头。因此，目前超声辅助仅仅提供了有限的帮助。超声辅助技术已在胸段和腰段（产科的）硬膜外阻滞进行了临床研究。随机对照试验显示，与他们的触诊引导对照组相比，超声辅助胸段硬膜外阻滞在穿刺时间和进针次数方面并没有显示出明显的优势 [11]。与此相反，现有文献支持在产科硬膜外阻滞中使用超声辅助技术。文献报告提及的收益包括减少了穿刺时间和进针次数，也提高了首次穿刺成功率 [12]。超声辅助腰段硬膜外阻滞与超声辅助蛛网膜下腔阻滞的方法相同。详见第 6 章。

> **临床要点**　现有的证据只支持在腰段的（产科的）硬膜外阻滞中使用超声辅助。
> 在（有脊柱关节炎的）老年患者中，相邻棘突间的声窗会比年轻的产妇更难寻找。

（2）确认性辅助：尽管 LOR 敏感性较强，但缺乏特异性，因为棘间韧带囊肿、黄韧带裂隙、肌肉间的平面以及胸椎旁间隙都会导致 LOR 假阳性（即非硬膜外腔的 LOR）。LOR 确认性辅助手段包括：试验剂量，X 线透视检查，硬膜外腔波形分析（EWA），电刺激（electrical stimulation，ES）和硬脊膜穿刺。

①硬膜外试验剂量：硬膜外试验剂量常用来排除硬膜外导管置入血管或蛛网膜下腔。此外，试验剂量也可通过冰（或针刺）测试感觉阻滞平面的存在来确认 LOR（纠正硬膜外导管的位置）。不幸的是，缺乏"实时"反馈限制了它的临床使用。例如，如果在 10 ～ 15min 后没有出现感觉阻滞，操作者将需要更换错误的硬膜外导管并需要继续等待 10min 来确定重新放置的硬膜外导管位置是否恰当。这些时间上的延误会降低手术室的效率。

② X 线检查：X 线检查（注射造影剂）可确认硬膜外穿刺针产生的 LOR，还能确认硬膜外导管放置的最佳位置。另外，通过 X 线检查，操作者能发现硬膜外导管意外置入蛛网膜下腔和血管。但是，这需要额外的设备、人员（如放射科技师）以及产生放射线暴露，这些因素限制了其在外科和产科病人中常规使用。

③硬脊膜穿刺：当腰段硬膜外穿刺位置在脊髓的尾端（$L_1 \sim L_2$）水平之下时，可通过硬膜外穿刺针置入 25 号或 27 号的脊髓穿刺针，进行"针内针"技术的硬脊联合麻醉（CSE）。CSE 的蛛网膜下腔麻醉部分加速了麻醉或镇痛作用的起效时间。"干性"硬脊膜穿刺（硬膜外腔不给局麻药）也可用腰麻针来操作：在这种情形下，局麻药会通过小的硬脊膜的破口从硬膜外腔渗入到蛛网膜下腔。更重要的是，"干性"硬脊膜的穿刺确定了 LOR 的存在：如果脑脊液通过脊髓穿刺针回流，硬膜外穿刺针的尖端位于硬膜外腔的可能性很大。

④硬膜外波形分析：EWA 为 LOR 提供了一种简单的验证性辅助手段。当硬膜外穿刺针（或硬膜外导管）确定在硬膜外腔内时，可以监测到与动脉搏动同步的脉冲波形。波形分析可通过硬膜外穿刺针或硬膜外导管进行。波形传播的物理特性显示波受短的坚硬的介质（即硬膜外穿刺针）的减幅作用比长的有弹性的介质（即硬膜外导管）的减幅作用小。因此，通过硬膜外穿刺针测得的 EWA 的敏感性高于通过硬膜外导管测得的 EWA。

在最近的观察实验中（联合 n=241），胸段硬膜外阻滞的 EWA（通过硬膜外穿刺针）的敏感性为 91% ～ 98%，特异性为 84% ～ 100%，阳性预测值为 95% ～ 100%，阴性预测值为 50% ～ 74%[13]。此外，在多中心的研究中，与传统的 LOR 相比，EWA 验证的 LOR 使胸段硬膜外阻滞的失败率显著下降（2% vs. 24%；$P = 0.002$）[14]。

在临床工作中，EWA 可在 90s 内轻松完成。操作者首先以常规的方式判断 LOR，接着通过硬膜外穿刺针注射 5ml 的生理盐水，然后通过无菌的、硬质的延长管（72″ male to female Luer Lock, Advance Medical Designs Inc., Marietta, GA, USA）（图 7-8）连接压力传感器（与心脏水平一致）。当出现与动脉搏动同步的波形时，表明位置正确（数值范围 =0 ～ 40mmHg）。

> **临床要点** 因为开胸或开腹手术的患者通常需要桡动脉置管，所以加压生理盐水袋和压力传感器可被重新利用测量 EWA。因此，对于测量胸段 EWA，硬质的延长管是唯一的额外费用。

⑤电刺激：1998 年，Tsui 等首先通过硬膜外导管进行电刺激[15]。使用生理盐水填充硬膜外导管，作者可在 39 个患者中用平均 3.78mA 的电量（脉宽 =0.2ms；频率 =1Hz）诱导出 28 个患者的肌肉收缩。在随后的研究中，不同的研究者开始着手评估 ES 用于胸段和腰段硬膜外阻滞的可靠性。与临床反应（感觉阻滞/镇痛成功）或术后放射线评估导管的位置相比，ES 提供 80% ～ 100% 的敏感性，83% ～ 100% 的特异性，96% ～ 100% 的阳性预计值和 16% ～ 100% 的阴性预计值。

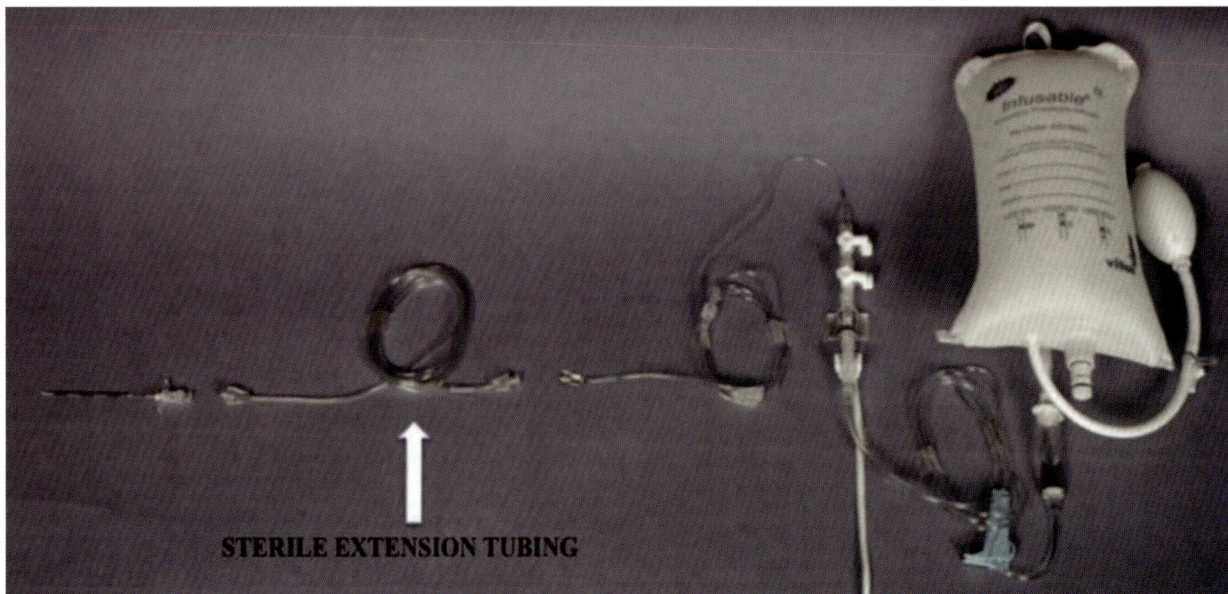

STERILE EXTENSION TUBING

▲ 图 7-8 通过硬膜外穿刺针进行 EWA 的设备

引 自 Leurcharusmee P, Arnuntasupakul V, Chora de le Garza D, et al.Reliability of waveform analysis as an adjunct to loss-of-resistance for thoracic epidural blocks. Reg Anesth Pain Med 2015; 40（6）: 695

除了确认 LOR，ES 还有额外的益处。例如，若将导管放置在蛛网膜下腔和硬膜下或神经根旁，在电流小于 1mA（波宽 =0.2ms）时将会产生刺激。误入血管也会因为局麻药不能消除电刺激引发的肌肉收缩而被发现。更重要的是，ES 可使操作者通过观察到相应的肌节收缩而将导管尖端放置在需要的脊髓水平。

ES 可以用两种不同的技术来实施。首先用生理盐水灌注硬膜外导管。随后，使用适配器（Johans ECG Adaptor；Arrow International, Reading, PA, USA）连接硬膜外导管和神经刺激器。使用这种方法时，操作人员应确保系统中没有气泡，因为"气锁"的存在会阻碍电传导。另一种方法是用一个含有可移动管芯的硬膜外导管引发 ES。管芯通过双头弹簧夹连接在神经刺激器上。关于硬膜外腔 ES 的视频片段可在作者的教育网站 www.regionalworks.ca. 上免费获取。

> **临床要点**　为外周神经阻滞设计的导管可实施硬膜外腔 ES（StimuCath, Teleflex Medical, Research Triangle Park, NC, USA）。因为这些导管可以直接连接神经刺激器，因此不需要双头弹簧夹。但是，此导管还未被官方批准用于硬膜外阻滞，所以它们的使用是超说明书的。此外，由于金属线圈的存在，在磁共振成像（MRI）前必须拔除导管。
>
> 从知识角度，操作者可将硬膜外阻滞技术概念化地分为三个不同的步骤：①寻找相邻骨性组织（棘突 / 椎板）间的进针路径；②寻找 LOR；③确认 LOR。大部分"困难的"硬膜外阻滞受困于第一步，有条件的话，也可以使用 X 线透视技术进行补救。相比之下，大多数"失败"的硬膜外阻滞通常省略了第三步。
>
> 对于 LOR 的确认，作者常规在中低位腰段硬膜外阻滞中使用"干性"硬膜外穿刺。对于胸段或高位腰段硬膜外阻滞，笔者采用硬膜外穿刺针进行波形分析。如果具有专用的设备（如 Johans ECG 适配器、双头弹簧夹、硬质的硬膜外导管、神经刺激器），也可使用通过导管的 ES 作为一种替代方法。

四、硬脊联合麻醉

硬脊联合麻醉完美地将蛛网膜下腔麻醉起效迅速与置入硬膜外导管行长时间术后镇痛的优点结合起来。另外，术中可通过硬膜外导管再次给药，首次蛛网膜下腔阻滞注药时可以采用更低剂量的局麻药，这能降低自主神经阻滞以及低血压的发生率。从技术上，可用两种方法来施行 CSE 阻滞。

1. **两点穿刺技术**　两点穿刺技术要求在不同的椎间隙进行蛛网膜下腔阻滞和硬膜外阻滞。它的主要优势在于可以在 $L_1 \sim L_2$ 水平以上置入硬膜外导管同时在（在 $L_3 \sim L_4$ 或 $L_4 \sim L_5$ 水平进行）蛛网膜下腔阻滞。施行蛛网膜下腔阻滞或硬膜外阻滞的顺序取决于不同的临床因素。如果操作者计划使用局麻药的试验剂量来排除硬膜外导管误入蛛网膜下腔，必须首先进行硬膜外阻滞，因为在存在蛛网膜下腔麻醉的情况下，试验剂量的效果是不确定的。相反，如果蛛网膜下腔阻滞和硬膜外阻滞在相邻的椎间隙进行，必须先进行蛛网膜下腔阻滞，避免脊麻针意外刺破之前放置的硬膜外导管。

2. **针内针技术**　针内针技术始于通过硬膜外穿刺针对 LOR 的识别。随后，一个（长的）25 或 27 号脊髓针通过硬膜外穿刺针为了穿破硬脊膜和蛛网膜。针内针技术的主要优势在于脑脊液通过（脊髓针）回流的事实可以实时充分地确认硬膜外穿刺针的尖端在硬膜外腔（见上）。此外，一次性穿刺可以提高效率和病人的舒适度。

硬膜外穿刺针上有特殊设计端口用于容纳脊麻针，并可保证垂直的硬脊膜穿刺。此外，一些市售穿刺套件允许操作者在局麻药注射前在硬膜外腔内机械地保护脊麻针。然而，常规的硬膜外穿刺针和脊麻针也可以有效地使用。

> **临床要点** 对于针内针技术，因为盐水回流可能会模拟脑脊液的回流，所以使用液体介质（生理盐水）测试 LOR 可以干扰随后的使用脊髓穿刺针对硬脊膜 / 蛛网膜穿破的识别。因此，对测试 LOR 来说，空气介质可能是更好的选择。
>
> 不管选择哪种技术来进行 CSE 阻滞，操作者应该记住，通过硬膜外导管注射的负荷剂量（有意或无意地）扩大了最初的脊髓阻滞平面。这个现象和硬膜外腔单次注射造成的对硬膜囊的机械压力以及在蛛网膜下腔内局麻药分子的头向扩散有关。

五、禁忌证

蛛网膜下腔阻滞和硬膜外阻滞共同具有的绝对和相对禁忌证。

1. 绝对禁忌证 患者拒绝，穿刺部位感染，凝血障碍，对局麻药和（或）阿片类药物过敏以及颅内高压。

2. 相对禁忌证

（1）神经方面：尽管有研究表明硬膜外阻滞似乎不会加重慢性背痛和脱髓鞘疾病（例如多发硬化）。但对于已知椎管狭窄患者，必须仔细权衡硬膜外阻滞的成本 - 效益比。

（2）心血管方面：低血容量和合并心脏瓣膜病（如主动脉瓣狭窄 / 二尖瓣狭窄）的患者可能无法代偿突然的低血压。因此，硬膜外阻滞应采用稀释的局麻药来作为首次注射量或根据患者的心血管反应进行滴定注射。

（3）全身感染：如必要的话，可在抗生素治疗开始并有足够的治疗反应后进行硬膜外（和蛛网膜下腔）阻滞。

> **临床要点** 在创伤中心，可请麻醉医师为患有多发性肋骨骨折的病人施行胸段硬膜外镇痛。偶尔，部分患者会合并头部外伤伴随颅内高压。在这种情况下，麻醉医生应该避免硬膜外阻滞，因为硬脊膜 / 蛛网膜穿刺（用大孔径的硬膜外穿刺针）可能引起脑干自枕骨大孔疝出。胸椎旁阻滞是一个更安全的选择。
>
> 脊柱的手术史并不是硬膜外阻滞本身的禁忌证。但是，后者可能在技术上具有挑战性。事实上，由于广泛的纤维化，硬膜外间隙可能消失。此外，即使成功的置入硬脊膜外导管，局麻药的分布也有可能不稳定和无法预测。

六、并发症

关于硬膜外阻滞的并发症及其治疗详见第 14 章。

1. 穿刺失败 硬膜外穿刺失败可分为原发性（技术失败）或继发性（导管脱出或用药量不足）。反过来，技术上的失败也可以归咎于对硬膜外腔的识别错误或硬膜外导管的放置错误。利用计算机断层扫描技术，Hogan 先前已经证明了在不同的导管尖端位置均可以获得足够的硬膜外阻滞，因此，对硬膜外腔的识别错误是大多数技术失败的原因。

在教学中心行胸段硬膜外阻滞时技术失败是最大的问题。其发生率可超过 20%。除了胸段脊柱解剖上的困难和 LOR 识别上的不可靠性，其中一个重要原因是训练不足，由于教学条件不足，住院医师期间操作机会少。

2. **低血压** 交感神经阻滞会引起静脉和很小程度的动脉扩张。静脉扩张可引起静脉回流（前负荷）和每搏量的减少。这些生理紊乱造成的临床影响取决于交感神经阻断的程度以及患者的基础心血管状况。每搏量的减少最初可由心率的反射性增加来代偿，保证心输出量和血压。然而，在中段到高段的胸段硬膜外阻滞时，如果 $T_1 \sim T_4$ 水平（心加速纤维）被麻醉，这种补偿机制会被钝化引起心动过缓。

3. **硬脊膜（和蛛网膜）穿破后头痛** 意外的硬脊膜（和蛛网膜）穿破发生在 0.5% ～ 1% 的病例中。女性、青年和大口径针构成了意外的硬脊膜穿破后头痛的危险因素。大多数用于预防已证实的硬脊膜穿破后头痛的方法（如卧床休息、容量治疗、摄入咖啡因）是有争议的。对硬脊膜穿破后头痛的治疗可以从保守治疗开始（例如：容量治疗、咖啡因以及阿片和非阿片类镇痛药）。然而，最有效的治疗仍是硬膜外自体血补丁，即在无菌条件下收集患者自体血（约 20ml），并将其注射于发生硬脊膜穿破的相邻节段硬膜外腔的一种治疗方法。

4. **全脊麻** 全脊麻通常发生在意外的（和未识别的）硬脊膜和蛛网膜穿破后将"硬膜外麻醉"剂量的局麻药注入蛛网膜下腔。临床表现为比预期更严重的感觉运动障碍、呼吸功能不全、心血管功能衰竭和意识丧失。全脊麻的处理包括控制气道、机械通气和使用血管加压素进行血流动力学支持。

5. **局麻药全身毒性反应** 局麻药全身毒性反应（LAST）通常发生于在局麻药硬膜外腔血管内注射。试验剂量（即 3ml 的局麻药中加入 15μg 的 肾上腺素）可以减少 LAST 的发生。除了试验剂量外，还应采取回抽、分次注射局麻药等预防措施，以最大程度减少 LAST 发生。LAST 的处理详见第 14 章。

6. **硬膜外血肿** 硬膜外血肿的危险因素包括女性、高龄、凝血异常、椎管狭窄和粗暴穿刺。如果症状出现后 8 ～ 12h 进行减压，则有可能完全或部分恢复。当硬膜外阻滞的持续时间比正常时间延长，在初次阻滞消失后再次出现，或产生与预期的阻滞水平不一致的肌肉 / 皮肤的阻滞均应怀疑发生了硬膜外血肿。膀胱或肠道功能障碍通常发现较晚。急诊影像诊断和手术减压是最重要的。MRI 比计算机断层扫描（CT）对软组织的鉴别和椎管内病理改变的识别更有优势。然而，在没有 MRI 的情况下，CT 扫描同样可为行紧急减压手术提供足够的信息。

7. **椎管内感染** 曾有在硬膜外阻滞后发生硬膜外脓肿和化脓性脑膜炎的报道。这两种情况都可能在最初阻滞几天后不知不觉出现，伴有发热和背部疼痛，随后迅速发展为神经功能障碍。鉴于高达 15% 的死亡率，准确的诊断和治疗至关重要。

8. **脊髓和神经根的机械损伤** 硬膜外针或导管对脊髓或神经根的直接损伤可表现为单侧或双侧症状，视解剖病变而定。如果怀疑有损伤，仅表现为非进行性感觉异常，只需要密切观察。然而，如果发生广泛的感觉和（或）运动障碍症状，必须紧急进行影像学诊断和神经内科会诊。

参考文献

［1］Pöpping DM, Elia N, Van Aken HK, et al. Impact of epidural analgesia on mortality and morbidity after surgery: systematic review and meta-analysis of randomized controlled trials. Ann Surg 2014;259:1056–1067.

［2］Bromage PR. Identification of the epidural space. In:

Bromage PR, ed. Epidural Analgesia. 1st ed. Philadelphia, PA: Saunders; 1978.

［3］Tran DQH, Van Zundert TCRV, Aliste J, et al. Primary failure of thoracic epidural analgesia in training centers: the invisble elephant? Reg Anesth Pain Med 2016;41:309–313.

［4］Hogan Q. Epidural anatomy catheter tip position and distribution of injectate evaluated by computed tomography. Anesthesiology 1999;90:964–970.

［5］Todorov L, Vadeboncouer T. Etiology and use of the "hanging drop" technique: a review. Pain Res Treat 2014;2014:146750.

［6］Lechner TJM, van Wijk MGF, Maas AJJ, et al. Thoracic epidural puncture guided by an acoustic signal: clinical results. Eur J Anesthesiol 2004;21:694–699.

［7］Tran DQH, González AP, Bernucci, F, et al. Confirmation of loss-of-resistance for epidural analgesia. Reg Anesth Pain Med 2015;40:166–173.

［8］Antibas PL, do Nascimento Junior P, Braz LG, et al. Air versus saline in the loss of resistance technique for identification of the epidural space. Cochrane Database Syst Rev 2014;7:CD008938.

［9］Larsson J, Gordh TE. Testing whether the epidural works: too time consuming? Acta Anaesthesiol Scand 2010;54:761–763.

［10］Parra MC, Washburn K, Brown J, et al. Fluoroscopic guidance increases the incidence of thoracic epidural catheter placement within the epidural space: a randomized trial. Reg Anesth Pain Med 2017;42:17–24.

［11］Auyong DB, Hostetter L, Yuan SC, et al. Evaluation of ultrasound-assisted thoracic epidural placement in patients undergoing upper abdominal and thoracic surgery. Reg Anesth Pain Med 2017;42:204–209.

［12］Elgueta MF, Duong S, Finlayson RJ, et al. Ultrasono graphy for neuraxial blocks: a review of the evidence. Minerva Anestesiol 2017;83:512–523.

［13］Leurcharusmee V, Arnuntasupakul A, Chora de la Garza D, et al. Reliability of waveform analysis as an adjunct to loss-of-resistance for thoracic épidural blocks. Reg Anesth Pain Med 2015;40:694–697.

［14］Arnuntasupakul V, Van Zundert TCRV, Vijitpavan A, et al. A randomized comparison between conventional and waveform-confirmed loss-of-resistance for thoracic epidural blocks. Reg Anesth Pain Med 2016;41:368–373.

［15］Tsui BCH, Sunil G, Finucane B. Confirmation of epidural catheter placement using nerve stimulation. Can J Anesth 1998;45:640–644.

第 8 章　上肢阻滞
Upper Extremity Blocks

De Q.H. Tran, Joseph M. Neal 著，温　健译，杜丹、赵莎 校

·要 点·

1. 与全麻相比急诊手术中采用臂丛神经阻滞能够缩短住院时间，增强镇痛效果，减少并发症（比如阿片类药物相关的恶心、呕吐及咽喉疼痛）。

2. 联合应用长效局麻药物和适当的佐剂能在 24h 内提供良好的镇痛效果。如果预计术后急性疼痛超过 24h，可采用经外周神经导管持续输注局麻药。

3. 掌握臂丛神经解剖和上肢骨骼神经支配的相关知识，可帮助操作者根据手术的类型选择合适的穿刺入路。

4. 臂丛神经阻滞的四种主要入路：肌间沟入路、锁骨上入路、锁骨下入路和腋入路。[1]

5. 肌间沟和锁骨上入路常用于肩部和肱骨远端的手术。

6. 锁骨上入路、锁骨下入路和腋入路均可用于肘部、前臂和手部的手术。可根据患者的体形（体重指数）、并存疾病（已存的肺部损害）以及操作者的经验水平选择不同的入路。

7. 超声引导已经替代神经刺激仪成为臂丛神经阻滞首选的神经定位技术[2]。

8. 在超声辅助下，除可避免传统入路的相关并发症（例如肌间沟入路导致的膈神经阻滞）及作为臂丛神经阻滞失败的补救措施外，还可辅助操作者在远端位置（如肘部、前臂、肩胛上窝）阻滞单支神经。

一、解剖

臂丛神经解剖（图 8-1）纷繁复杂。应掌握以下关键内容。

1. 臂丛神经分为根、干、股、束和终末支。某些终末支也来源于根（肩胛背神经和胸长神经）、干（肩胛上和锁骨下神经）和股（胸大、肩胛下和胸背神经）。

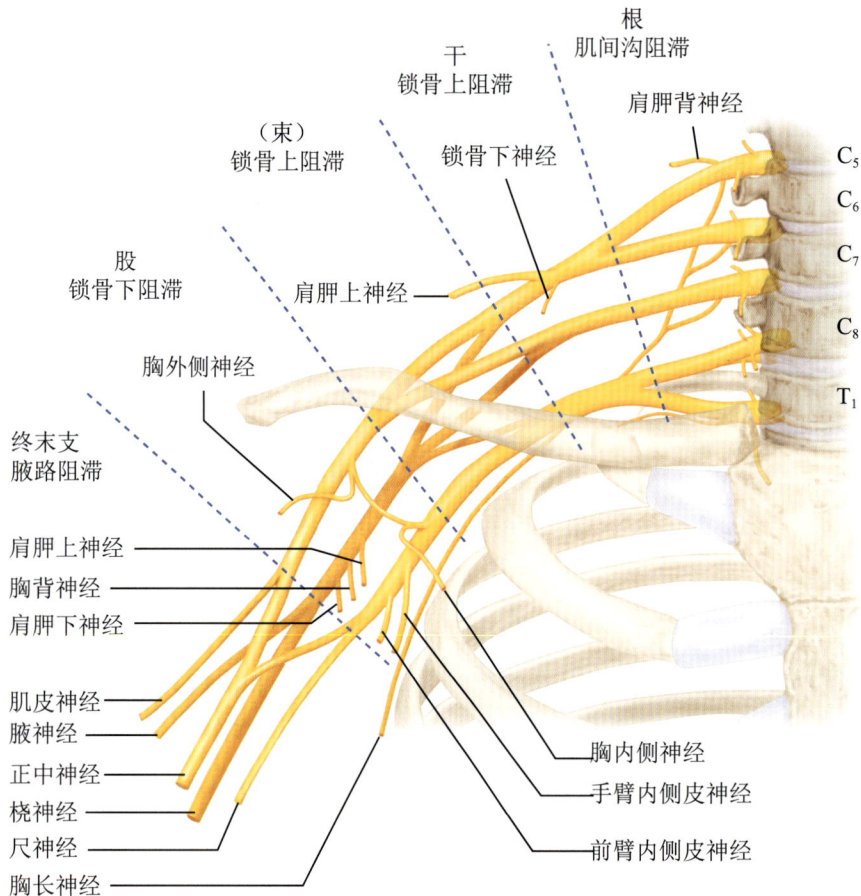

▲ 图 8-1 臂丛神经的解剖

引自 Tank PW, Gest TR, Lippincott Williams & Wilkins Atlas of Anatomy, 2009.

2. 肌间沟、锁骨上、锁骨下和腋入路分别在臂丛神经根 / 干、干 / 束、股和终末支的不同水平阻滞臂丛神经。

3. 肩胛上神经起源于上干，支配肩关节后 2/3 肩锁关节处。因此，对于肩部手术，阻滞发自于上干的神经非常重要，优选肌间沟入路或锁骨上入路。

4. 锁骨下神经起源于上干并且支配锁骨大部分区域。因此对于锁骨手术，肌间沟或锁骨上入路可阻滞发自上干的神经。

5. 肩部和上臂的皮神经分布是不同的，分别来源于浅丛（锁骨上神经）和肋间臂神经。

临床要点 在文献中，术语"入路"指的是阻滞臂丛神经的位置（例如肌间沟、锁骨上、锁骨下或腋路）。术语"技术"指的是定位神经的方式（例如神经刺激仪、超声）或既定入路的注射方式（例如单次或连续输注）。

通常根据术区皮神经的分布选择需要阻滞的神经，但是因为最严重的疼痛来源于骨膜，所以了解骨骼神经分布（图 8-2）的知识也非常重要。

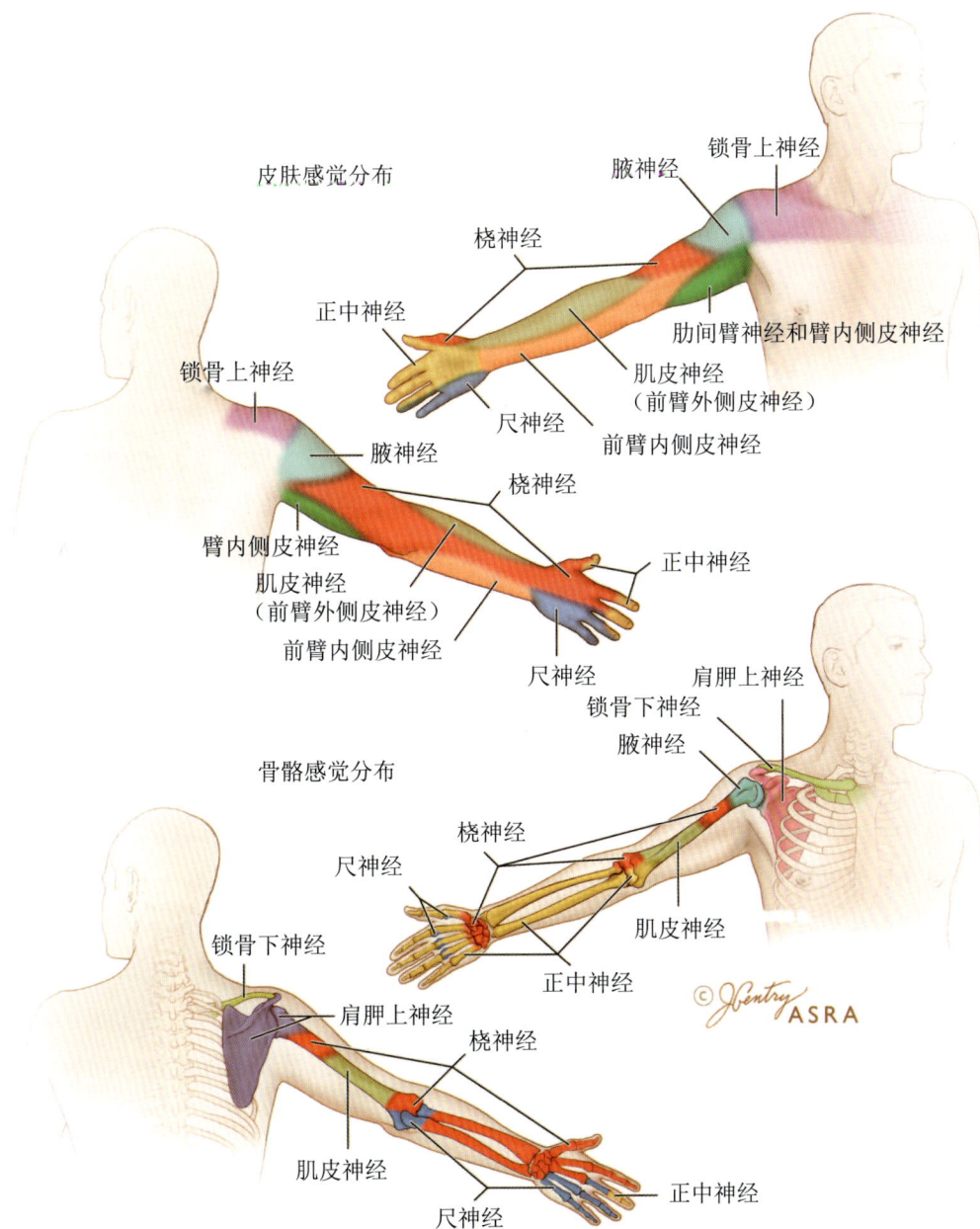

皮肤感觉分布

锁骨上神经
腋神经
桡神经
正中神经
肋间臂神经和臂内侧皮神经
尺神经
肌皮神经（前臂外侧皮神经）
前臂内侧皮神经

锁骨上神经
腋神经
桡神经
臂内侧皮神经
正中神经
肌皮神经（前臂外侧皮神经）
前臂内侧皮神经
尺神经

骨骼感觉分布

肩胛上神经
锁骨下神经
腋神经
桡神经
尺神经
肌皮神经
正中神经

锁骨下神经
肩胛上神经
桡神经
肌皮神经
尺神经
正中神经

▲ 图 8-2　上肢骨骼神经分布

图像版权归 2017 American Society of Regional Anesthesia and Pain Medicine. 使用得到许可，保留所有权

二、药物

操作者必须根据不同目的（术中麻醉或术后镇痛）选择合适的局麻药（表 8-1）。

表 8-1 局麻药和佐剂的推荐剂量

用 途	局麻药	容量 / 速度	佐 剂
术后镇痛（单次阻滞）	0.25% 布比卡因或 0.375% 或 0.5% 罗哌卡因	肌间沟入路：10 ～ 20ml 锁骨上、锁骨下或腋路	肾上腺素（2.5 ～ 5.0μg/ml）± 地塞米松（4mg）
术后镇痛（连续阻滞）	0.125% 布比卡因或 0.2% 罗哌卡因	6 ～ 10ml/h 或 6ml/h 必要时 4ml/30min	
手术麻醉（单次阻滞）	1% 利多卡因、0.25% 布比卡因（用 2% 利多卡因和 0.5% 布比卡因等量混合得到）或 1.25% ～ 1.5% 甲哌卡因或 0.5% 布比卡因或 0.75% 罗哌卡因	肌间沟入路 10 ～ 20ml 锁骨上、锁骨下或腋路 30 ～ 35ml	肾上腺素（2.5 ～ 5.0μg/ml）± 地塞米松（4mg）
手术麻醉（应用连续外周神经导管）	1.25% ～ 1.5% 利多卡因或 1.25% ～ 1.5% 甲哌卡因	肌间沟入路 10 ～ 20ml，锁骨上，锁骨下或腋路 30 ～ 35ml	肾上腺素（2.5 ～ 5.0μg/ml）

如果目的是术后镇痛，首要考虑的是阻滞维持的时间，应选择长效局麻药（例如布比卡因或罗哌卡因）。此外，佐剂能够延长臂丛神经阻滞的作用时间。肾上腺素除作为血管内注射的有效标志外，还可延长中效局麻药物的作用时间。同肾上腺素相比，可乐定同样能延长中效局麻药的作用时间，但费用较高，还会带来一些副作用（如低血压、镇静）[3]。右美托咪定是一种长效制剂，但价格较贵。地塞米松应用广泛，但是对于最佳的给药途径（静脉或神经周围）还存在争议[4, 5]。截至目前，神经周围应用地塞米松尚未获得 FDA 的官方认证。另外，糖尿病患者应用地塞米松可能存在潜在的神经毒性。有关佐剂的应用详见第 5 章。

操作者进行神经阻滞时，有三种方法可保证良好的阻滞效果。第一，为了保证充分的浸润时间，在手术开始前至少 45 ～ 60min，使用 0.5% 的布比卡因或 0.75% 的罗哌卡因进行臂丛神经阻滞。这种方法需要在麻醉诱导间提前进行阻滞操作。第二，应用利多卡因或甲哌卡因（1.25% ～ 1.5%）施行臂丛神经阻滞，能够确保快速起效，但需要置入外周神经导管。术毕拔出导管前注射布比卡因或罗哌卡因作为术后镇痛，或者经导管持续输注局麻药进行连续术后镇痛。虽然这种方法最常用，但增加了操作难度使操作时间延长，医疗成本增加。最后一种方法是选择使用利多卡因 / 罗哌卡因或利多卡因 / 布比卡因的混合药液。尽管这样没有单纯使用利多卡因起效快，也没有布比卡因或罗哌卡因作用时间长，但该方法的最大的优点是简便易行。

临床要点 联合使用长效局麻药和合适的佐剂能够维持镇痛效果长达 24h。如果预计术后急性疼痛超过 24h，操作者应置入外周神经导管持续输注局麻药。

在某些特定的手术后，骨科医生可能需要确认神经完整性（例如肩关节术后腋神经，肱骨近端手术后桡神经，肱二头肌远端肌腱修复术后桡神经，肘部手术后尺神经）。此时，应在术后神经运动测试结束后再进行臂丛神经阻滞，或在术前置入外周神经导管，待术后评估神经功能后再注射局麻药。

三、技术

1. 肌间沟入路

（1）适应证：肩关节和肱骨近端的手术。

（2）禁忌证

①常见外周神经阻滞禁忌证（例如未获知情同意、注射部位感染、局麻药过敏）。

②术前合并阻塞性或限制性肺部疾病，不能耐受单侧膈神经阻滞后半侧膈肌麻痹引起肺功能减少30% 的患者。这类患者通常合并严重的慢性阻塞性肺疾病（COPD），需要术前在家进行氧疗。

> **临床要点**　凝血疾病不再是超声引导下臂丛神经阻滞的绝对禁忌证。但为了确保安全，推荐选择易于及时发现血肿方便压迫止血的入路（例如肌间沟入路或腋入路）。
>
> 有多种方法能预防肌间沟入路造成的单侧膈肌麻痹，例如：在近端用手指加压（减少局麻药向头侧扩散），采用低容量的药物（5ml），尽量在远离中斜角肌处注射局麻药。目前，还没有一种方法能够完全避免膈神经阻滞的发生。

（3）单次注射技术：患者处于仰卧位或半坐位，头转向对侧。通常采用超声追踪法（从锁骨上凹开始）。首先在锁骨上区域定位锁骨下动脉，在动脉外上侧寻找臂丛神经（干、束的神经丛），沿环状软骨方向向头侧移动探头追踪臂丛神经，直到臂丛神经在超声屏幕中显示为一列低回声结节(根和干)（图 8-3 和图 8-4）。局麻药皮下浸润后，超声引导下采用平面内技术，用 5cm 短斜面神经阻滞针由外向内穿刺。阻滞目标为第一、二个低回声结节之间。另一种方法是：操作者在中斜角肌和臂丛神经之间将局麻药注射于神经束膜周围。在神经束膜之外注射虽不影响阻滞成功率，但作用时间会略有缩短[6]。通常使用 10 ～ 20ml 局麻药。

> **临床要点**　操作者应该避免在第二、三个低回声结节之间注射局麻药。通常后者并不是臂丛中 / 下干或 C_6/C_7 神经根，而是 C_6 神经根的两个分支，在该位置注射局麻药可能会造成神经内注射，引起神经损伤或造成局麻药沿神经轴方向扩散[7]。

（4）连续阻滞技术：连续肌间沟阻滞与单次注射的超声目标一致，全程在超声引导下置入外周神经导管。操作者通过阻滞针置入导管时，需要助手协助固定探头。在超声下注射 1 ～ 2ml 局麻药、生理盐水或空气帮助确定导管尖端位置。关于外周神经导管的内容详见第 2 章。

> **临床要点**　留置外周神经导管的长度仍然存在争议。一方面，置管长度较短（1cm）时，位于神经旁的导管尖端几乎与阻滞针完全相同，但是容易引起导管移位。另一方面，置管长度较长（4 ～ 5cm）时，可通过导管的缠绕作用在神经旁锚定，保证导管位置稳定，但是，置管长度过长增加了导管尖端背离目标区域的风险。无论留置导管长度多少，最后均需通过超声确认导管尖端的最终位置，使导管尖端处于神经旁。

2. 锁骨上入路

（1）适应证：锁骨上入路应用范围广，可以用于整个上肢的手术。

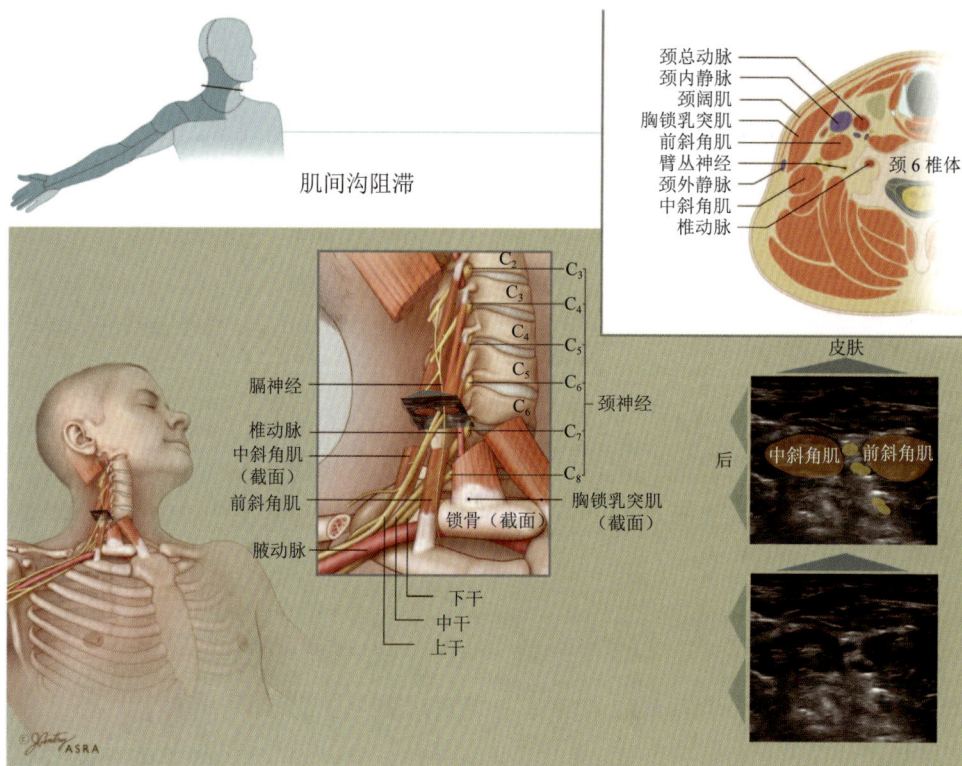

肌间沟阻滞

颈总动脉
颈内静脉
颈阔肌
胸锁乳突肌
前斜角肌
臂丛神经
颈外静脉
中斜角肌
椎动脉
颈 6 椎体

膈神经
椎动脉
中斜角肌（截面）
前斜角肌
腋动脉
锁骨（截面）
胸锁乳突肌（截面）
颈神经
下干
中干
上干

皮肤
后
中斜角肌　前斜角肌

▲ 图 8-3　肌间沟臂丛神经阻滞概貌

图像版权归 2017 American Society of Regional Anesthesia and Pain Medicine. 使用得到许可，保留所有权

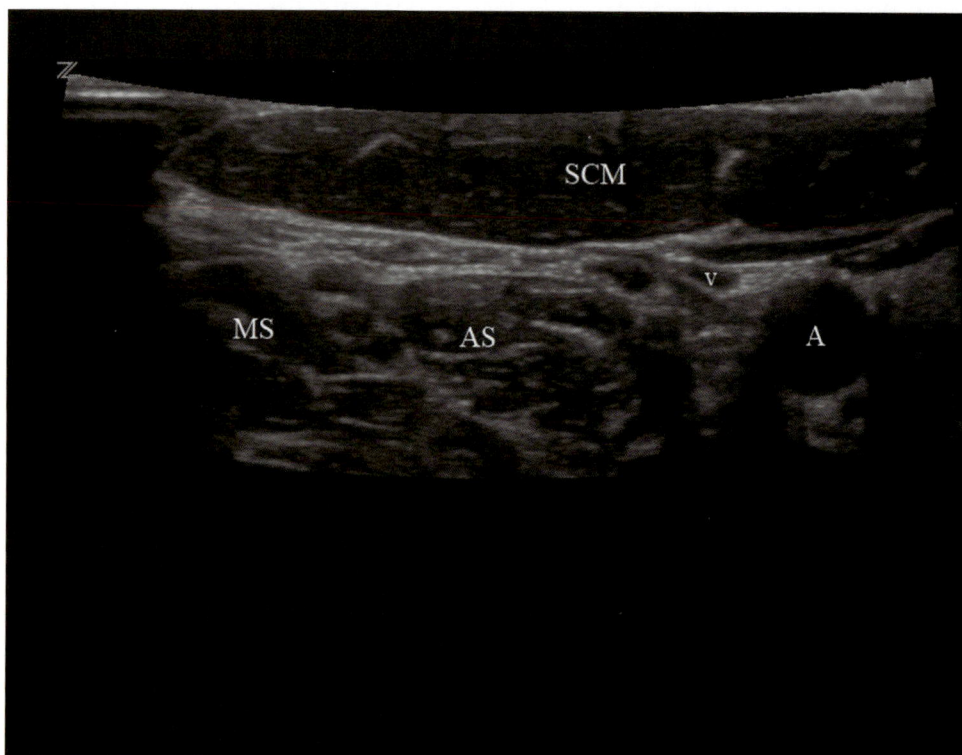

▲ 图 8-4　肌间沟入路臂丛的超声影像

A. 颈内动脉；AS. 前斜角肌；MS. 中斜角肌；SCM. 胸锁乳突肌；V. 颈内静脉（引自 Kaye AD,Urman RD, Vadivelu N, eds. Essentials of Regional Anesthesia. 1st ed, "Upper Extremity Nerve Blocks." New York: Springer; 2012:346 使用得到许可）

（2）禁忌证

①常见外周神经阻滞禁忌证（参见上文）。

②术前合并阻塞性或限制性肺部疾病，不能耐受单侧膈神经阻滞后半侧膈肌麻痹引起肺功能减少30%的患者。这类患者通常合并严重的慢性阻塞性肺疾病（COPD），需要术前在家进行氧疗。与肌间沟入路相比，锁骨上入路引起膈神经阻滞发生率低，但当使用大容量局麻药时仍有可能引起膈神经阻滞。

（3）单次注射技术：置患者于仰卧位或半坐位，头转向对侧。用高频线阵探头，在锁骨上区扫查确认锁骨下动脉短轴图像。显示位于锁骨下动脉之下第 1 肋的位置是非常关键的。它可以作为一个屏障，避免损伤胸膜。由于骨组织密度高，第 1 肋骨在超声图像中会产生回声陷落。胸膜密度低，超声图像中会产生胸膜滑动征。在超声图像中，臂丛神经束（干 / 股）位于锁骨下动脉的外上侧。

应用靶向束内注射技术[8]操作者需要确认最主要的（最大）的束。后者通常侧面有两或三个卫星丛（更小的）（图 8-5 和图 8-6）。局麻药皮下浸润，超声引导下采用平面内技术，引导 5cm 短斜面神经阻滞针自外侧向中间方向，朝向主要的神经丛进针，首先注射总剂量一半的局麻药。剩余一半，平均分配注射在卫星丛内。通常应用局麻药的总容量为 30 ～ 35ml。

因为有多个目标区，靶向束内注射技术操作步骤复杂。经验少的操作者倾向于使用简化版本，即在主（最大）神经簇内注入一半剂量的局麻药，剩余的一半分散注射在"口袋角落"，（例如第 1 肋和锁骨下动脉交点）。由于没有直接将局麻药注射在卫星神经束，所以起效时间可能会延长。

> **临床要点**　用阻滞针在神经束内注射还存在争议。一些学者认为这等同于在神经外膜注射，最近的研究表明神经束周围包裹着神经鞘，这样的话，神经束内（例如神经鞘）和神经内（神经外膜下）注射并不相同。
> 对于肩部或锁骨手术，推荐采用肌间沟或锁骨上联合颈丛浅支（或中间支）阻滞，超声引导下，在胸锁乳突肌后缘中点，很容易阻滞颈丛浅支和中间支，阻滞颈丛浅支（或中间支）覆盖了锁骨上神经（C_3 ～ C_4）支配的肩部或锁骨的皮肤感觉神经（详见第 13 章）。

（4）连续阻滞技术：超声引导连续锁骨上神经阻滞的定位的靶区是"口袋角落"。采用置入外周神经导管的标准步骤（参见上文）。外周神经置管的内容详见第 2 章。

3. 锁骨下入路

（1）适应证：肘部，前臂和手部手术。

（2）禁忌证：常见外周神经阻滞禁忌证（参见上文）。

（3）单次神经注射技术：置患者于仰卧位。手臂微曲使前臂和手放于体侧。高频超声探头放置于锁骨下窝中点到喙突的位置，可以获得腋部血管短轴图像。腋动脉和腋静脉位于胸大肌和胸小肌下方。血管下方有时能看到胸膜，探头应该尽量放在外侧避开胸膜（图 8-7 和图 8-8）。局麻药皮下浸润。超声引导下采用平面内技术，引导 10cm 短斜面神经阻滞针自头侧向尾侧方向穿刺，直到针的尖端位于动脉的背侧（6 点钟方向）[9]。在针到达正确位置的时候能感觉到"砰"的突破感。注射 30 ～ 35ml 局麻药，超声下显示动脉被向腹侧轻轻推开。如果动脉没有被推开，那么表示相对于动脉，针尖的位置太靠背侧，应该调整针尖方向使之朝向动脉。

（4）连续阻滞技术：超声引导下连续锁骨下阻滞靶点是腋动脉 6 点钟方向。应采用置入外周神经导管标准步骤（参见上文）。外周神经导管的内容详见第 2 章。

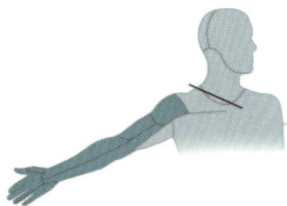

锁骨上阻滞

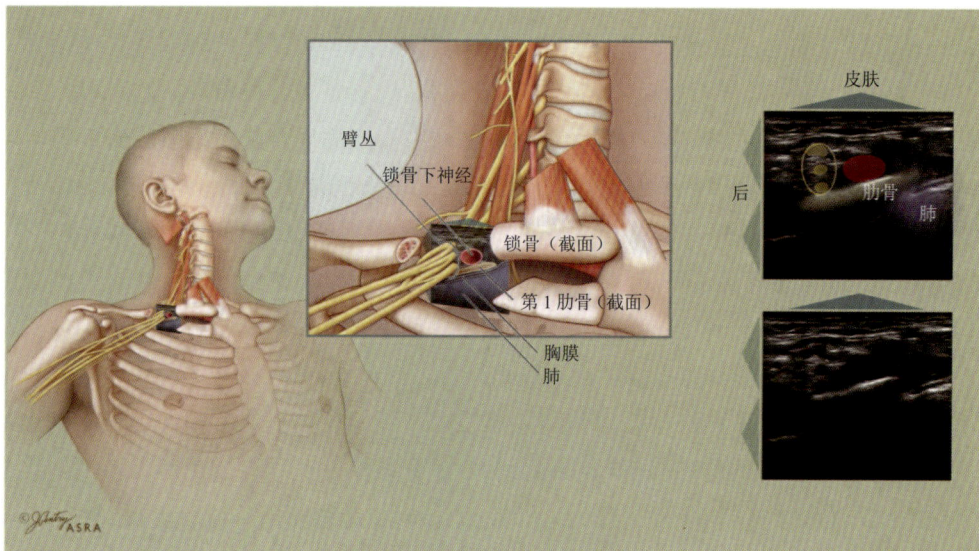

▲ 图 8-5 锁骨上臂丛神经阻滞概貌

图像版权归 2017 American Society of Regional Anesthesia and Pain Medicine. 使用得到许可，保留所有权

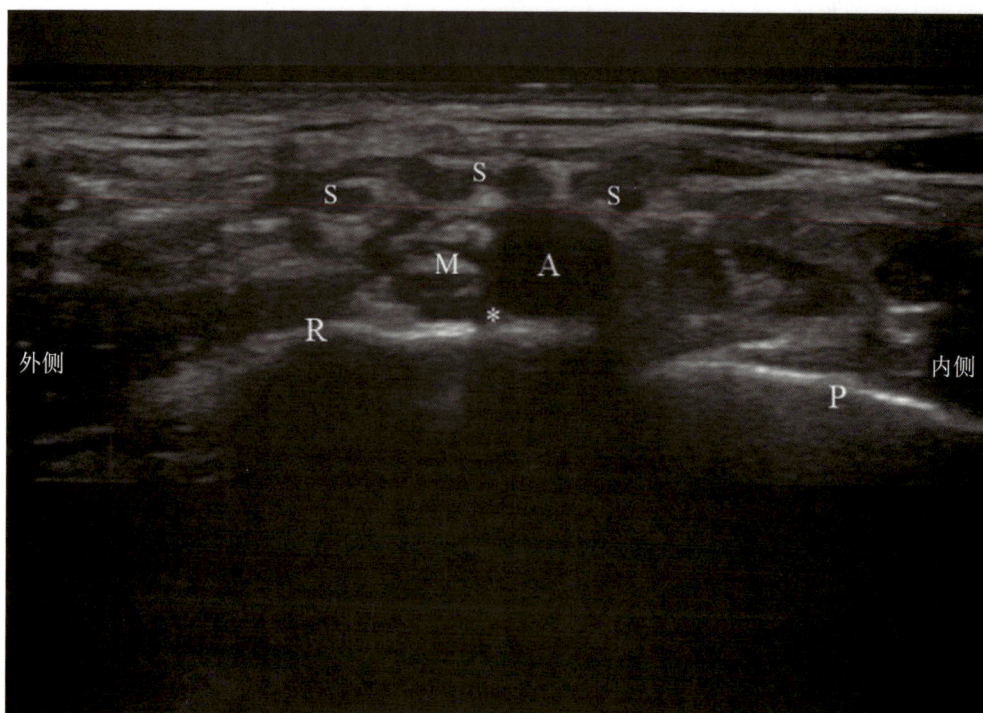

▲ 图 8-6 锁骨上臂丛神经超声图像

A. 锁骨下动脉；M. 主神经丛；R. 第 1 肋；P. 胸膜；S. 卫星神经丛；*."口袋角落"（引自 Kaye AD, Urman RD, Vadivelu N, eds. Essentials of Regional Anesthesia. 1st ed, "Upper Extremity Nerve Blocks." New York: Springer; 2012:351 使用得到许可）

锁骨下阻滞

变异

皮肤

头

腋动脉
正中束
后束
外侧束

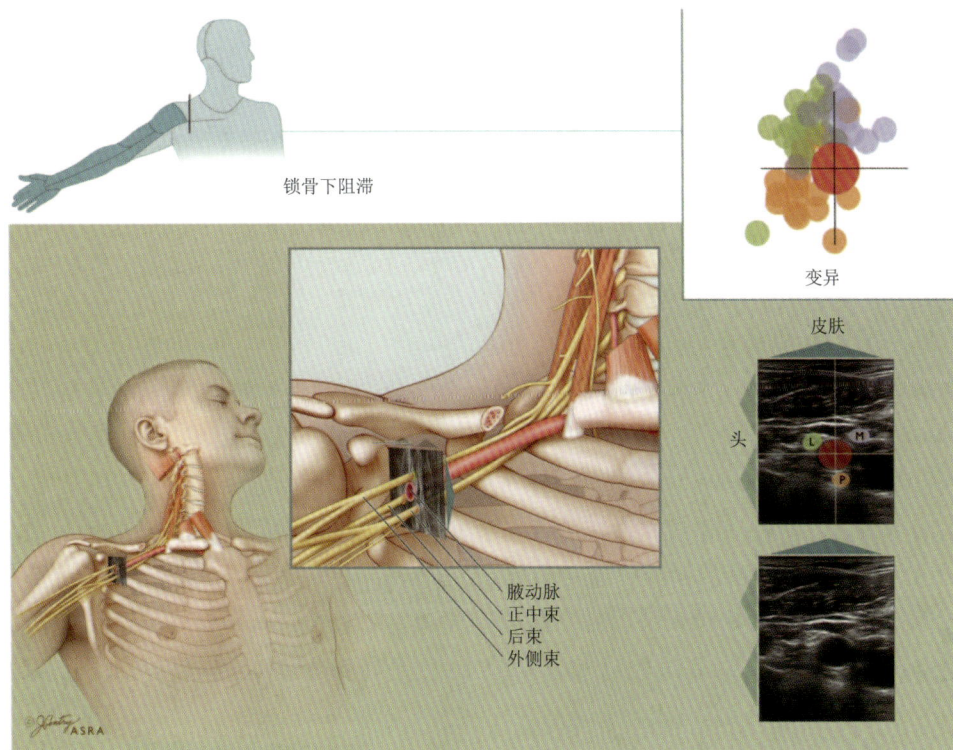

▲ 图 8-7　锁骨下臂丛神经阻滞概貌

图像版权归 2017 American Society of Regional Anesthesia and Pain Medicine. 使用得到许可，保留所有权

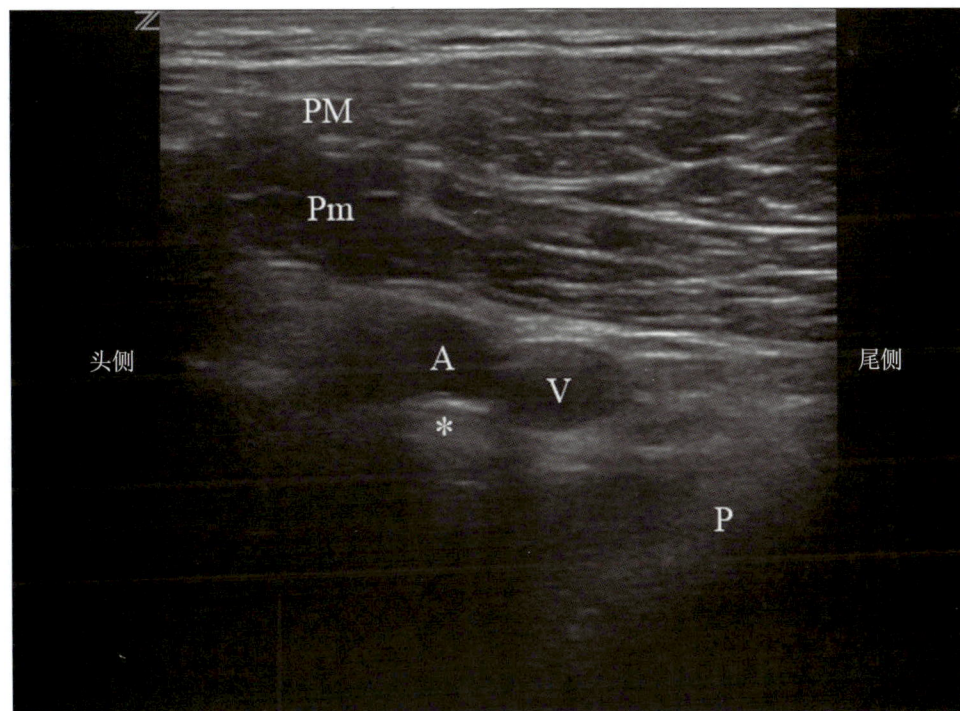

PM

Pm

头侧

A

V

*

P

尾侧

▲ 图 8-8　锁骨下臂丛神经阻滞超声图像

A. 腋动脉；P. 胸膜；PM. 胸大肌；Pm. 胸小肌；V. 腋静脉；*. 目标（引自 Kaye AD,Urman RD, Vadivelu N, eds.Essentials of Regional Anesthesia. 1st ed, "Upper Extremity Nerve Blocks." New York: Springer; 2012:354 使用得到许可）

> **临床要点** 对于体重指数大的患者，肩外展（或将手臂举过肩）能使腋动脉位置更浅，有助于锁骨下阻滞的操作。
>
> 偶尔会出现两个动脉并排排列，这种情况下，推荐选择其他入路避免刺破血管。

4. 腋入路

（1）适应证：前臂和手的手术。

（2）禁忌证：常见外周神经阻滞禁忌证（参见上文）。

（3）单次注射技术：患者处于肩外展位（不超过90°），肘部屈曲。置高频线阵探头于腋窝处确认腋动脉短轴图像。腋动脉前外侧能显示肌皮神经，呈高回声结构（图8-9和图8-10）。局麻药皮下浸润后，超声引导下采用平面内技术，引导5cm短斜面神经阻滞针，首先指向肌皮神经，在神经旁（肱二头肌和喙肱肌间筋膜的平面内）注射6ml局麻药。接着，调整针的方向指向腋动脉6点钟方向。如果针尖定位于神经血管鞘内，注射少量局麻药会产生"轮廓征"（因为回声低的血和局麻药会使动脉壁显像模糊），如果未出现轮廓征，表明针尖相对于腋动脉太靠背侧（例如刺入结合腱膜深部），应该重新朝向腋动脉方向调整针尖位置。注射24ml局麻药。超声下典型的表现是局麻药包裹在腋动脉周围形成甜甜圈征。

> **临床要点** 对于腋路阻滞，与上述于腋动脉周围注射局麻药相比，一些操作者更倾向于在神经周围注射局麻药（但是需要逐个定位并用局麻药分别阻滞肌皮神经、正中神经、桡神经和尺神经），但后者并无明显的优势[10]。
>
> 部分患者，肌皮神经未处于常见的位置，而是与正中/桡/尺神经一起走行于神经血管束内。对于这种情况，可将全量30ml局麻药注射于腋动脉6点钟位置，继而会出现"轮廓征"。

（4）连续阻滞技术：持续腋路阻滞的超声定位靶点在腋动脉6点钟位置。采用置入外周神经导管的标准步骤（参见上文）。外周神经导管的内容详见第2章。

> **临床要点** 因为出汗和汗毛的影响会增加导管移位的风险，所以在腋路阻滞中很少应用外周神经导管。在锁骨上或锁骨下入路采用外周神经导管能够保证阻滞效果且便于固定导管。
>
> 对于合并严重肺部疾病的患者行肩部手术是传统区域阻滞的难题。静脉使用阿片类药物会抑制呼吸，而且肩峰下注射局麻药提供的镇痛效果有限还可能带来局麻药引起的软骨溶解。通常有两种方案能替代肌间沟阻滞。超声引导下的腋神经和肩胛上神经联合阻滞能用于肩前、后部的手术[11]，这种方法的缺点是不能置入外周神经导管。因为肩部回旋肌修复和肱骨远端骨折修复术涉及肩胛下和桡神经支配区域，所以对于这些手术不能采用腋神经联合肩胛上神经阻滞进行麻醉，推荐采用肩胛上神经联合锁骨下入路阻滞，后者可以置入外周神经导管，这种方法的优点是能阻滞由后束分支的腋神经和桡神经（图8-1）。

5. 补充神经阻滞

（1）肩胛上神经阻滞：置患者于侧卧位，阻滞侧朝上。采用高频线阵探头，由头侧向肩胛脊柱方向扫描确认肩胛上窝（图8-11），局麻药皮下浸润后，超声引导下采用平面外技术，引导10cm短斜面阻滞针朝向肩胛上窝进针，碰到骨质后，注射 10ml 局麻药。

（2）肘部桡神经和正中神经阻滞：置患者于仰卧位，上肢外展。在肘部皱褶水平，用高频线阵探头，桡神经超声下显示为新月形高回声图像（图 8-12）。正中神经位于肱动脉内侧（图 8-13）。超声引导下采用平面内技术，引导 5cm 短斜面阻滞针分别朝向两个神经进针。在每个神经周围注射 5 ～ 7ml 局麻药。如果不能显示正中神经，可在肱动脉内侧注射局麻药。

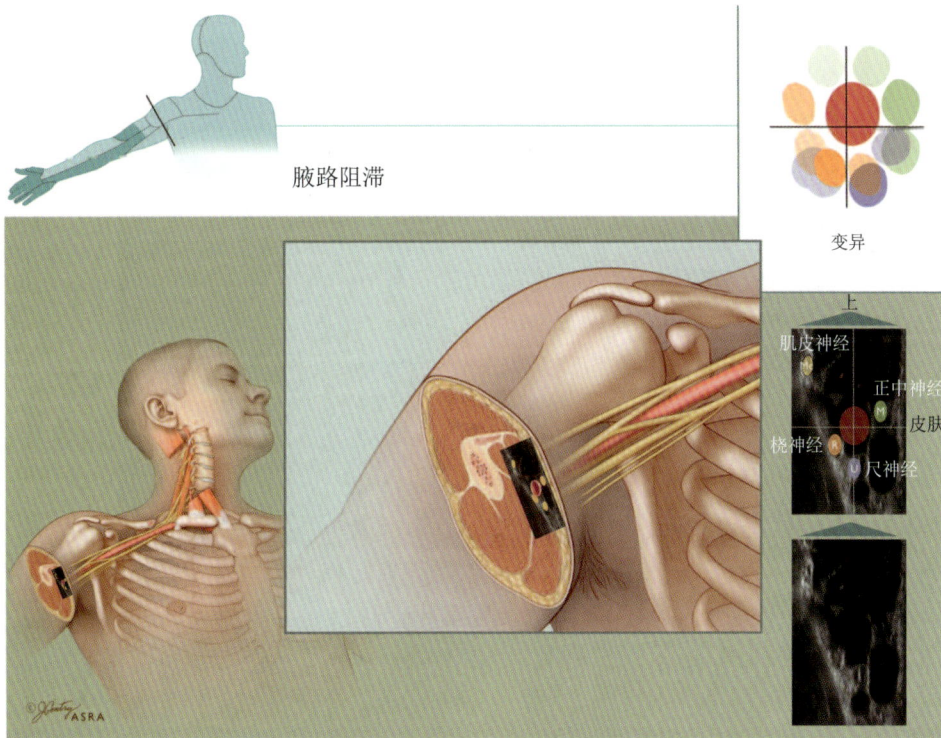

▲ 图 8-9　腋路臂丛阻滞的概貌

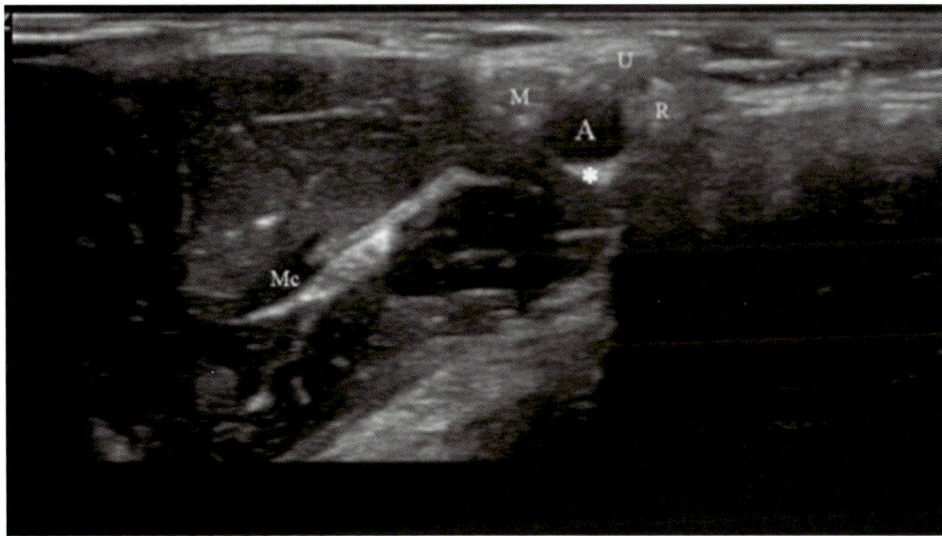

▲ 图 8-10　腋路臂丛阻滞超声显像

A. 腋动脉；M. 正中神经；Mc. 肌皮神经；R. 桡神经；U. 尺神经；*. 血管周围注射的靶点（引自 Kaye AD, Urman RD, Vadivelu N, eds. Essentials of Regional Anesthesia. 1st ed, "Upper Extremity Nerve Blocks." New York: Springer; 2012:357 使用得到许可）

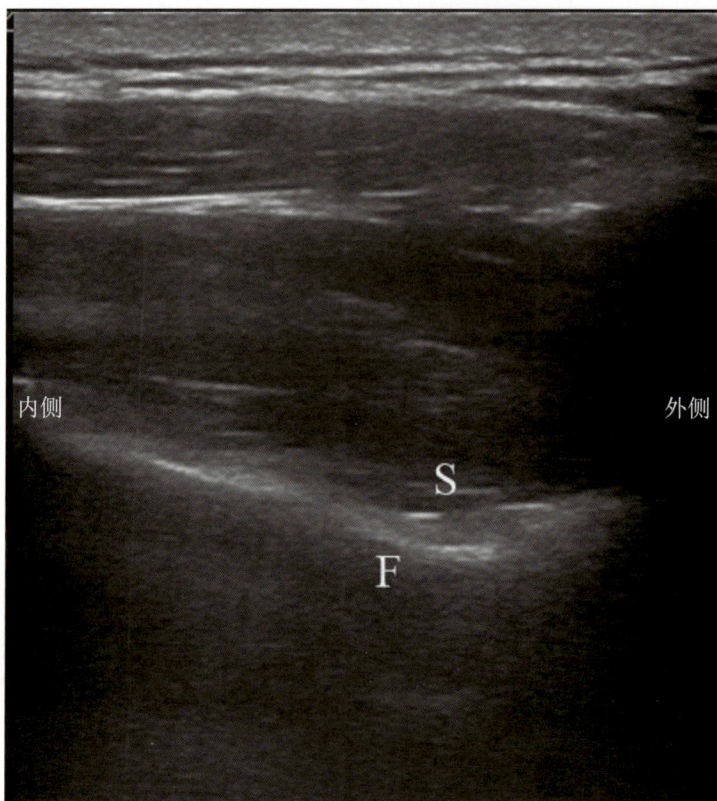

▲ 图 8-11　在肩胛上窝处肩胛上神经

F. 肩胛上窝；S. 棘上肌筋膜（引自 Kaye AD,Urman RD, Vadivelu N, eds. Essentials of Regional Anesthesia. 1st ed, "Upper Extremity Nerve Blocks." New York: Springer; 2012:362 使用得到许可）

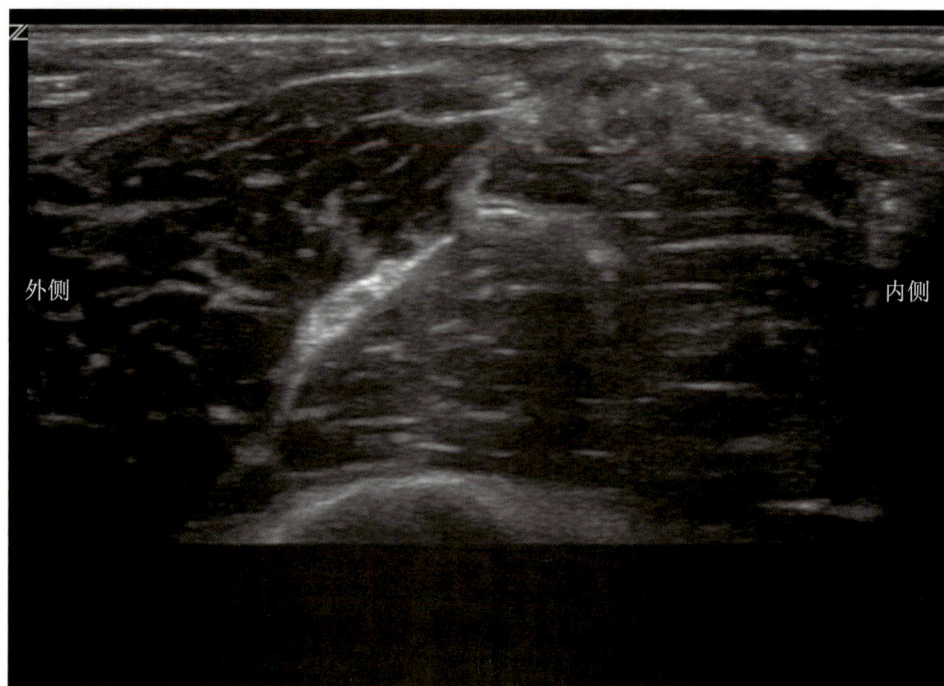

▲ 图 8-12　肘部桡神经超声影像

引自 Kaye AD, Urman RD, Vadivelu N, eds.Essentials of Regional Anesthesia. 1st ed, "Upper Extremity Nerve Blocks." New York: Springer; 2012:362 使用得到许可

临床要点 尽管能在前臂远端分别阻滞正中、桡和尺神经，但这种方法不能抑制上臂或前臂使用止血带带来的疼痛，而且固定患肢的石膏会妨碍在这个位置进行操作。

（3）尺神经：置患者于仰卧位，肘部微屈，前臂内旋使桡侧置于体侧。用高频线阵探头扫查前臂近端。尺神经呈现高回声影像（图 8-14），超声引导下采用平面内技术，引导 5cm 短斜面阻滞针朝向尺神经进针，在神经周围注射 5 ～ 7ml 局麻药。

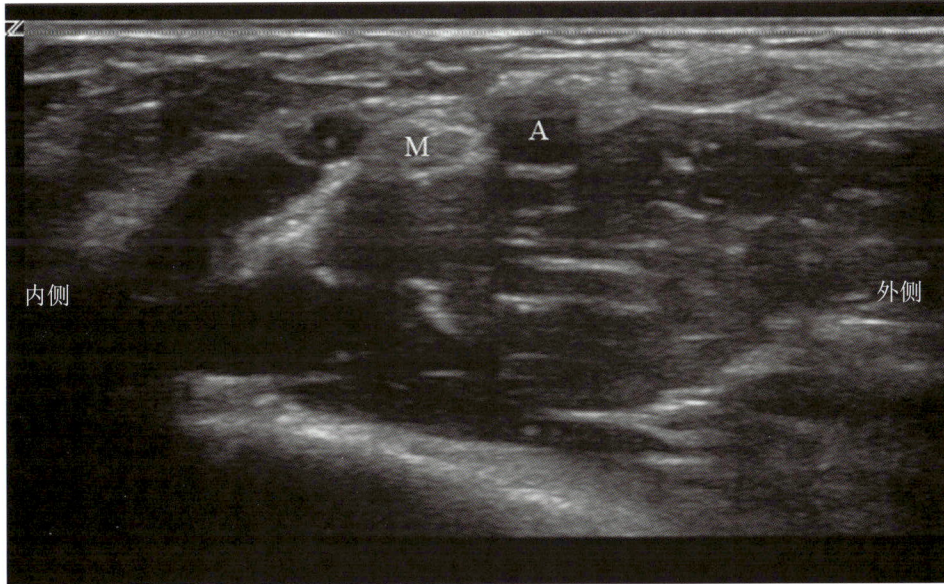

▲ 图 8-13 肘部正中神经超声图像

A. 肱动脉；M. 正中神经（引自 Kaye AD, Urman RD, Vadivelu N, eds.Essentials of Regional Anesthesia. 1st ed, "Upper Extremity Nerve Blocks." New York: Springer; 2012:366 使用得到许可 ）

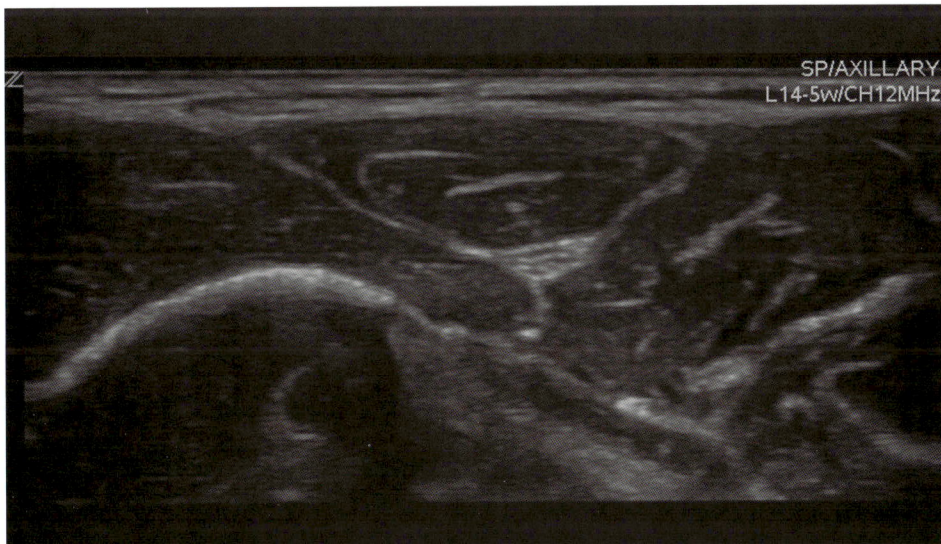

▲ 图 8-14 肘部尺神经超声图像

引自 Kaye AD, Urman RD, Vadivelu N, eds.Essentials of Regional Anesthesia. 1st ed, "Upper Extremity Nerve Blocks." New York: Springer; 2012:367 使用得到许可

临床要点　尽管大多数教科书提倡追加肋间臂神经阻滞提高患者对止血带疼痛的耐受性，但是这项操作并无必要。因为肋间臂神经仅支配上臂内侧皮肤的感觉，但止血带疼痛来自于肌肉压迫而不是皮肤。肱二头肌和肱三头肌分别由肌皮神经和桡神经支配，因此可以采用臂丛神经阻滞4种入路中任何一种进行阻滞，抑制止血带带来的肌肉压迫产生的疼痛。

对于浅表的前臂手术（例如动静脉造瘘）可以采用前臂外侧和内侧皮神经联合阻滞。这种方法能够避免臂丛锁骨上、锁骨下或腋路阻滞引起的运动阻滞。

四、并发症

阻滞的并发症详见第14章，下面仅列出了臂丛神经阻滞造成的特殊并发症。

1. 肌间沟入路　肌间沟阻滞后可能发生误注血管、神经内注射、喉返神经麻痹和霍纳综合征。低剂量的局麻药误注入颈动脉（或椎动脉）会产生中枢神经系统毒性。因为有膈神经阻滞的风险，所以对于肺功能差，不能耐受由于膈神经阻滞造成潮气量或1秒用力呼气量减少30%的患者应该避免采用肌间沟入路。

2. 锁骨上入路　锁骨上阻滞后可能发生误注血管、气胸、喉返神经麻痹和霍纳综合征。因为有膈神经阻滞的风险，所以对于肺功能差，不能耐受由于膈神经阻滞造成潮气量和（或）1秒用力呼气量减少30%的患者应该避免采用锁骨上入路。

3. 锁骨下入路　可能发生误注血管。少数患者会发生膈神经麻痹。有锁骨下阻滞造成霍纳综合征和气胸的病例报道。

4. 腋入路　这种入路总体安全系数非常高，但也有刺破血管、误注血管、注射部位瘀青和疼痛的报道。

参考文献

［1］Neal JM, Gerancher JC, Hebl JR, et al. Upper extremity regional anesthesia: essentials of our current understanding, 2008. Reg Anesth Pain Med 2009;34:134–170.

［2］Neal JM, Brull R, Horn JL, et al. The second American Society of Regional Anesthesia and Pain Medicine evidence-based medicine assessment of ultrasound-guided regional anesthesia: executive summary. Reg Anesth Pain Med 2016;41:181–194.

［3］Popping DM, Ella N, Marret E, et al. Clonidine as an adjuvant to local anesthetics for peripheral nerve and plexus blocks: a meta-analysis of randomized trials. Anesthesiology 2009;111:406–415.

［4］Albrecht E, Kern C, Kirkham KR. A systematic review and meta-analysis of dexamethasone for peripheral nerve blocks. Anaesth 2015;70:71–83.

［5］Leurcharusmee P, Aliste J, Van Zundert TCRV, et al. A multicenter randomized comparison between intravenous and perineural dexamethasone for ultrasound-guided infraclavicular block. Reg Anesth Pain Med 2016;41:328–333.

［6］Spence BC, Beach ML, Gallagher JD, et al. Ultrasound-guided interscalene blocks: understanding where to inject the local anesthetic. Anaesth 2011;66:509–514.

［7］Franco CD, Williams JM. Ultrasound-guided interscalene block. Reevaluation of the "stoplight" sign and clinical implications. Reg Anesth Pain Med 2016;41:452–459.

［8］Techasuk W, González AP, Bernucci F, et al. A randomized comparison between double-injection and targeted intracluster-injection for ultrasound-guided supraclavicular brachial plexus block. Anesth Analg 2014;118:1363–1369.

［9］Desgagnés MC, Levesque S, Dion S, et al. A comparison of a single or triple injection technique for ultrasoundguided infraclavicular block: a prospective randomized controlled study. Anesth Analg 2009;109:668–672.

［10］Bernucci F, González F, Finlayson RJ, et al. A prospective randomized comparison between perivascular and perineural ultrasound-guided axillary brachial plexus block. Reg Anesth Pain Med 2012;37:473–477.

［11］Price DJ. The shoulder block: a new alternative to interscalene brachial plexus blockade for the control of postoperative shoulder pain. Anaesth Intens Care 2007;35:575–581.

第 9 章　静脉区域麻醉
Intravenous Regional Anesthesia

Joseph M. Neal, Susan B. McDonald 著，肖颖 译，李爽、杜丹 校

·要 点·

1. 与 IVRA 相比，周围神经阻滞技术麻醉效果更理想，并逐渐被麻醉医师熟悉而广泛应用，因而 IVRA 的应用逐渐减少。
2. 0.5% 利多卡因是 IVRA 最常用的局麻药，与其他局麻药相比在安全方面有显著优势。
3. 酮咯酸是最有效的佐剂，可以提高麻醉质量、延长镇痛和止血带耐受时间，还能节省费用。
4. 在上、下肢远端的短小手术中，IVRA 的应用技术简便。
5. 单和双充气式止血带的应用在 IVRA 中有特殊作用。特定病例中，在前臂或脚踝 / 腓肠肌部位应用止血带会获益更多。
6. 需密切关注止血带的完整性，缓慢向远端静脉注射局麻药，床旁备用复苏设备可降低 LAST 风险。

　　静脉区域麻醉（IVRA）应用于肢体是最简单、古老和有效的区域麻醉技术之一。外周静脉解剖学、局麻药药理学和生理学知识的掌握是保障该技术安全有效的关键。IVRA 技术于 1908 年由 August Bier 提出，并命名为 Bier 麻醉，最初是一项需要开放静脉的外科技术。随着引入静脉套管针和充气式止血带，Bier 麻醉逐渐发展为现代 IVRA 技术。在过去的很长时间里，该技术曾一度占据四肢区域麻醉的主导地位。然而，近年超声引导下区域麻醉和外周神经阻滞技术的快速发展，IVRA 在现代麻醉实践中的地位逐渐降低。

一、解剖

1. 肢端静脉丛　四肢外周神经由小动脉供血滋养，代谢产物通过肢端静脉丛的小静脉清除。在静脉丛中注射足量的局麻药会使药物逆行扩散入神经的微循环中，从而产生麻醉作用。在肢体近端应用充气式止血带可以防止局麻药进入体循环，从而达到足够的局麻药容量。

2. 作用机制　麻醉效果是由几种机制互补产生的。

IVRA 的初始效应是由局麻药扩散到末梢周围神经产生。IVRA 主要的麻醉效果来自于阻滞肢体近端较粗神经的传导。另外止血带引起的缺血和神经压迫也进一步阻碍了神经传导[1]。

二、药物

1. 局麻药物

（1）利多卡因：最常用，安全性高。由于需要大容量的药物扩张静脉丛，通常使用 0.5% 的利多卡因，上肢用量 50ml，下肢用量 100ml。如果使用前臂或小腿止血带，容量可以分别减少至 30ml 或 50ml。对于儿童或体形较小的成人，可在利多卡因的基础剂量（3mg/kg）上酌情减量。在进行 IVRA 之前，可先用 1mg/kg 利多卡因减少止血带引起的疼痛[2]。

（2）布比卡因：也曾被用于 IVRA，但如止血带失效或过早放气则有引起局麻药全身毒性反应（LAST）的风险，故不推荐使用。尽管罗哌卡因曾经被使用[3]，但在高龄、肌肉含量低或心脏病高危患者中也存在 LAST 隐患[4]。

（3）虽然 2- 氯普鲁卡因清除速度快，但仍可能引起 LAST 和静脉炎[5]。

2. 佐剂

（1）大量的研究已经证实应用局麻药佐剂能够增加 IVRA 麻醉和镇痛的效果，并可以提高患者对止血带的耐受性。非甾体抗炎药物（NSAIDs）、可乐定、右美托咪定这些佐剂的作用已被试验证实。还有一些佐剂包括阿片类药物、肌松药、镁、新斯的明、地塞米松和曲马多的临床获益相对有限，还会伴随一些不必要的副作用[6]。

（2）非甾体抗炎药物

①进行 IVRA 时，NSAIDs 和局麻药混合使用可以提高阻滞质量并增加患者对止血带的耐受性，其机制很可能是通过周围位点作用。

②上肢手术中，利多卡因中加入 20mg 酮咯酸可以减少患者在术后恢复室追加镇痛药物的需要[6]。

（3）α_2 受体激动药

① 1μg/kg 可乐定能够增强术后镇痛效果并延长止血带耐受时间[7]。

②利多卡因中加入 0.5μg/kg 右美托咪定能提高围术期镇痛质量并减少副作用[8]。

③两种 α_2 受体激动剂均比酮咯酸价格高。

（4）肌松药：骨折复位术中应用非去极化肌松药能够使肌肉松弛，但当止血带失效或有残余肌松效应时，可能有气道失去控制的风险[6]。

> **临床要点**　综合考虑安全性、有效性和成本，IVRA 理想的药物组合是 0.5% 利多卡因复合 20mg 酮咯酸。

三、技术

1. 适应证

（1）IVRA 最主要的优点是简单、可靠。特别对于上肢远端手术，IVRA 是最简便、有效的阻滞方法，它操作简单、快速，非常适用于新手和急诊手术。

（2）恰当使用阻塞近端的止血带，IVRA 可以满足许多远端肢体手术的需要。

①这种阻滞方法主要应用于手臂。通常使用一个上肢单带或双带充气式止血带。前臂止血带能减少局麻药用量，当上臂出现止血带引起的疼痛时，建议进行补救镇痛。

②因为大腿肌肉厚且形状不规则，完全阻塞下肢血管非常困难，所以腿部局麻药的容量更大。然而，采用小腿或脚踝的止血带能够减少局麻药用量。和手臂不同，局麻药可通过下肢大容量的骨内通道渗透进入全身循环，增加引起 LAST 的风险。

（3）IVRA 适用于许多的外科小手术，包括异物取出、肌腱、神经或韧带撕裂修复手术。

（4）骨膜的麻醉并不像周围神经阻滞一样复杂，IVRA 可用于蹬囊炎切除术和简单的骨折复位术。

（5）肢体功能恢复迅速是 IVRA 的优势。

2. 禁忌证

（1）缺血性血管疾病是使用止血带的禁忌证。

（2）镰状细胞贫血患者禁止使用充气止血带，因为止血带可引起肢体血流瘀滞、低氧血症和酸中毒，形成镰状细胞。

（3）某些外科医生不希望在手术区域内存在液体（特别是显微镜下的手术）。

（4）不应该用于时间长的手术（超过 20 ~ 60min）。

（5）使用 IVRA 时，术后镇痛作用有限，推荐使用其他区域阻滞技术进行术后镇痛。

临床要点 IVRA 最适合于手术时间为 20 ~ 60min，不会引起显著术后疼痛的远端肢体手术。

---

3. 阻滞前准备

（1）患者取仰卧位，根据 ASA 标准进行监测，建立静脉通路。对侧手臂的收缩压还可提示充气式止血带的设定值。

（2）在手 / 足的远端置入小号的留置针，留置位置以不影响驱血绷带驱血操作为宜。此位置应选择肢体远端而非肘窝，因为肢体远端发生局麻药渗漏的机会更小[9]。将留置针固定在合适的位置，用稀释的肝素盐水冲洗管腔后，尾端连接一个小号的注射器或肝素帽。

4. 止血带充气

（1）在接受手术的肢体近端安装充气止血带。

①首先抬高肢体促进静脉回流，然后用驱血带从远端到止血带位置驱血（图 9-1）。

②设置止血带充气压力大于 100mmHg，需高于收缩压，但不能超过 300mmHg。通过观察气囊和压力表来检查止血带充气压力。

③止血带充气后，移除驱血带，通过桡动脉或胫后动脉搏动消失验证血管是否完全阻塞。

（2）必须使用恒压气源来维持止血带充气状态。所有袖带都会有一定程度的气体泄漏（标准的血压计袖带会逐渐漏气）而导致局麻药泄漏，造成灾难性后果。因此在注射前和整个过程中必须经常检查止血带压力。

（3）止血带的选择

①单带式袖带和双带式袖带对比："双袖带"可以缓解袖带对未麻醉皮肤加压产生的疼痛，这种疼痛在手术过程中会进行性加重。

a. 应用"双带止血带"的注意事项：双带止血带相比标准的血压袖带（12 ～ 14cm）更窄（5 ～ 7cm）。较窄的袖带不能有效地将压力传导到深层组织，通常实际阻塞静脉的压力会小于设定值[9]。如果持续时间小于 1h（超过 1h 会产生压力不适 / 止血带疼痛），使用标准、宽的单带止血带则更理想。

b. 如果整个过程超过 45min，可以选择双带止血带。在这种情况下，近端袖带充气用于第一个 45min 的麻醉。然后将位于麻醉范围内的远端袖带充气。将近端袖带（处于未麻醉区域）放气。在近端袖带放气之前必须检查远端袖带充气是否充分。虽然据报道此方法能够减轻患者由于止血带引起的不适感，但复杂的操作过程会增加误放气的风险。

②前臂止血带：应用前臂止血带优于使用

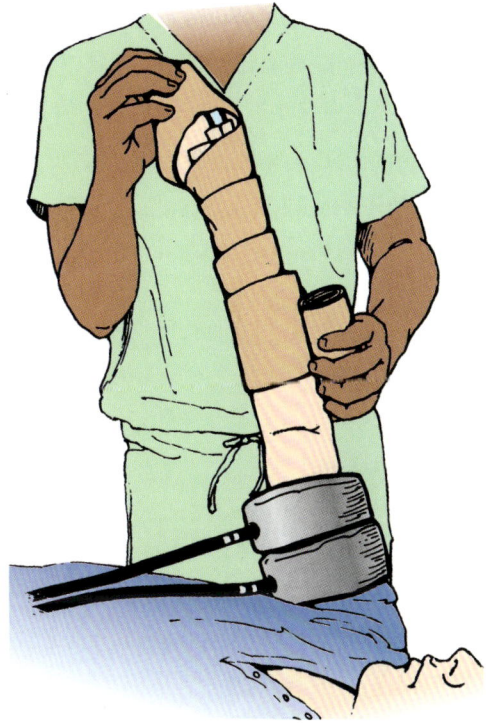

▲ 图 9-1　静脉局部麻醉技术

手部留置小号留置针，在前臂使用止血带。单带式止血带多用于时间较短的手术，其对静脉的压迫比双带式止血带更可靠。抬高肢体并用驱血弹力绷带缠绕驱血。接着止血带充气，注射局麻药

单带或双带式上臂袖带。因为袖带的位置更靠远端，所以可以使用的局麻药剂量更小[10]。前臂袖带也能减轻止血带引起的疼痛。相比双带止血带，在手臂止血带放气之前将前臂袖带充气，患者的耐受性更好[11]。

> **临床要点**　止血带类型的选择取决于预计手术时间和位置。如果手术部位在远端，可以使用前臂止血带。

5. 注射局麻药

（1）驱血后，将肢体放回中间位置 , 通过预先留置的留置针注射局麻药。要求注射速度缓慢（90s 或更长），避免注药后静脉峰值压力超过止血带阻塞压力[9]。如果止血带功能正常，肢体皮肤颜色会出现苍白和花斑。

（2）如果预计外科手术持续时间不超过 1h，可以拔除留置针。注药完毕 5min 内就会出现感觉麻木。

（3）注射局麻药超过 45min 后，麻醉作用开始逐渐消失。如果外科手术需要更长的时间，在 60 ～ 90min 后，需从留置针再次注射局麻药。但这会中断手术进程，还有可能污染无菌区域，所以，长时间的手术推荐使用外周神经阻滞。

6. 止血带放气

（1）因为局麻药能与组织结合，所以 45min 后止血带放气，LAST 的风险最小[12]。

（2）如果在充气后 45min 内放气，推荐采用两阶段放气法，在最后放气之前，先放气 10s，然后再充气 1min。这个过程能让局麻药逐渐洗掉。止血带充放气循环三次，能使血药浓度峰值延迟，但并不能显著降低单次止血带放气后血药浓度峰值[13]。

（3）禁止在注射局麻药 20min 内止血带放气。如果不慎在 20min 内放气，应继续密切监护患者至少 20min，或使用两阶段放气法。但这些方法并不能完全避免 LAST（图 9-2）。

> **临床要点** 为确保 IVRA 中患者安全，应在止血带远端缓慢注射局麻药，并在止血带放气时保持高度警惕。

四、并发症[14]

1. LAST 是 IVRA 的主要风险

（1）静脉注射大容量局麻药后静脉阻断不充分或注药早期止血带失效，是造成 LAST 的主要原因。

（2）甚至在充分的充气后，双带止血带狭窄的袖带（宽 5 ~ 7cm）有时也会泄漏。用标准的成人袖带（宽 12 ~ 14cm）或者前臂止血带提供的静脉压迫更可靠。这一点在腿部应用止血带时尤为重要。

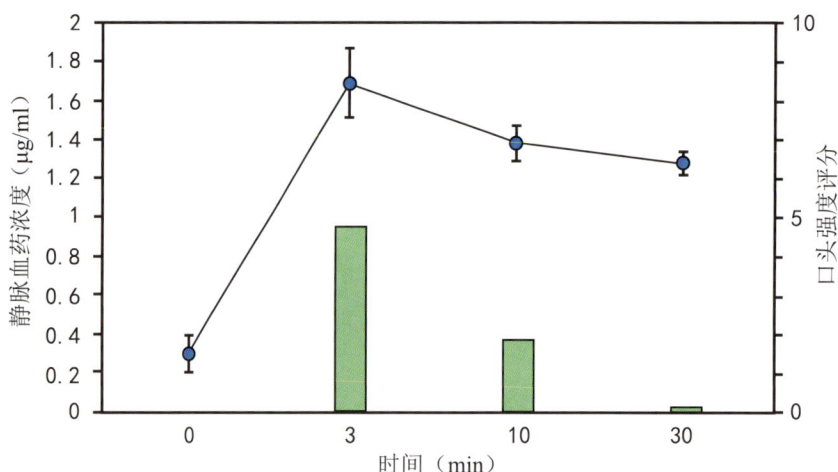

▲ 图 9-2 IVRA 后利多卡因的血药浓度

止血带放气后，局麻药血药浓度迅速升高，随即很快被清除。在止血带充气（72 ± 22）min 后，彩色圆圈表示注射 40ml 0.5% 利多卡因后的血药浓度（范围 0 ~ 2μg/ml）。实心条柱表示止血带放气后 3、10、30min 时头痛、眩晕、耳鸣等中枢神经系统症状的口头强度评分（范围 0 ~ 10 分）[引自 Atanassoff PG, Hartmannsgruber MWB. Central nervous system side effects are less important after iv regional anesthesia with ropivacaine 0.2% compared to lidocaine 0.5% in volunteers. Can J Anaesth, 2002,49（2）:169–172 使用得到许可]

（3）在靠近止血带的近端静脉处快速高压注射局麻药很有可能发生泄漏。

（4）在远端静脉注射局麻药，注药时间超过 90s，发生泄漏机会最小。

（5）因为静脉内仍有部分局麻药残留，止血带放气后局麻药会被带入全身循环。如果使用利多卡因，45min 后血浆利多卡因浓度会降低至中毒阈值之下，但在注射后的前 20min 内仍可能超过中毒阈值。

（6）为确保安全，所有进行 IVRA 的患者必须严密监测 LAST 的发生。复苏设备应时刻就近备用，并建立静脉通路（通常在对侧上肢）。

2. IVRA 的其他副作用　包括静脉炎、止血带引起的不适以及罕见的间隔综合征。

参考文献

［1］Rosenberg PH. Intravenous regional anesthesia: nerve block by multiple mechanisms. Reg Anesth 1993;18:1–5.

［2］Estebe JP, Gentilli ME, Langlois G, et al. Lidocaine priming reduces tourniquet pain during intravenous regional anesthesia: a preliminary study. Reg Anesth Pain Med 2003;28:120–123.

［3］Atanassoff PG, Ocampo CA, Bande MC, et al. Ropivacaine 0.2% and lidocaine 0.5% for intravenous regional anesthesia in outpatient surgery. Anesthesiology 2001;95:627–631.

［4］Neal JM, Bernards CM, Butterworth JF, et al. ASRA practice advisory on local anesthetic systemic toxicity. Reg Anesth Pain Med 2010;35:152–161.

［5］Marsch SC, Sluga M, Studer W, et al. 0.5% versus 1.0% 2-chloroprocaine for intravenous regional anesthesia: a prospective, randomized, double-blind trial. Anesth Analg 2004;98:1789–1793.

［6］Choyce A, Peng P. A systematic review of adjuvants for intravenous regional anesthesia for surgical procedures. Can J Anaesth 2002;49:32–45.

［7］Reuben SS, Steinberg RB, Klatt J, et al. Intravenous regional anesthesia using lidocaine and clonidine. Anesthesiology 1999;91:654–658.

［8］Memis D, Turan A, Karamanlioglu B, et al. Adding dexmedetomidine to lidocaine for intravenous regional anesthesia. Anesth Analg 2004;98:835–840.

［9］Grice SC, Morell RC, Balestrieri FJ, et al. Intravenous regional anesthesia: evaluation and prevention of leakage under the tourniquet. Anesthesiology 1986;65:316–320.

［10］Coleman MM, Peng PW, Regan JM, et al. Quantitative comparison of leakage under the tourniquet in forearm versus conventional intravenous regional anesthesia. Anesth Analg 1999;89:1482–1486.

［11］Perlas A, Peng PW, Plaza MB, et al. Forearm rescue cuff improves tourniquet tolerance during intravenous regional anesthesia. Reg Anesth Pain Med 2003;28:98–102.

［12］Tucker GT, Boas RA. Pharmacokinetic aspects of intravenous regional anesthesia. Anesthesiology 1971;34:538–549.

［13］Sukhani R, Garcia CJ, Munhal RJ, et al. Lidocaine disposition following intravenous regional anesthesia with different tourniquet deflation techniques. Anesth Analg 1965;68:633.

［14］Guay J. Adverse events associated with intravenous regional anesthesia（Bier block）: a systematic review of complications. J Clin Anesth 2009;21:585–594.

第10章 下肢 – 腰丛及腰丛周围神经阻滞
Lower Extremity-Blocks of the Lumbar Plexus and Lumbar Plexus Peripheral Nerves

Francis V. Salinas 著，杜海亮 译，严军、张占琴 校

·要 点·

1. 详细了解腰丛及其所支配下肢骨和关节的相关知识，能帮助操作者根据手术种类选择最佳阻滞方法。
2. 超声引导已经成为定位腰丛及其外周分支的主流技术。
3. 超声引导下能够将腰丛神经结构、筋膜间隙以及包裹在其中的靶神经可视化，从而准确实施腰丛神经阻滞。
4. 腰丛阻滞（腰大肌间隙入路）可阻断腰大肌内包含的腰丛的三个分支（股神经、闭孔神经、股外侧皮神经）。
5. 将局麻药注入髂筋膜深面能确保股神经阻滞成功，其可以为膝关节手术提供满意的术后镇痛，还能为髋部骨折提供有效的术前镇痛。
6. 超声引导缝匠肌下股三角阻滞是一个相对较新的技术，但是由于其镇痛效果显著且几乎不影响股四头肌运动功能，目前已在全膝关节置换术中广泛采用。它曾被称为收肌管阻滞，然而其正确的阻滞解剖学定位在缝匠肌内面股三角的顶点处。

一、解剖

> **临床要点**　临床中下肢神经阻滞所涉及的腰骶丛分支源自 $L_2 \sim S_4$ 脊神经前支。解剖上，腰丛与骶丛通过由 L_4 和 L_5 神经前支组成的腰骶干联通（图 10-1）。与臂丛不同，没有一种技术可以通过单次注射阻滞全部腰骶丛神经。因此，从功能学上来讲，腰丛和骶丛是独立的神经丛，必须分别进行阻滞才能达到单侧下肢神经阻滞和（或）镇痛效果。

1. 腰丛

（1）临床中腰丛支配的运动和感觉神经源自 $L_2 \sim L_4$ 脊神经的腹侧支，组成股外侧皮神经（LFCN）、股神经（FN）和闭孔神经（ON）。$L_2 \sim L_4$ 脊神经根出自椎间孔后走行于腰大肌（PMM）后方的筋膜内（图 10-1）。

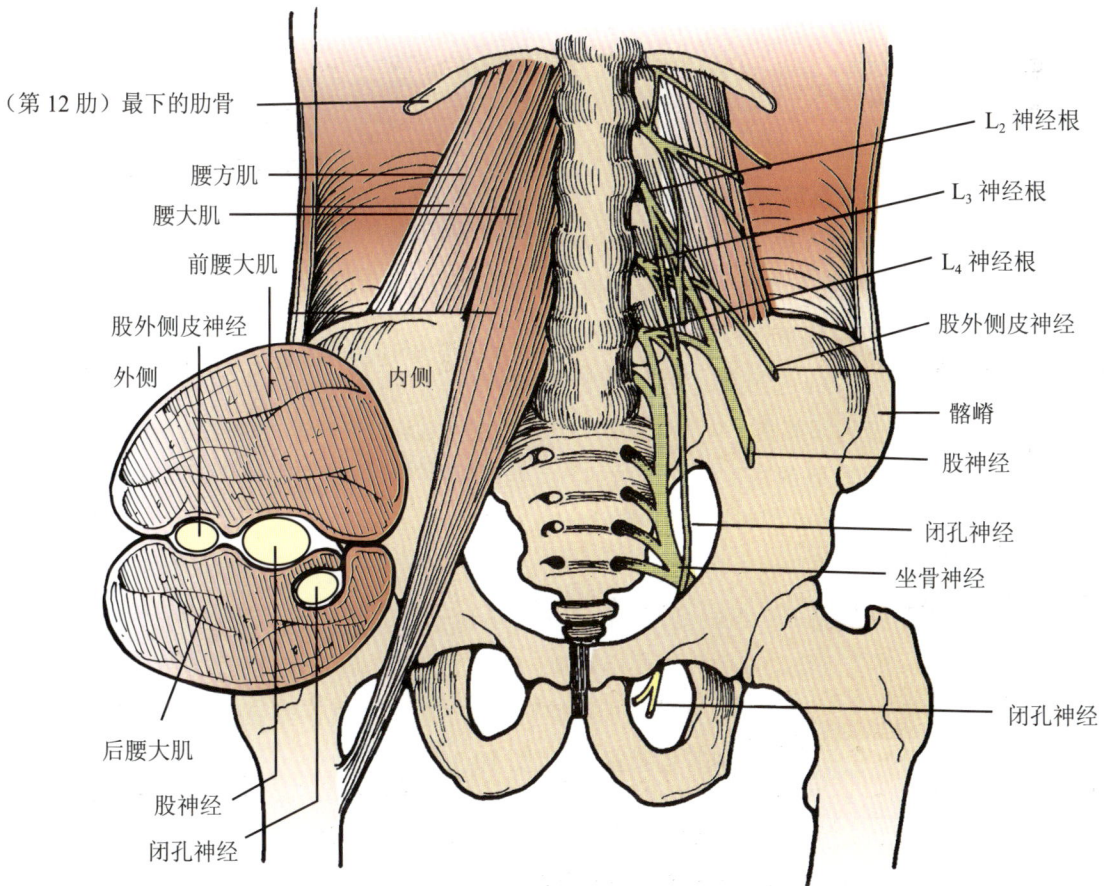

▲ 图 10-1　腰骶丛概述

腰骶丛的神经来源比臂丛广泛，$L_2 \sim L_4$ 脊神经腹侧支出椎间孔后移行于腰大肌后 1/3 与前 1/3 后方的筋膜内。在腰大肌的实质内，形成腰丛的下属分支。从内向外依次为：闭孔神经，股神经，股外侧皮神经（见左下插图）。骶神经根（$S_1 \sim S_4$）形成骶丛和坐骨神经，麻醉时需要分别进行阻滞

（2）较大的前腰大肌起源于包括腰椎椎体及其相关的椎间盘的侧面，而较小的后腰大肌起源于各横突腹侧表面和下表面。椎间孔位于横突的前方及前腰大肌附着椎体的后方。因此，神经根在它们各自的

前后段之间进入腰大肌。

（3）在腰大肌筋膜内，脊神经腹侧支分为前、后分支，而后相互聚合形成腰丛神经的分支。在腰大肌内，腰丛神经垂直下降，并在 L_4 和 L_5 水平，腰丛神经的下属分支已经形成。

（4）基于解剖学及 CT 成像结果，腰丛分支通常都为横向分布，闭孔神经位于最内侧，股外侧皮神经位于最外侧，股神经位于两者之间[1,2]（图10-1）。尽管三个分支均位于腰大肌内，但是解剖学研究发现，在 50%～60% 以上的个体中，肌肉皱褶将闭孔神经与股神经、股外侧皮神经分隔开来，这也许是腰丛不完全阻滞的潜在原因。

2. 股神经

（1）股神经来源于 L_2～L_4 脊神经根腹侧支的背侧分支。它是腰丛中最大、最常被阻滞的外周神经分支。在骨盆内，股神经发出支配髂肌和耻骨肌（PM）的肌支，以及支配髋关节的关节支[3]。股神经继续向远端走行，进入股三角基部，通过股前侧近端深部到腹股沟韧带（图10-2）。股三角的边界包括：上界为腹股沟韧带，内侧界为长收肌内侧缘，外侧界为缝匠肌的内侧缘，底为髂腰肌、耻骨肌和长收肌，前壁为阔筋膜。尖为缝匠肌、长收肌内侧缘的交点。缝匠肌的内侧缘，长收肌外侧缘与髂耻窝的顶点，组成股三角近端区域[4]。

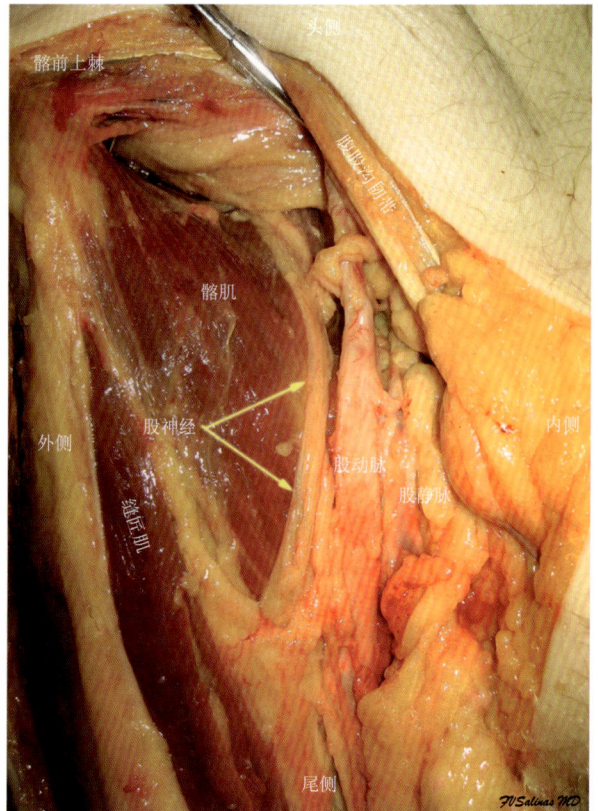

▲ 图 10-2 新鲜尸体解剖显示股神经走行于髂耻窝及股三角内

把腹股沟韧带向头侧牵拉可以显露股神经在股三角底的走行。在腹股沟韧带下方，股神经位于股三角内较表浅的位置。在腹股沟皱褶水平，股神经位于髂肌前方及股动脉外侧。股神经外观呈扁平状，即内外径远大于前后径

（2）股神经与股血管伴行从髂耻窝基底部向远端移行至髂耻窝的顶点。在腹股沟韧带水平，股神经位于髂耻窝内，在股动脉外侧 1～2cm 处，同时，股静脉位于股动脉内侧（图10-2）。股神经进一步延伸到腹股沟纹水平时，其位于股动脉的外侧或后外侧。在股三角内，股神经位于阔筋膜和髂筋膜的深面，相反，股血管（由股鞘包裹）位于阔筋膜的深面，髂筋膜的表面。因此，髂筋膜将股神经（位于髂肌筋膜室内）与股血管隔开（位于股鞘的血管筋膜室内）（图10-3）。

（3）股神经的横截面为一个扁平的椭圆形，内侧到外侧平均宽度为 9～11mm，前后平均厚度为 1.3～2.3mm[5]。股神经是由多束支配肌肉和皮肤感觉的神经束组成，其中皮支分布在大腿前侧及小腿内侧，关节支支配髋关节和膝关节（图10-4）。支配股内侧肌、股中间肌、股外侧肌的肌支位于股神经的中心和背侧。支配股直肌（两侧）、耻骨肌（内侧）及大腿前内侧皮肤神经束支位于股神经的外围部分。支配缝匠肌的束支通常位于股神经的腹侧，但也有可能位于外侧、内侧或中心[5]。隐神经与支配股内侧肌的束支走行一致，两者与股动脉及股静脉组成神经血管束向远端移行至股三角尖端[4]（图10-5）。

（4）在股三角的远端，支配股内侧肌的神经走行于缝匠肌与股内侧肌之间。位于缝匠肌后侧的股内侧肌神经后支与隐神经和闭孔神经前支共同在收肌管筋膜表面形成缝匠肌下丛。这三支神经位于缝匠肌的深面，股动脉外侧，股三角缝匠肌下端顶点内。

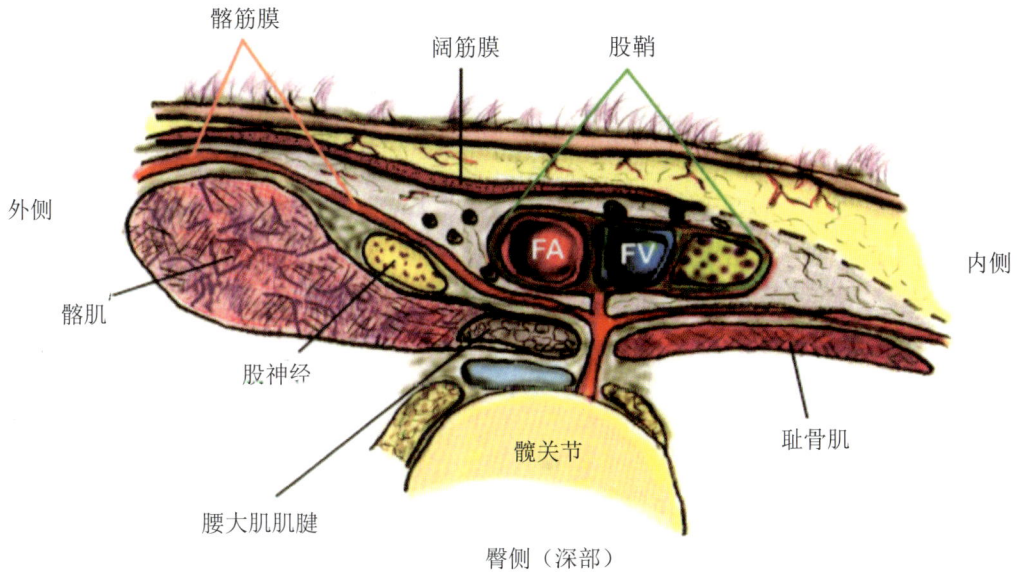

髂筋膜　　　阔筋膜　　股鞘

外侧

髂肌

股神经

腰大肌肌腱

髋关节

耻骨肌

内侧

臀侧（深部）

▲ 图 10-3　髂耻窝轴向截面图，显示股神经与周围结构的解剖关系

股神经位于髂肌前方及髂筋膜的后方（深面）。股神经在髂筋膜间隙内，股动脉外侧。股动脉包含在位于阔筋膜深面的股鞘内，但在髂筋膜的浅层。是一个与股神经分隔的筋膜间室。这个截面图比较贴切地描绘了腹股沟皱褶处超声短轴二维图像中理想的股神经与股动脉的解剖关系

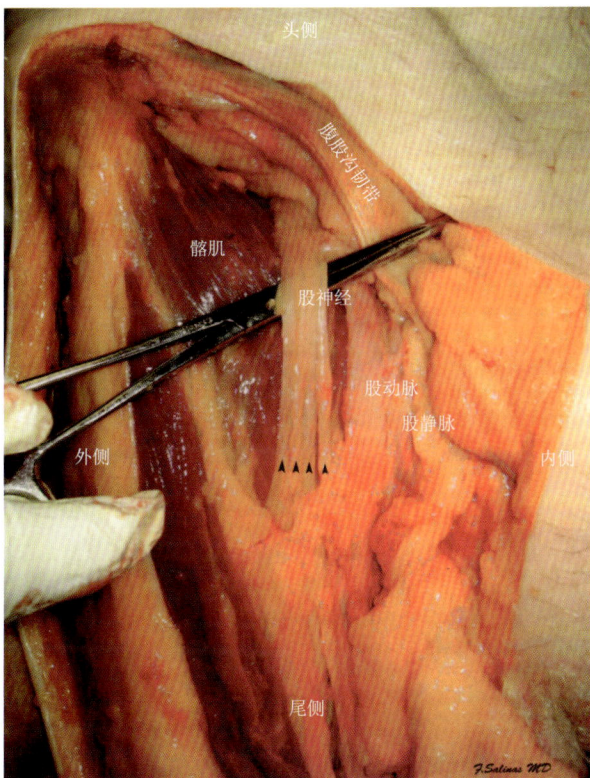

▲ 图 10-4　股神经解剖

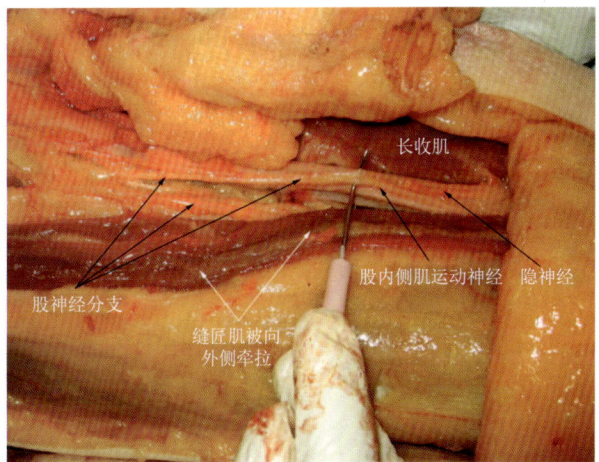

▲ 图 10-5　股神经个别分支走行

图中止血钳尖端示腹股沟韧带，止血钳中部位于股神经（FN）近端的下方。FN 的远端可见至少 4 个分支（黑色箭头）。在这个水平上，FN 的分支可形成树枝状网络分布支配股四头肌肌群中相应的肌肉

箭所指为支配股部肌肉的肌支。注意那两个位于内侧束支（解剖针下方），在股动脉伴行下，向尾端走行致股三角尖端。图中缝匠肌被向外侧牵拉

（5）在股三角尖端，神经血管束深入到缝匠肌进入股三角槽。隐神经和股内侧肌神经支出股三角尖端后，仅隐神经与股浅动脉和股浅静脉伴行进入收肌管。收肌管是股三角顶点至收肌裂孔的神经血管通路。股浅动脉从收肌裂孔穿出后，继续向下后方走行进入腘窝，移行为腘动脉。在收肌管内，神经血管束走行于长收肌和大收肌之间的后内侧，股内侧肌的前外侧，收肌管筋膜的前内侧[4,6]。在收肌管内，隐神经开始位于股浅动脉的外侧，但是随着其逐渐下行，在收肌管远端，隐神经从股浅动脉的外侧移行至其内侧。

（6）由于存在剥离技术的差异，解剖数据之间有一些相互矛盾的地方[4,6,7]，但是普遍认为股内侧肌神经支独立走行于收肌管表面的肌筋膜间隙。股内侧肌神经支不仅支配股内侧肌群，而且其远端分支还分布于膝关节前内侧关节囊及内侧韧带[4,6]（图 10-6）。

（7）隐神经与股内侧肌肉神经束的肌支在股浅动脉和股骨之间形成一个神经深丛。从深丛发出前、内侧膝关节分支分布于膝关节前内侧区的深部[4,6]。

（8）隐神经在收肌管末端穿出收肌管筋膜，在皮下走行于缝匠肌和股薄肌之间。隐神经在膝关节内侧穿过深筋膜后通常发出 2 条主要分支：髌下支和缝匠肌支。髌下支分布到膝关节前面，支配膝关节周围的感觉；缝匠肌支沿小腿内侧缘下行，从前内侧走行至踝关节的内侧，再分出多个分支，分布至小腿前内侧、内踝和足内侧的皮肤。缝匠肌支也发出关节支支配踝关节内侧和距跟舟关节[8]。

3. 闭孔神经

（1）闭孔神经在腰大肌内侧缘，由 $L_2 \sim L_4$ 脊神经腹侧支前股组成。闭孔神经是腰丛在腰大肌最内侧分支，于腰大肌内侧缘穿出，循骨盆侧壁下降至闭孔上部（图 10-1）。闭孔神经通过闭孔进入大腿近端内收肌室。穿出闭孔后紧贴耻骨上支的下方，闭孔外肌前筋膜继续下行至耻骨肌[9]（图 10-7A，B）。

（2）闭孔神经分为前支和后支。肌支支配大腿内收肌群，关节支分布于髋关节和膝关节。分布于大腿远端后内侧的皮肤感觉分支变异较大。闭孔神经在解剖上有较大变异性。23% 的个体中，闭孔神经在骨盆内分为前后支后进入闭孔。52% 的个体在闭孔内分为前后支，还有 25% 的个体，前后分支在闭孔形成但在股骨近端内侧才分离[9]。支配髋关节的 1 ～ 3 支关节支通常源于闭孔神经近端。然而，髋关节也有可能由前后支直接支配[9, 10]。

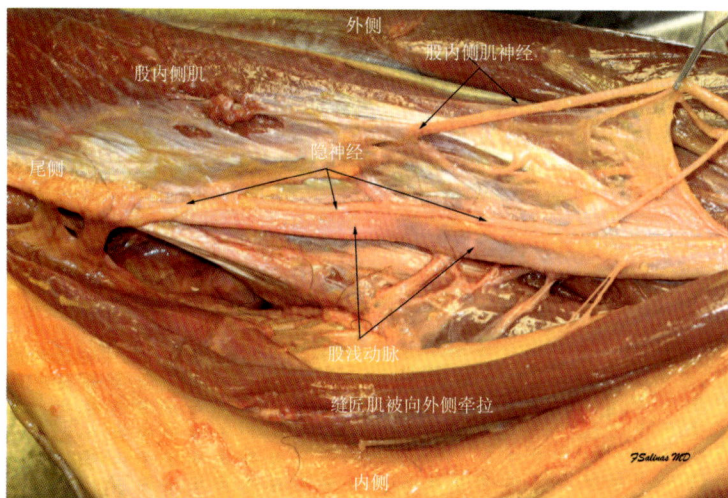

▲ 图 10-6 收肌管内部机构

图中缝匠肌被向内侧牵拉。支配股内侧肌的神经分支向远端走行，在收股管浅层发出分支支配股内侧肌。隐神经在收肌管内继续向远端走行，最初位于股浅动脉外侧，向前走行后位于股浅动脉内侧，继续走行从内收肌裂孔穿出

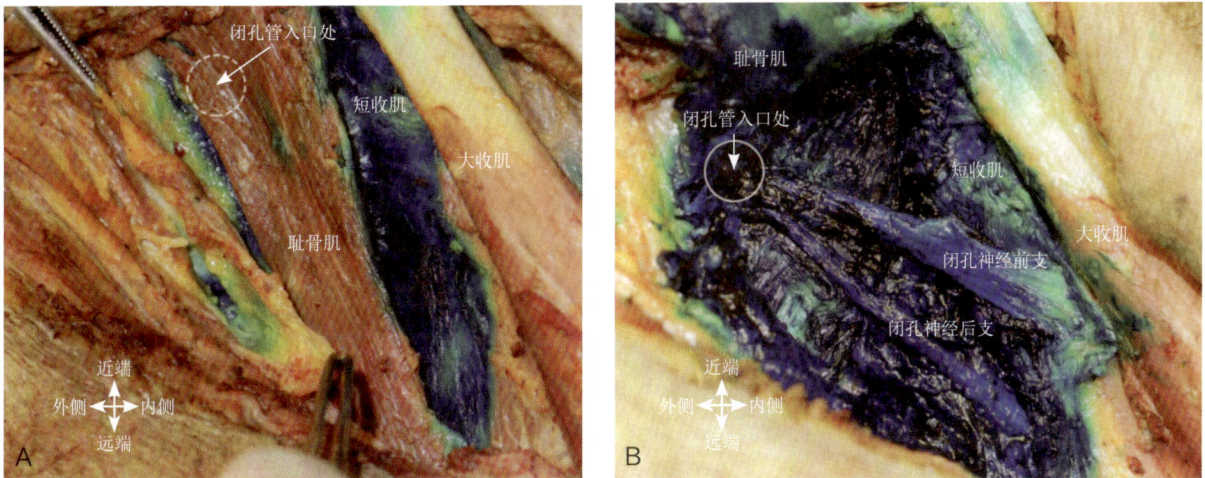

▲ 图 10-7　闭孔神经解剖走行

A. 尸体解剖图示闭孔神经的解剖，本图是把耻骨肌从耻骨上支截断并翻折前的照片，超声引导下从横截面上方将 15ml 亚甲蓝注射到耻骨肌与闭孔外肌之间的筋膜内，闭孔神经在闭孔管入口处（图中更深的位置）；B. 将耻骨肌翻折后显露出，闭孔神经的前、后支从闭孔管穿出，可以看到闭孔神经在闭孔外肌前方的骨盆外走行轨迹被染色。注意到耻骨肌的深面及闭孔外肌的表面被亚甲蓝染色 ［引自 Nielsen TD, et al. A cadaveric study of ultrasound-guided subpectineal injected spread around the obturator nerve and its articular branches. Reg Anesth Pain Med. 2017;42（3）:357–361.］

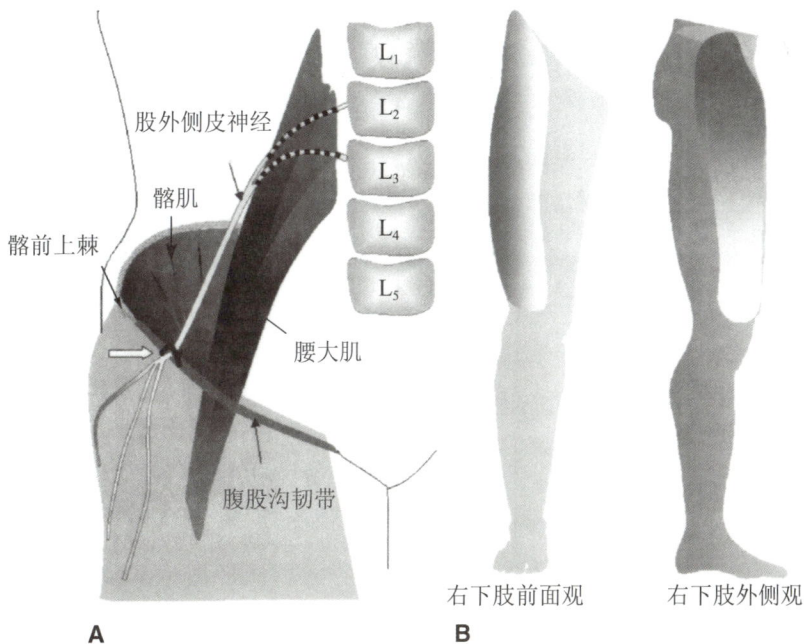

▲ 图 10-8　阐述右股外侧皮神经的形成

股外侧皮神经从腰大肌后外侧缘穿出，斜行越过髂肌到达髂前上棘前方及腹股沟韧带深面。图中灰色标记区域表示股外侧皮神经皮肤感觉分布区域（引自 Bodner G, et al. Ultrasound of the lateral femoral cutaneous nerve: normal findings in a cadaver and in volunteers. Reg Anesth Pain Med. 2009,34:265–268, p. 266.）

（3）前支走行于长收肌和短收肌之间，后支走行于短收肌和大收肌之间。大多数情况下（95%），前支会发出 2～3 个分支支配长收肌、短收肌和股薄肌。少数情况下（5%）前支会发出第四个分支支配耻骨肌[9]。前支的感觉神经不同程度地分布于股部远端内侧皮肤[11]。在长收肌下缘，前支继续向远端走行，少数与股神经的股内侧皮神经和隐神经沟通交汇组成缝匠肌下丛分布于股内侧皮肤。

（4）后支通常分为两个肌支支配短收肌和大收肌。少数情况下会发出另外的分支支配闭孔外肌和长收肌。后支在短收肌和大收肌之间下行，并从大收肌远端起始部穿出。然后进入收肌管远端，与股浅动脉伴行，穿出内收肌裂孔进入腘窝，在腘窝内，与胫神经分支吻合，分布于膝关节后部[4,6]。

（5）10%～30% 的患者存在副闭孔神经，可能源自 L_3 和 L_4 脊神经腹侧支或直接是闭孔神经的分支[12]。副闭孔神经沿髂外动脉后方下行跨过耻骨上支并发出分支支配耻骨肌和髋关节。副闭孔神经的存在可能对髋关节手术产生影响。因此，如果临床中出现这种情况，尤其是对髋关节手术，完成闭孔神经阻滞后，需要对副闭孔神经也进行阻滞。

4. 股外侧皮神经

（1）股外侧皮神经是由 L_2～L_3 脊神经腹侧支发出的感觉神经。自腰大肌外缘走出，斜越髂肌表面，达髂前上棘内侧（图 10-8A），股外侧皮神经继续下行，达到腹股沟韧带深面，有时会经腹股沟韧带裂孔穿出，但偶尔会造成神经卡压。有时也会通过髂骨上的小管穿出[13]。

（2）股外侧皮神经走行到达大腿外侧的过程中，尤其是穿过腹股沟韧带和髂前上棘的方式有很大的变异性[13,14]。股外侧皮神经通常在髂前上棘内侧 2～3cm 处，但也有可能位于髂前上棘内侧 7cm 处，甚至在髂前上棘外侧。大多数情况下，股外侧皮神经以单一神经束到达大腿外侧（72% 病例），有时会在腹股沟韧带近端分为 2～5 个分支，股外侧皮神经在进入股后，多数情况下，走行于缝匠肌的表面及髂筋膜的深面。也有可能穿过肌肉（22% 以上病例），极少数病例会穿行至髂筋膜表面。

（3）股外侧皮神经分布于从大转子区至膝关节外侧的股外侧皮肤，但也可能扩展到股内侧和髌骨远端[14,15]（图 10-8B）。

二、药物

操作者根据麻醉目的是术后镇痛（全身麻醉后椎管内麻醉情况下，或者连续神经阻滞导管）还是手术麻醉来选择合适的局麻药。表 10-1 和表 10-2 显示麻醉和镇痛的维持时间，但局麻药、局麻药佐剂（肾上腺素和地塞米松等）的种类和剂量以及实施阻滞的位置不同维持时间有显著差异。出于对手术需求（即手术部位及止血带需求）的考虑，下肢手术麻醉通常需要额外阻滞坐骨神经。但手术麻醉中很少需要额外阻滞闭孔神经及股外侧皮神经。

表 10-1 腰丛阻滞（腰大肌间隙入路）局麻药选择

麻醉药物（%）	麻醉维持时间（h）	麻痹持续时间（h）
利多卡因 1.5～2	2～4	4～8
甲哌卡因 1.5～2	3～5	5～8
罗哌卡因 0.5～0.75	4～6	6～12
布比卡因 0.5	4～6	6～12

表 10-2　股神经阻滞局麻药物选择

麻醉药物（%）	麻醉维持时间（h）	麻痹持续时间（h）
利多卡因 1.5 ~ 2	2 ~ 3	4 ~ 6
甲哌卡因 1.5 ~ 2	3 ~ 4	5 ~ 8
罗哌卡因 0.5 ~ 0.75	4 ~ 6	6 ~ 12
布比卡因 0.25 ~ 0.5	6 ~ 8	8 ~ 24

三、入路与技术

> **临床要点**　"入路"是指腰丛及其外周分支阻滞所在的解剖位置（例如：腰大肌后椎旁法或腹股沟血管旁法）。"技术"是指定位神经的方式 [例如：超声引导（USG），外周神经刺激法（PNS）或两者联合]。此外，连续腰丛神经和下肢神经导管技术比静脉应用阿片类药物术后镇痛效果更好，对大多数下肢手术而言，其术后镇痛效果可与硬膜外镇痛相媲美[16]。

超声引导是目前实施下肢外周神经定位的主流技术。与传统神经刺激法相比，不仅能提高完全感觉阻滞的成功率，还能缩短阻滞操作时间，起效时间及减少局麻药物用量[17]。没有证据支持需要常规合并使用神经刺激仪，尤其是超声下目标神经显示良好时。

然而，在两种情况下使用双重引导可能有用：①在特定的情况下，目标神经显影困难，如肥胖、深部神经（腰丛 - 腰大肌间隙入路）或解剖变异；②在注射局麻药物前，诱发运动反应电流 ≤ 0.2mA 强烈提示针尖在神经束内，应立即稍后撤针尖或重新定位针尖位置；但是，刺激电流 > 0.2mA 并不能保证针尖不在神经束内，避免神经内注射。

1. 腰丛阻滞（腰大肌间隙）

> **临床要点**　腰丛阻滞（腰大肌间隙入路）可阻滞腰大肌间隙内腰丛的所有 3 个周围神经支。在与神经刺激技术相结合的情况下，可以通过多种体表标记技术成功地进行腰丛阻滞（LPB）。然而，这是一种过时的区域麻醉技术，因为它受目标神经的深度和体表标志变异的影响。由于腰丛的解剖位置较深（深度会随性别和体重指数发生变化），体表标志估计及进针角度计算时小的误差都会导致针尖位置的偏差。随着超声成像技术的发展，使一些深部的解剖标志能够在穿刺前更好地进行定位。操作过程中，超声技术可实时评估针的穿刺轨迹和麻醉药物的扩散过程。

（1）适应证：腰丛联合骶丛阻滞可为髋部手术提供手术麻醉及术后镇痛 [全髋关节置换术（THA）、髋部及股部骨折修复，髋臼重建 / 截骨术]。腰丛联合坐骨神经阻滞，可为股骨干到足部的手术提供手术麻醉及术后镇痛。例如全髋关节置换术后镇痛，髋部及股部骨折修复，髋臼重建 / 截骨术，全膝关节置换术（TKA）。

（2）禁忌证：常见的外周神经阻滞禁忌证（例如未获知情同意，注射部位感染，局麻药过敏）。阻滞前已存在神经损伤是周围神经阻滞的相对禁忌证。对于存在神经损伤的患者，强烈推荐在实施外周神经阻滞前认真权衡潜在的风险和收益。[18] 对于腰丛的后椎旁阻滞方法，遵循 ASA 关于抗栓患者区域麻醉应用指南[19]。

（3）单次注射技术

①患者体位：患者取侧卧位，身体微向前倾，手术侧向上，髋关节弯曲。

> **临床要点** 操作者位于患者背后，这样，当联合应用神经刺激仪时，可以很容易地看到四头肌和髌骨的运动反应。首先，标记连接髂嵴的线（嵴间线），它可以估计 L_4 椎体或 L_4 和 L_5 椎间盘。其次，画一条线连接相邻的棘突来识别中线。这两条线相交点是最初体表超声扫描寻找 L_4 椎体横突的关键体表标志点（图 10-9）。

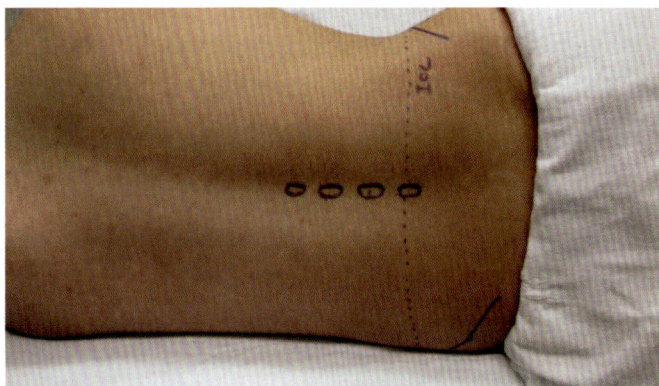

▲ 图 10-9　侧卧位，腰丛阻滞

基本体表标志包括识别髂嵴线（ICL）和中线（通过标记腰椎棘突来识别）

②超声探头选择和扫描技术

> **临床要点** 依据横突的深度和所需的视野的宽度，选用低频（2～5 MHz）凸阵探头。

a. 超声扫描技术由两部分组成：其一，前期对腰椎横突的体表扫描，来确定横突的深度及阻滞针刺入的深度。其二，实时超声引导下穿刺影像。

b. 标准的实施步骤包含两个推荐的超声切面。

·首先，将探头置于旁矢状面（PS，中线稍外侧）定位于患者骶骨近端的上方（图 10-10A）。在超声图像中，骶骨显示为一条连续的高回声线伴下方低回声影（图 10-10B）。探头向头侧滑行来获得 L_5 与 S_1 关节突的旁正中切面图像。然后逐渐得到 L_5 与 L_4，L_4 与 L_3 关节突图像。关节突在旁正中切面的超声图像为"驼峰样"高回声影。每一个驼峰都代表连续的腰椎中上关节突与下关节突之间形成的椎间关节（图 10-10C）[20]。相应的椎间盘水平（从 S_1 到 L_5 到 L_4）在探头中点的皮肤上做记录和标记。冠状面，上下关节突在相应椎体横突的后方，所以可以观察到其比相应横突更加表浅。

从 L_4 和 L_3 关节突旁矢状面切面开始，探头逐渐向外侧滑行，直到可以识别 L_4 和 L_3 椎体横突（通常在中线外侧 2～4cm 处）（图 10-11A）。横突的成像为短的高回声弯曲结构，后方有"指状"回声阴影在横突的深面。在横突的深部，横突间回声阴影之间可见条纹状的腰大肌成像[20]（图 10-11B）。

i. 用一条垂直于长轴（图 10-12，红线）的垂线来标记 L_4 和 L_3 椎体横突到中线的距离。将 L_4 椎体横突置于超声图像的中央（从尾部向头部），在轴向平面画一条线并向外侧延伸（图 10-12，黄线）。

ⅱ. 然后，探头向头侧缓慢移行，将 L_3 椎体横突置于超声图像的中央，经探头中点画第二条垂线并向外侧延伸（图 10-12，绿线）。

ⅲ. 旁矢状线（红色）与第一条轴线（黄色）的交点为穿刺进针点，这样做的目的是为了首先能触碰到 L_4 椎体横突。

ⅳ. 相反，从图中旁矢状线上的黑点进针。针走行于筋膜间间隙（L_4 和 L_3 之间），继续向深部、前面走行至 L_4 椎体横突到达腰丛（图 10-12，黑点）。

ⅴ. 横突超声成像后，将探头横置于腋中线与腋后线之间，紧贴髂嵴头侧（图 10-13）即可看到侧腹壁肌肉（腹外斜肌、腹内斜肌及腹横肌）的后段（见第 12 章）。

ⅵ. 然后探头向背侧滑行，直到看见腰方肌在腹横肌腱膜的内侧。L_4 椎体横突尖端连接腰方肌肌腱[21,22]。

ⅶ. 当探头长轴与先前标记的第一条轴线对齐时，在长轴平面内，超声图像将显示 L_4 横突、椎体及周围肌肉组织。由于 L_4 横突的尖端连接腰方肌的内侧，腰大肌和竖脊肌分别位于横突的前方与后方这样就形成一个特征性超声图像（"三叶草征"图像）[21,22]（图 10-13B 及图 10-14A）。

ⅷ. 然后，将探头稍向头侧倾斜直到横突（L_4）消失。超声波将穿过筋膜间间隙，椎体外侧缘的图像将由相对扁平的形状转变为更圆的椭圆形。椎体侧边将似乎伸入腰大肌内（图 10-13C 和图 10-14B）。

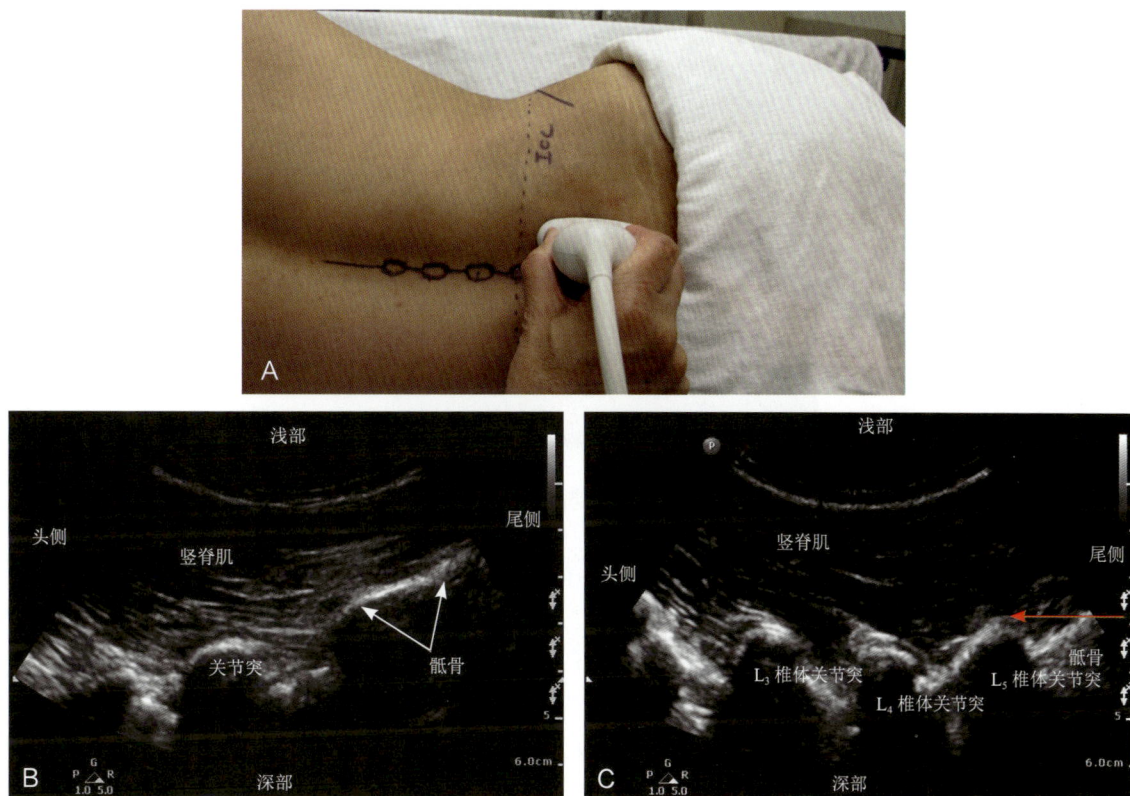

▲ 图 10-10　标准实施步骤的超声推荐切面

A. 探头置于旁矢状面方向腰骶关节上；B. 旁矢状面长轴腰骶椎成像，骶骨超声下显示为连续的高回声线伴后方回声陷落；C. 旁矢状面长轴关节突成像。关节突表现为连续的高回声波浪线"驼峰"，每一个都代表了上关节和下关节突之间的小关节。

注意：关节突的估计深度（水平箭）略小于 3.0 cm

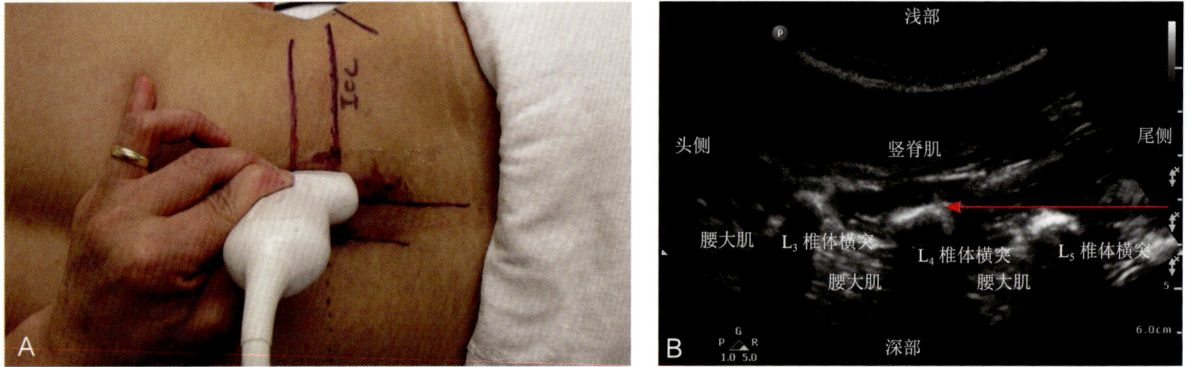

▲ 图 10-11 标准实施步骤的超声推荐切面

A. 探头由中线向外侧移动到横突上方；B. 横突（TP）旁矢状面长轴图像。横突呈现为短的高回声曲线结构伴横突深部"指状"后方回声阴影。后方有"指状"回声阴影在横突的深面。在横突的深部，横突间回声阴影之间可见条纹状的腰大肌成像。横突深度估计在 3cm 以上（水平箭）

> **临床要点** 腰丛阻滞主要标志的超声成像依赖于腰椎的特征性的强高回声（以及相应的后方回声陷落）。

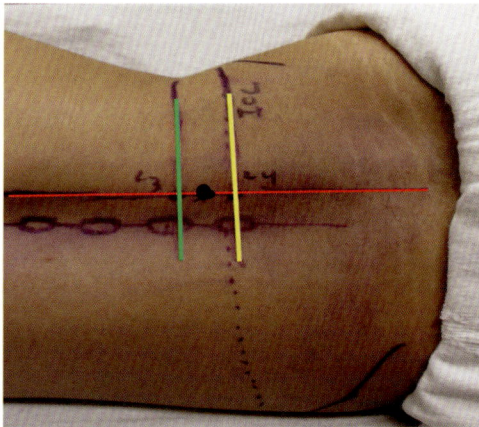

▲ 图 10-12 腰丛阻滞超声体表标志定位步骤

白色旁矢状线代表中线（棘突）到横突的距离。如果期望接触到 L_4 横突，图中白色旁矢状线与点状轴线的交点即为进针点。如果期望接触到 L_3 横突，图中白色旁矢状线与虚轴线的交点即为进针点。白色旁矢状线上黑点代表横突间间隙（$L_3 \sim L_4$ 横突之间）。从该点进针可绕过 L_4 横突

③超声解剖

a. 旁矢状面关节突成像（图 10-10B，C）上下关节突重叠（形成面关节）在超声成像为"驼峰样"连续的高回声波浪线伴关节后方深部的回声脱落。注意，在冠状面上，关节突比相应椎体横突位置更表浅。

b. 旁矢状面横突成像（图 10-11B）横突超声成像为短的（非连续的）强高回声结构，横突深部有特征的指状回声脱落。在横突深部的横突间可见腰大肌。腰大肌具有典型的骨骼肌的条纹状特征。

c. 轴向"三叶草切面"（图 10-13B）横突的高回声影形成三叶草的茎。前部为腰大肌，后部为竖脊肌，在 L_4 横突的侧缘上，腰方肌（QLM）肌腱套入形成三叶草的三片叶子。

　　d. 轴向横突间切面（图 10-13C）。横突不再显影。椎体的侧缘从一个扁平的形状（在三叶草图像）过渡到一个更圆的椭圆形，并且显示突入到腰大肌的实质。

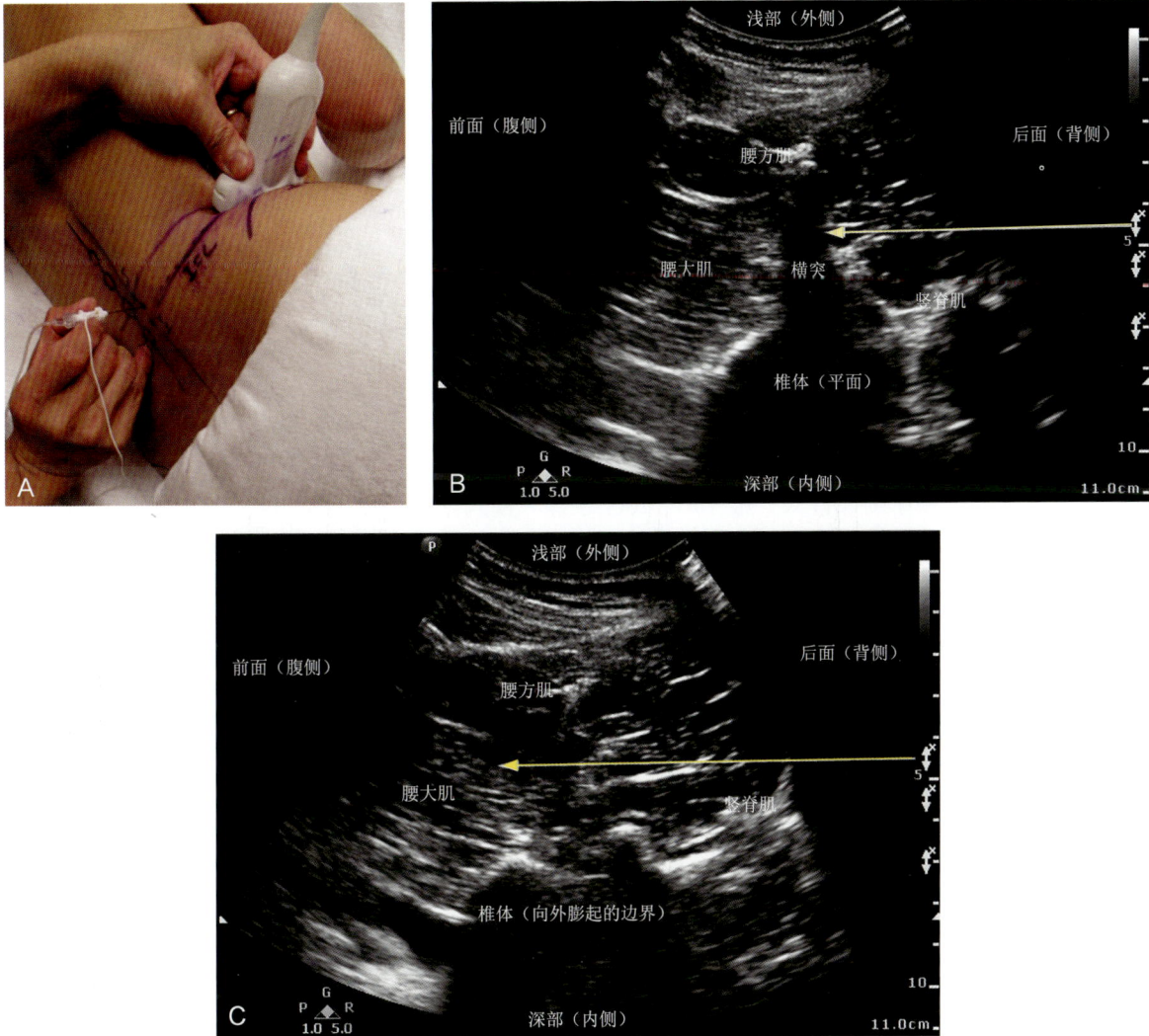

▲ 图 10-13　标准实施步骤的超声推荐切面

A. "三叶草法"腰丛阻滞的探头位置（紧贴髂骨上方）和进针点，针的走行将从后部（背部）到前部（腹侧），注意这张照片只是演示了探头的位置和进针点，并不是真实的操作过程；B. "三叶草法"腰丛阻滞的超声切面，L4 横突和椎体的超声显像，L4 横突插入腰方肌（QLM）肌腱，竖脊肌（ESM）和腰大肌（PMM）分别位于 L4 横突前、后表面，横突形成了三叶草的茎被三块肌肉（代表三片叶子）围绕，水平箭表示进针方向；C. "三叶草"切面调整为"横突间"切面，将超声探头缓慢向头侧倾斜，这样会显示出 L4 ～ L3 横突之间结构，L4 椎体形状（从三叶草图像中较平坦的图像）转变为一个更椭圆的结构，同时侧缘显示"凸入"腰大肌内，水平箭表示越过（前方 1 ～ 2cm）L4 横突进针方向

　　④穿刺技术（图 10-13A）：将探头置于髂嵴上方，超声显示为 L4 与 L3 横突间图像（轴向横突间图像），将一个 21G（10cm）或 20G（15cm）刺激针置于先前旁矢状面图像获取的穿刺点上。

　　a. 外围神经刺激仪的初始电流输出为 1.5mA（频率为 2MHz，脉冲持续时间为 0.1 ms）。

　　b. 穿刺针由后向前在超声平面内进针，直至到达先前测量过的横突深度前方 1 ～ 2cm 处。

　　c. 当针头与腰丛接触时，可见股四头肌的运动反应（股四头肌收缩或髌骨提高）。将先前的刺激仪输出电流降至 0.5 ～ 1.0mA，仍能引起股四头肌收缩。

d. 注射适量盐水或局麻药后，股四头肌收缩反应消失。在注射过程中缓慢分次注射（3～5ml 的整数倍），总容量为 20～35ml，超声显示局麻药在腰大肌内扩散。

> **临床要点** 刺激电流不应＜ 0.5 mA，因为在此阈值以下刺激能激发运动可能指示针尖位置在椎管内。椎管内注射可能导致硬膜外麻醉或脊髓麻醉。
>
> 由于腰丛阻滞时，穿刺针会穿过多层肌肉组织，因此患者会有明显的不适感。需要给予适度的镇痛及镇静药物确保患者安静而配合。
>
> 起效时间取决于局麻药种类、浓度和剂量，起效时间通常为 20～30min。

⑤局麻药容量：一般需要总量 20～35ml 局麻药才能使腰丛的三大分支均获得较为满意的局麻药分布（达到成功阻滞效果）[23]。

（4）连续置管技术：如果需用连续置管技术，通常将 17～18G 的 Tuohy 针针尖置于腰大肌间隙并注射局麻药（20ml）。在确定局麻药在神经周围扩散（通过针尖注入）后，将超声探头放置于手边的无菌区域内。通过硬膜外穿刺针置入一根 19～20G 导管，置入导管深度不超出针尖 2～3cm。重新将超声探头置于原先的位置，通过导管注射 3～5ml 的麻药，确认局麻药在腰大肌间隙内扩散，确保导管尖端位置正确。然后将穿刺针从导管上退出，用无菌敷料固定导管。导管的另一端连接到输注泵。最常用的局麻药是 0.2% 罗哌卡因，常规注射量为 6～10ml/h。

> **临床要点** 针的开口朝向尾部和外侧，协助导管在腰丛的方向上延伸，降低导管向内侧延伸至椎间孔的风险。当停止并移除一个连续腰丛导管时，遵循 ASA 关于抗栓患者区域麻醉应用指南[19]。

2. 超声引导下股神经阻滞

（1）适应证：股神经阻滞最常见适应证为膝部手术（TKA，前交叉韧带重建，髌骨肌腱修复）和髋部或股骨干骨折的切开复位内固定的术后镇痛。联合坐骨神经阻滞适用于多数膝关节以下手术（膝下截肢术、全踝关节置换术）的麻醉和镇痛。股前部浅表软组织手术（肌肉活检）麻醉。

（2）禁忌证：常见外周神经阻滞禁忌证（如未获知情同意、注射部位感染、局麻药过敏）。已有神经损伤是外周神经阻滞的相对禁忌证；对于已存在神经损伤的患者，强烈推荐在实施外周神经阻滞前认真权衡潜在的风险和收益[14]。

（3）单次注射技术

①患者体位：患者取仰卧位，拟手术下肢稍外展 10°～20°，显露操作部位——腹股沟区域。髋部或股骨干骨折患者，外展可能比较困难和痛苦。

②超声探头选择和扫描技术：通常使用高频线阵探头（5～12 MHz）。3～4cm 深度可显示股神经和股动脉。超声探头先以轴向与皮肤成 90°，平行于腹股沟皱褶（图 10-15）。调整探头（由头侧向尾侧，由内侧向外侧稍微移动，穿刺针角度由头侧指向尾侧）以优化目标结构成像。

a. 股动脉超声下显像为典型的圆形、搏动、不可压缩的低回声结构，最易识别。股动脉内侧是更粗、易压缩的股静脉。

b. 股神经为紧贴股动脉内侧稍深部的椭圆形高回声结构。阔筋膜和髂筋膜为线性高回声结构，由内侧向外侧浅表部走行，垂直于股神经和股动脉短轴（图 10-16A，B）。阔筋膜位于髂筋膜浅层。髂筋膜位于股神经浅层。髂筋膜向内侧移行，逐渐变厚成为髂耻韧带，位于股动脉和股静脉深部（图 10-3）。

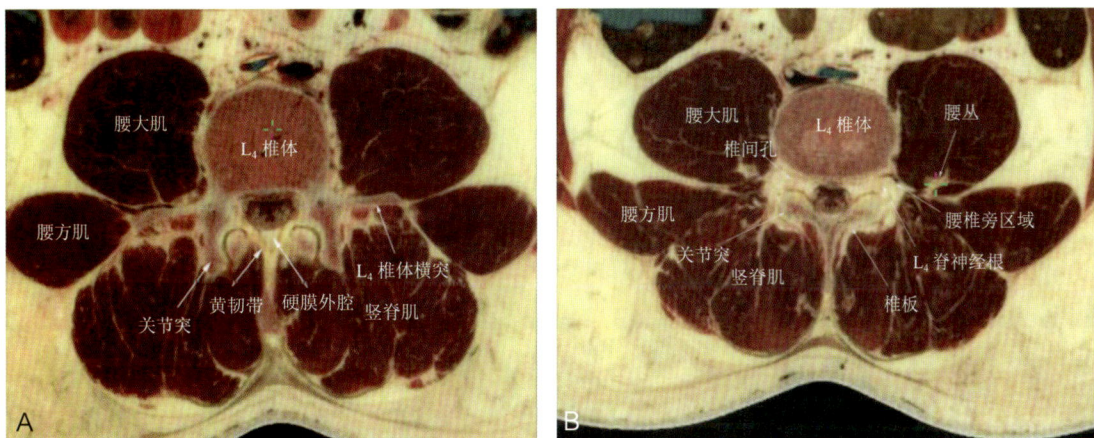

▲ 图 10-14　尸体解剖切片

A. 通过 L₄ 椎体（L₄-VB）和横突（L₄-TP）的尸体解剖横截面与 "三叶草法" 超声图像一致；B. 横断面尸体解剖切片通过横突间窗口（L₃ 和 L₄ 之间）对应于 "横突间" 切面调整为 "三叶草" 切面。椎间孔（IVF）、L₄ 神经根和腰丛（在腰大肌的后部）都有白色箭头标记 [引自 Karmakar MK, et al. Sonoanatomy Relevant for Lumbar Plexus Block in Volunteers Correlated With Cross-sectional Anatomic and Magnetic Resonance Images. Reg Anesth Pain Med. 2013;38（5）:391–397, Figure 4, p. 393; Figure 5, p. 393.]

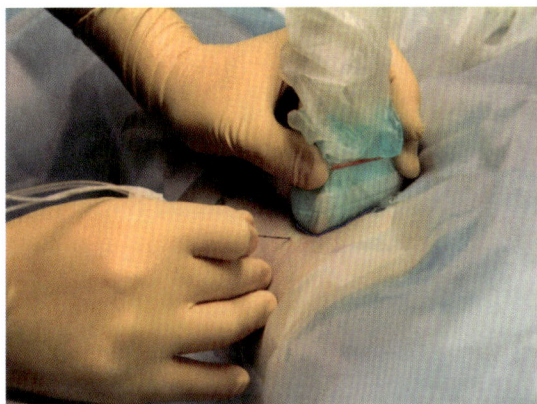

▲ 图 10-15　超声引导下股神经阻滞，患者体位，探头位置，进针点

③超声解剖（图 10-16A，B）：股神经大多位于股动脉外侧，与股动脉毗邻。少数情况下，位于股动脉稍内侧深部。股神经图像为一个椭圆至长方形的高回声结构，呈三角形，薄而扁平。高回声的股神经紧贴于低回声的髂腰肌的表面，髂筋膜的深面。髂筋膜为一条薄的高回声线性结构，在水平斜向的方向上，在股神经表面由外侧向内侧走行。

临床要点　股深动脉或股动脉外侧无回声结构有可能是旋股外侧动脉（LCFA）。它看起来走行与股神经的短轴垂直。彩色多普勒可识别其为血管。稍向头侧移动探头可以得到一个理想的切面，在后方留出一条能避开 LFCA 的进针路径。

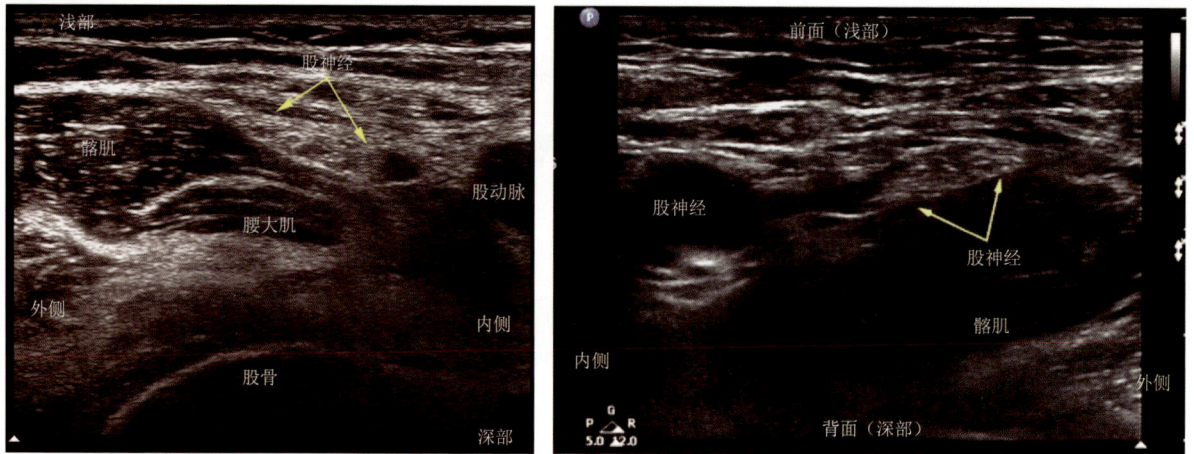

▲ 图 10-16 血管周围股神经阻滞短轴超声切面

高回声的股神经位于低回声股动脉的外侧。股神经的形状是大多为椭圆形（A），与前后径相比，内外径更宽，少数情况下为三角形（B）

④穿刺技术：用 21G（10cm）穿刺针由探头外侧平面内进针，至股神经的外上方即正好在髂筋膜的深面（图 10-17A）。在针尖穿透髂筋膜时有明显的突破感及落空感后回抽，注射小剂量的局麻药（1～2ml）观察局麻药物在髂筋膜的深面股神经周围分布（可见一个液性暗区）。在注射过程中，边回抽边注射，实时观察局麻药在股神经周围的扩散情况。继续注射局麻药直到局麻药完全在股神经周围扩散为止（图 10-17B）。虽然局麻药圆周样的分布会使阻滞起效迅速而完全，但是并未在临床试验中进行严格的测试。关键是要确保针尖（注射的局麻药物）在髂筋膜的深面。

⑤局麻药容量：通常需要 20～25ml 局麻药即可获得股神经周围满意的局麻药物分布[24]。

（4）连续置管技术：如果应用连续置管技术，通常采用孔径较大（17～18G）的 Tuohy 针，注射局麻药。在确定局麻药分布（通过针尖注射）位置正确后，将超声探头放置于手边的无菌区域内。通过 Tuohy 针置入一根 19～20G 的导管，置管深度不超出针尖 2～3cm。重新将超声探头放置于原先的位置，通过导管注射 3～5ml 局麻药，确认局麻药分布在髂筋膜深面，提示导管尖端位置正确。然后将穿刺针从导管上取出，无菌透明敷料固定。导管的另一端连接到输液泵。最常用的局麻药为 0.2% 罗哌卡因，注射量为 6～10ml/h。

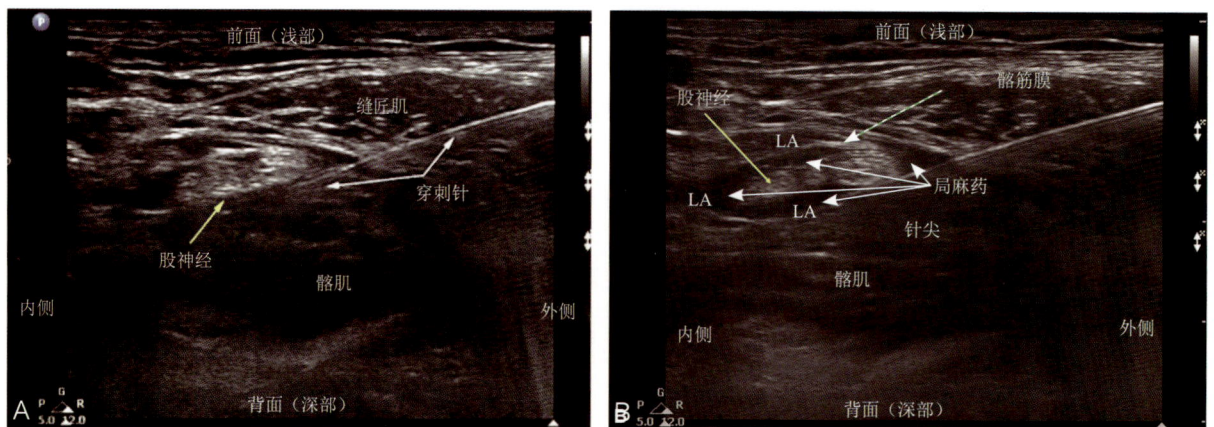

▲ 图 10-17 超声引导下穿刺

A. 超声引导的短轴平面内股神经阻滞，穿刺针（双向箭）是从外侧向内侧的方向推进，最初的位置是在股神经的外侧和髂筋膜的深面；B. 局麻药（LA）分布在股神经周围。股神经位于髂筋膜（虚线箭）深面和髂肌的表面

临床要点　连续股神经阻滞成功的关键是将导管置于髂筋膜深面。如果导管尖端（和局麻药输注）被放置在髂筋膜的深面，或许导管可能会被放置在股神经表面或深面，但是感觉运动阻滞的效果没有差别。

"预装"是一种有效的放置连续股神经阻滞导管的技术将 19G 的带有加强丝的导管（超声下导管内的金属丝会显示高回声）置入 17G 的阻滞针内。导管的近端连接到一个含有生理盐水或局麻药的 20ml 注射器（图 10-18A）。注入少量液体确定导管尖端位于接近阻滞针的斜面尖端（图 10-18B）。预先装配导管针的优点是，一旦针头进入了股神经旁（髂筋膜深面），导管就可以直接穿出针尖进行置管，而不需要将导管插入针内。

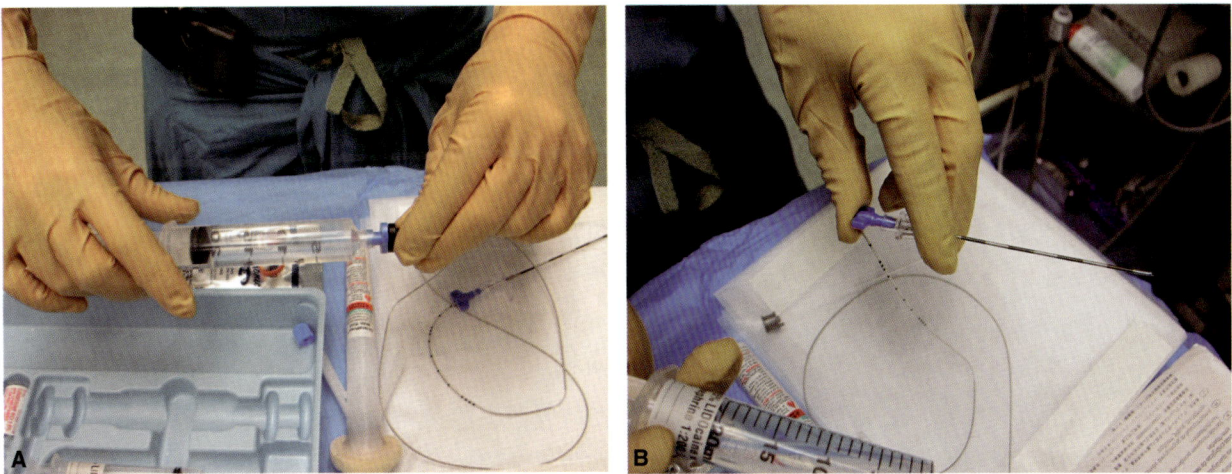

▲ 图 10-18　放置连续股神经阻滞导管技术的预装程序

A. 带加强丝的导管已经预装进针内，导管的近端与注射器相连；B. 预充导管，直到从导管尖端看到液体流出，导管尖端定位于穿刺针的斜面末端

3. 超声引导缝匠肌下股三角阻滞

临床要点　隐神经、股内侧肌肌肉神经分支，股内侧皮神经后支阻滞的共同解剖定位为缝匠肌下股三角顶点处，以前称之为收肌管阻滞（ACB）。起初描述的超声探头位置为"股中部"（髂前上棘到髌骨基底部的中点）。隐神经在股三角及收肌管内走行的解剖支持将超声探头置于股中部即在缝匠肌下股三角的顶点及接近收肌管的起始部处（缝匠肌内侧缘与长收肌内侧缘的交点）[4,25-27]。大部分对收肌管阻滞在全膝关节置换术中应用效果的研究其实是缝匠肌下股三角阻滞（SSFTB）。

一些麻醉医生可能提倡将"真正的收肌管阻滞"应用在股部的远端，这样做的目的是"仅仅阻滞隐神经，不影响股内侧肌肌肉神经分支避免股四头肌无力。"然而，因为股内侧肌肌肉神经分支发出远端感觉神经分支分布于膝关节囊，从解剖角度考虑，全膝关节置换术最佳麻醉方式应该选择更靠近近端的缝匠肌下股三角阻滞[4]。

（1）适应证：主要的适应证（最常见的是利用连续周围神经阻滞技术）是全膝关节置换术（TKA）及膝部其他常见手术术后镇痛。缝匠肌下股三角阻滞（SSFTB）已取代连续股神经阻滞（CFNB）用于TKA术后镇痛[28]。在现代多模式镇痛（围术期对乙酰氨基酚、非甾体抗炎药、加巴喷丁类复合关节周围局部麻醉剂浸润性镇痛）的背景下，单次注射或连续缝匠肌下股三角阻滞（CSSFTB）镇痛效果并不比连续股骨神经阻滞（CFNB）差，而且不会出现CFNB引起的股四头肌运动阻滞[29,30]。

（2）禁忌证：常见外周神经阻滞禁忌证（例如未获知情同意，注射部位感染，局麻药过敏）。已存神经损伤是周围神经阻滞的相对禁忌证；对于已存在神经损伤的患者，强烈推荐在实施外周神经阻滞前认真权衡潜在的风险和收益[18]。

（3）单次注射技术

①患者体位：仰卧位，手术侧下肢轻微屈曲，外旋。最常见的探头放置位置为股前内侧中点。

> **临床要点** 为了便于实现外展和外旋体位，可将4～6英寸厚的垫子（毛巾卷）放置在股后内侧。这个体位使股中部前内侧皮肤（探头位置）位于水平面。

②超声探头选择和扫描技术：通常采用高频线阵探头（5～12MHz），大部分患者适用深度为3～5cm。超声探头先轴向与皮肤成90°置于股中部前内侧皮肤上。然后调整探头（轻微移动从头端向尾端，由内向外，穿刺针角度是从头侧向尾侧）来获得目标组织结构最佳的短轴超声切面。

③超声解剖（图10-19，A～C）：缝匠肌下股三角阻滞主要标志为股动脉，股动脉在缝匠肌深面，为一圆形搏动的低回声结构。股神经是紧贴股浅动脉外侧小的高回声结构。股静脉通常位于股神经后方或后外侧（位于股神经正后方并紧贴股神经深面）。在缝匠肌下股三角内，神经血管束夹在肌肉之间，后内侧是内收肌（长收肌和大收肌），前外侧是股内侧肌，前内侧是缝匠肌。股内侧肌神经分支在缝匠肌深面，股神经的外侧（图10-6）。

> **临床要点** "预装"是一种有效的技术，即将一根19G的带有加速丝的导管（超声下导管内的金属丝显示高回声）置入17G的阻滞针内。导管的近端连接到一个20ml的注射器，注射器充满了所需的溶液（生理盐水或局麻药）（图10-19A）。注入少量液体确定导管尖端位于接近阻滞针的斜面尖端（图10-19B）。预先装配导管针的优点是，一旦针头进入了缝匠肌下股三角（或神经周围的筋膜间隙），导管就可以直接穿出针尖进行置管，而不需要将导管插入针内。

④穿刺技术：本文介绍一种连续置管技术，这是收肌管阻滞（ACB）最常用的技术。

在获得缝匠肌下股三角（SSFT）和周围肌肉的最佳短轴切面后，预组装导管的穿刺针从探头外侧2～4cm处进针，在平面内向SSFT推进。最常见的针尖定位靶点为股神经的下外侧缘。当针穿过SSFT的外侧界时，可以看到或感觉到明显的"阻力消失"。这意味着针尖已经穿出并在股内侧肌内侧。通过导管头端进行小剂量的注射试验（注射局麻药或无菌生理盐水），会在SN周围及下方形成一个无回声池。如果注射剂在股内侧肌内蓄积，针尖将不得不稍作进一步的推进来到达SSFT。在回抽之后，注入所需溶液。收肌管会被扩张（便于置管）。置管深度超出针尖3～5cm。把穿刺针从导管上退出。额外注射2～3ml局麻药，观察导管在SSFT内留置情况。

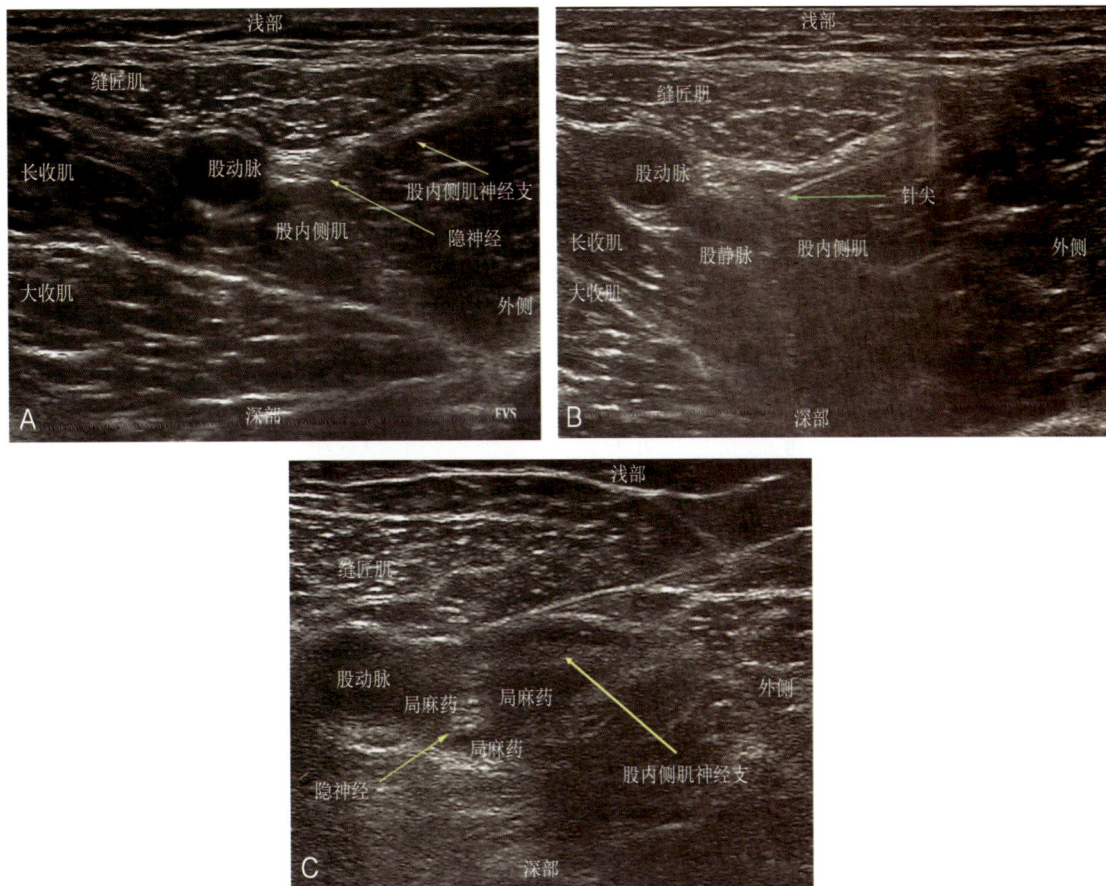

▲ 图 10-19　超声引导下的穿刺

A. 缝匠肌下股三角的超声短轴切面，高回声的隐神经位于股浅动脉的外侧，股内侧肌神经支位于隐神经外侧，缝匠肌深面，股内侧肌的浅表面；B. 针尖从外侧到内侧推进，在隐神经的下外侧，局麻药分布在隐神经的外侧缘和股内侧肌神经支的深面，股浅静脉紧贴隐神经的深面；C. 在缝匠肌下股三角内局麻药围绕着隐神经和股内侧肌神经支周围分布

> **临床要点**　如果导管尖端不容易直接观察到，可通过导管注入溶液，并观察其在 SN 或 FA 附近形成一个无回声蓄积池，可以间接证实导管尖端在 SSFT 内。

⑤局麻药容量：对于单次注射技术，20ml 将充满 SSFT，且不会向近端扩散至股三角 [31]。

（4）连续置管技术：在前面已经描述了连续置管技术。连续 SSFTB 是最常用的外周区域镇痛技术，许多患者 TKA 术后 1 ～ 2 天即可出院。对连续的 SSFTBs 的管理有几个注意点。

①关于何时（术前还是术后）放置连续外周神经导管，应与手术团队共同协商决定。术前放置注意事项包括：手术过程中导管移位，股部止血带对神经血管结构附近导管的挤压，导管接近无菌区域。

②在 TKA 后，SSFTB 阻滞镇痛不完善，患者在术后期间有轻微至中度不适的情况并不少见。疼痛可能是由于 SSFTB 的失败引起的，也可能是由坐骨神经和（或）闭孔神经分布于膝关节所引起的疼痛。由于外科敷料和绷带的缘故，很难评估膝关节周围的感觉阻滞情况。然而，下肢内侧和内踝部的感觉阻滞可以证明 SSFT 能阻断 SN。

③ SSFTB 通常不会导致临床相关的显著的股四头肌运动阻滞，也不会导致与 TKA 相关的预期的股四头肌运动阻滞。此外，SSFTB 已被证明可使 TKA 术后疼痛剧烈的患者股四头肌力量增强，这机制可

能与其抑制疼痛介导的股四头肌功能障碍相关[32]。

④在连续 SSFTB 患者中，延迟性股四头肌无力（开始注射后的 12～36h）最有可能是由于局麻药向近端扩散到 FT，从而导致了对所有支配股四头肌的运动分支的阻滞[33]。注射应该暂时停止。如果股四头肌运动阻滞消失（指 FN 阻滞消失后），则可以以较低的速率重新启动注射（降低近端扩散的风险），或将 SSFT 导管移除，重新置于更远端。在停用 SSFTB 后四头肌持续 24～48h 无力也可能预示是局麻药诱导肌毒性（四头肌）的罕见并发症。这种疲软可能会持续 1～3 周，但通常会自行恢复[34]。

⑤足部无力（表现为缺乏跖屈或踝关节背屈）不是 SSFTB 导致的。足部无力（最常见的是足下垂）可由关节周围局麻药浸润导致腓总神经持续阻滞造成的，也可能是由于手术造成的创伤。局麻药浸润引起的阻滞应在 24～48h 消失。持续的足下垂应立即做进一步评估。

4. 超声引导下闭孔神经阻滞

（1）适应证：闭孔神经阻滞（ONB）适应证是使用神经肌肉松弛药物无效或禁忌条件下，预防经尿道膀胱手术过程中闭孔反射。闭孔反射可引起同侧大腿的突然有力的内收，增加膀胱穿孔或血管撕裂的风险。此外，在膝关节手术后，超声引导下闭孔神经阻滞可能会提供额外的镇痛作用（除了 SSFTB 的作用）[35]。ONB 还可用于治疗与慢性神经紊乱相关的外展肌痉挛。

（2）禁忌证：常见外周神经阻滞禁忌证（例如：未获知情同意，注射部位感染，局麻药过敏）。已有神经损伤是周围神经阻滞的相对禁忌证，对于已存在神经损伤的患者，强烈推荐在实施外周神经阻滞前认真权衡潜在的风险和收益[14]。

（3）单次注射技术

①患者体位：取仰卧位，拟手术侧下肢，轻微屈曲，外旋。

> **临床要点** 由于 ON 解剖变异大，尤其是分布到髋关节的关节分支，超声引起是推荐的技术之一[8]。联合神经刺激器并不能改善阻滞的成功率，还会增加操作时间。为了提高成功率减少穿刺的次数，推荐在超声引导下，将阻滞针定位到闭孔神经所在的耻骨肌和闭孔外肌间的筋膜间隙。

②超声探头选择和扫描技术：这项阻滞常采用高频线阵探头（5～12 MHz）。对于大多数患者来说，3～5cm 的深度是足够的。

a. 超声探头短轴与皮肤成 90°，平行于腹股沟皱褶放置，获得 FA 的图像。然后，探头沿着腹股沟折痕滑动，直到耻骨肌在股静脉的内侧显现出来。探头进一步向内侧滑动，直到在超声图像显示耻骨肌、长收肌和短收肌之间的特征 y 形筋膜平面（图 10-20）。耻骨肌位于长收肌和短收肌之间的外侧。闭孔神经的前段和后段可以在长收肌和短收肌之间以及短收肌和大收肌之间，分别显示这个更远端成像平面。

b. 探头向头侧 40°～50° 倾斜，直到强高回声（后方回声陷落）的弯曲结构为上耻骨支在耻骨肌的深处和外侧。在这一较近端的成像平面上，有厚的高回声筋膜在耻骨肌的深部和闭孔外肌浅层。闭孔神经在这个筋膜平面内（图 10-21）。

③超声解剖：远端短轴切面显示耻骨肌在 y 形筋膜结构外侧。闭孔神经的前段和后段出现在大收肌之间的小而扁平的高回声结构。前段位于长收肌和短收肌之间，而后段位于短收肌和大收肌之间（图 10-20）。

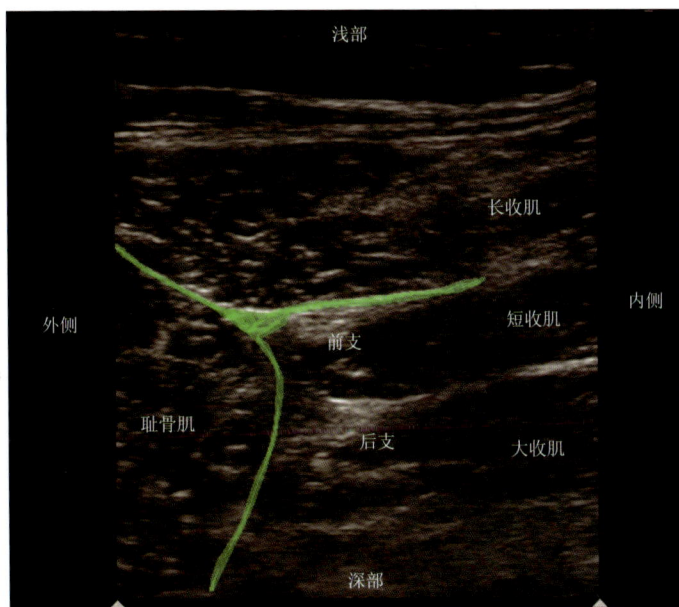

▲ 图 10-20　远端闭孔神经超声图像

一个特征的 y 形筋膜平面（绿线）位于耻骨肌（位于外侧）和内收肌（位于内侧）之间。均有扁平的高回声前支和后支，在长收肌和短收肌之间以及短收肌与大收肌之间

短轴切面筋膜间显示高回声的耻骨上支（SPR）位于耻骨肌的外侧和深处。SPR 显示为曲线，伴后方回声脱落。耻骨肌的表面是闭孔外肌。耻骨肌和闭孔外肌之间的筋膜将显示为较厚的高回声结构，从外侧到内侧从 SPR 延伸到短内收肌的外侧边缘（图 10-21）[36]。

④穿刺技术：一个 21G 的 10cm 穿刺针从探头的侧面由外向内平面内进针，越过 SPR 走行在耻骨肌和闭孔外肌之间。闭孔神经常被肌肉之间的厚筋膜所遮蔽，正常无法看到。当针尖进入筋膜间平面时，可能会感到阻力消失感。

⑤局麻药容量：15ml 的局麻药即可充满筋膜间隙，并向近端扩散至穿出闭孔的闭孔神经，远端扩散至闭孔神经的前后支。

（4）连续置管技术：围术期很少用到连续闭孔神经阻滞，不再叙述。

5. 超声引导下股外侧皮神经阻滞

（1）适应证：股外侧皮神经阻滞很少用于急性围术期镇痛治疗，最常见的适应证是股外侧皮神经慢性疼痛的单神经病变（称为"感觉异常性股痛"）的诊断和治疗。

（2）禁忌证：常见外周神经阻滞禁忌证（例如：未获知情同意，注射部位感染，局麻药过敏）。

（3）单次注射技术：由于股外侧皮神经定位和走行解剖变异，基于体表标志（低于 40%）和（或）神经刺激仪（成功率 85%）的阻滞成功率较低。然而，超声引导可使股外侧皮神经或其穿行的筋膜平面可视化。

①患者体位：患者取仰卧位。在皮肤上标记髂前上棘和腹股沟韧带作为初始探头位置的参考点。

②超声探头选择和扫描技术：采用高频（6～13MHz）的线阵探头轴向放置在髂前上棘。髂前上棘被显示为一种高回声结构，伴后方回声脱落。然后将探头向远端移动，而缝匠肌显示成一个倒三角形结构。缝匠肌紧贴在髂骨表面，髂骨成像为高回声结构伴后方回声脱落（图 10-22）。在短轴切面中，股外侧皮神经将成像为一个或多个高回声或低回声结构。如果不能识别神经，可识别缝匠肌和阔筋膜张肌之间的髂筋膜[12,13]。

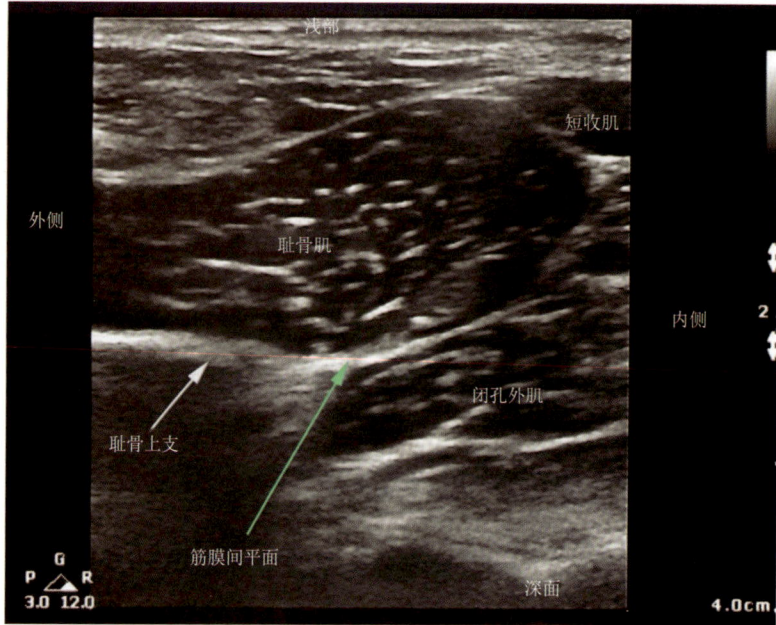

▲ 图 10-21 闭孔神经阻滞近端筋膜技术的短轴超声切面

耻骨肌位于表面，闭孔外肌位于高回声目标筋膜平面深面

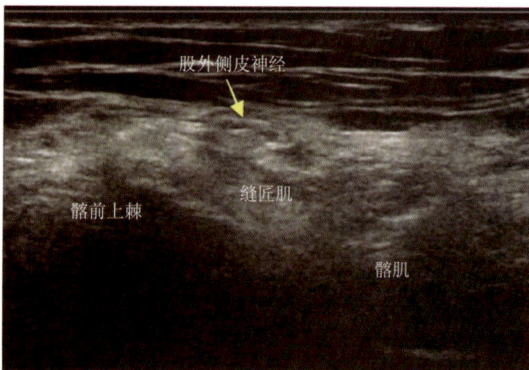 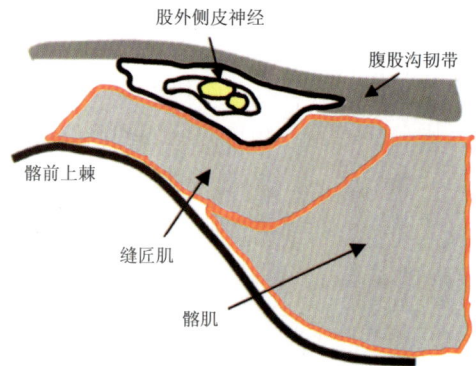

▲ 图 10-22 股外侧皮神经（LFCN）在髂前上棘（ASIS）尾侧的短轴切面

股外侧皮神经位于正好缝匠肌的表面，髂筋膜深面

③超声解剖：在短轴切面中，股外侧皮神经将成像为一个或多个高回声或低回声结构，通常被低回声的脂肪包围。如果不能识别股外侧皮神经，可识别紧贴缝匠肌和髂肌表面的高回声的髂筋膜，作为穿刺靶点。

④穿刺技术：由于股外侧皮神经较表浅，可用短轴平面内技术或短轴平面外技术。针尖穿刺至股外侧皮神经附近或缝匠肌与髂筋膜之间。

⑤局麻药容量：通常使用 5 ～ 10ml 局麻药即可阻滞股外侧皮神经。

（4）连续置管技术：围术期很少使用连续股外侧皮神经阻滞，不再叙述。

参考文献

［1］Awad IT, Duggen EM. Posterior lumbar plexus block: anatomy, approaches, and technique. Reg Anesth Pain Med. 2005;30:143–149.

［2］Farny J, Drolet P, Girard M. Anatomy of the posterior

approach to the lumbar plexus block. Can J Anaesth. 1994;41:480–485.

[3] Birnbaum K, Prescher A, Hebler S, et al. The sensory innervation of the hip joint: an anatomical study. Surg Radiol Anat. 1997;19:371–375.

[4] Bendtsen TF, Moriggl B, Chan VW, et al. The optimal analgesic block for total knee arthroplasty. Reg Anesth Pain Med. 2016;451:711–719.

[5] Gustafson KJ, Pinault GCJ, Neville J, et al. Fascicular anatomy of human femoral nerve: implications for neural prosthesis using nerve cuffee electrodes. J Rehabil Res Dev. 2009;46:973–984.

[6] Burckett-St. Laurant D, Peng P, Arango LC, et al. The nerves of the adductor canal and the innervation of the knee: an anatomic study. Reg Anesth Pain Med. 2016;41:231–327.

[7] Andersen HL, Andersen SL, Tranum-Jensen J. The spread of injectate during saphenous nerve block in the adductor canal block: a cadaver study. Acta Anaesthesiol Scand. 2015;59:238–245.

[8] Mentzel M, Fleischmann W, Bauer G, et al. Ankle joint denervation. Part 1: anatomy-the sensory innervation of the ankle joint. Foot Ankle Surg. 1999;5:15–20.

[9] Anagnostopoulou S, Kostopanagiotou G, Paraskeuopoulos T, et al. Anatomic variations of the obturator nerve in the inguinal region: implications in conventional and ultrasound regional anesthesia techniques. Reg Anesth Pain Med. 2009;34:33–39.

[10] Nielsen TD, Moriggl B, Søballe K, et al. A cadaveric study of ultrasound-guided subpectineal injectate spread around the obturator nerve and its hip articular branches. Reg Anesth Pain Med. 2017;42:357–361.

[11] Bouaziz H, Vial F, Jochum D, et al. An evaluation of the cutaneous distribution after obturator nerve block. Anesth Analg. 2002;94:445–449.

[12] Katritsis E, Anagnostopoulou S, Papadopoulos N. Anatomical observations on the accessory obturator nerve (based on 1000 specimens). Anat Anz. 1980;148:440–445.

[13] Carai A, Fenu G, Sechi E, et al. Anatomical variability of the lateral femoral cutaneous nerve: findings from a surgical series. Clin Anat. 2009;22:365–370.

[14] Hui GKM, Peng PWH. Meralgia paresthetica: what an anesthesiologist needs to know. Reg Anesth Pain Med. 2011;36:156–161.

[15] Bodner G, Bernathova M, Galiano K, et al. Ultrasound of the lateral femoral cutaneous nerve: normal findings in a cadaver and in volunteers. Reg Anesth Pain Med. 2009;34;265–268.

[16] Ilfeld BM. Continuous peripheral nerve blocks: an update of the published evidence and comparison with novel, alternative analgesic modalities. Anesth Analg. 2017;124:308–335.

[17] Salinas FV. Evidence basis for ultrasound guidance for lower extremity peripheral nerve block: update 2016. Reg Anesth Pain Med. 2016;41:261–274.

[18] Neal JMN, Barrington MJ, Brull R, et al. The second ASRA Practice Advisory on Neurologic Complications Associated with Regional Anesthesia and Pain Medicine-Executive Summary. Reg Anesth Pain Med. 2015;40:401–430.

[19] Horlocker TT, Wedel DJ, Rowlingson JC, et al. Executive summary: regional anesthesia in the patient receiving antithrombotic or thrombolytic therapy. American Society of Regional Anesthesia and Pain Medicine Evidence-Based Guidelines (Third Edition). Reg Anesth Pain Med. 2010;35:102–105.

[20] Chin KJ, Karmakar MK, Peng P. Ultrasonography of the adult thoracic and lumbar spine for central neuraxial blockade. Anesthesiology. 2011;114:1459–1485.

[21] Karmakar MK, Kwok WH, Soh E, et al. Sonoanatomy relevant for lumbar plexus block in volunteers correlated with cross-sectional anatomical and magnetic resonance images. Reg Anesth Pain Med. 2013;38:391–397.

[22] Sauter AR, Ullensvang K, Bendtsen TF, et al. Shamrock method: a new and promising technique for ultrasound-guided lumbar plexus block. Br J Anaesth. 2013;111 (eLetters Supplement) doi: 10.1093/bja/el_9814.

[23] Sauter AR, Ullensvang K, Niemi G, et al. The Shamrock lumbar plexus block: a dose finding study. Eur J Anaesthesiol. 2015;32:764–770.

[24] Casati A, Baciarello M, Di Cianni S, et al. Effects of ultrasound guidance on the minimum effective anaesthetic volume required to block the femoral nerve. Br J Anaesth. 2007;98:823–827.

[25] Bendtsen TF, Moriggl B, Chan VW, et al. Redefining the adductor canal block. Reg Anesth Pain Med. 2014;39:442–443.

[26] Bendtsen TF, Moriggl B, Chan VW, et al. Basic topography of the saphenous nerve in the femoral triangle and the adductor canal block. Reg Anesth Pain

Med. 2015;40:391–392.

[27] Wong WY, Bjorn S, Strid JMC, et al. Defining the location of the adductor canal using ultrasound. Reg Anesth Pain Med. 2017;42:241–245.

[28] Masaracchia MM, Herrick MD, Barrington MJ, et al. Adductor canal block: changing practice patterns and associated quality profile. Acta Anaesthesiol Scand. 2017;61:224–231.

[29] Jaeger P, Zaric D, Fomsgaard JS, et al. Adductor canal block versus femoral nerve block for analgesia after total knee arthroplasty: a randomized, double-blind study. Reg Anesth Pain Med. 2013;38:526–532.

[30] Jaeger P, Nielsen ZJ, Henningsen MH, et al. Adductor canal block versus femoral nerve block and quadriceps strength: a randomized, double-blind, placebo-controlled, c°rossover study in healthy volunteers. Anesthesiology. 2013;118:409–415.

[31] Jaeger P, Jenstrup MT, Lund J, et al. Optimal volume of local anaesthetic for adductor canal block: using the continual reassessment method to estimate ED95. Br J Anesth. 2015;115:920–926.

[32] Grevstad U, Mathiesen O, Valentir LS, et al. Effect of adductor canal block versus femoral nerve block on quadriceps strength, mobilization, and pain after total knee arthroplasty: a randomized, blinded study. Reg Anesth Pain Med. 2015;40:3–10.

[33] Veal C, Auyong DB, Hanson NA, et al. Delayed quadriceps weakness after continuous adductor canal block for total knee arthroplasty. Acta Anaesthesiol Scand. 2014;58:362–364.

[34] Neal JM, Salinas FV, Choi DS. Local anesthetic-induced myotoxicity after continuous adductor canal block. Reg Anesth Pain Med. 2016;41:723–727.

[35] Runge C, Borglum J, Jensen JM, et al. The analgesic effect of obturator nerve block added to a femoral triangle block after total knee arthroplasty: a randomized controlled trial. Reg Anesth Pain Med. 2016;41:445–451.

[36] Taha A. Ultrasound-guided obturator nerve block: a proximal interfascial approach. Anesth Analg. 2012;114:236–239.

第 11 章　下肢 – 坐骨神经阻滞
Lower Extremity–Sciatic Nerve Block

Francis V. Salinas 著，周荣胜 译，严军、温健 校

> **· 要　点 ·**
>
> 1. 掌握坐骨神经解剖及下肢骨关节和神经支配的知识，可以帮助操作者根据手术的方式选择最佳的穿刺入路。
> 2. 超声引导已经成为坐骨神经定位的主流技术。
> 3. 坐骨神经阻滞的主要入路包括臀肌下、股骨中段、腘窝及前入路。
> 4. 根据操作者的习惯、经验和患者本身的状况，可采用侧卧、俯卧或仰卧位。
> 5. 通常采用低频（2 ～ 5MHz）凸阵超声探头行深部坐骨神经阻滞（如臀肌下和前入路）。
> 6. 在坐骨神经分叉神经鞘内注射局麻药，比神经鞘外注射起效速度快。
> 7. 踝部阻滞需要分别阻滞坐骨神经的 4 个末梢分支，以及股神经（隐神经）的末端分支，没有超声引导也可以顺利完成。

一、解剖

　　骶丛神经位于骨盆后壁的表面，走行于梨状肌前面，来自骶髓神经（S_1 ～ S_4）的腹侧支并有腰骶干（图 10-1）发出的腰段脊神经（L_4 和 L_5）参与。腹侧支通过骶前孔进入骨盆，并汇聚形成骶神经丛。骶丛呈扁平的三角形，底边在骶孔外侧，顶点靠近坐骨大孔（图 10-1 和图 11-1）。它位于梨状肌的前部，骶前筋膜的后部，与盆腔内脏器分开。骶丛支配下肢的部分感觉和运动神经，包括臀部、膝盖和踝关节。坐骨神经阻滞是下肢手术最重要的分支。

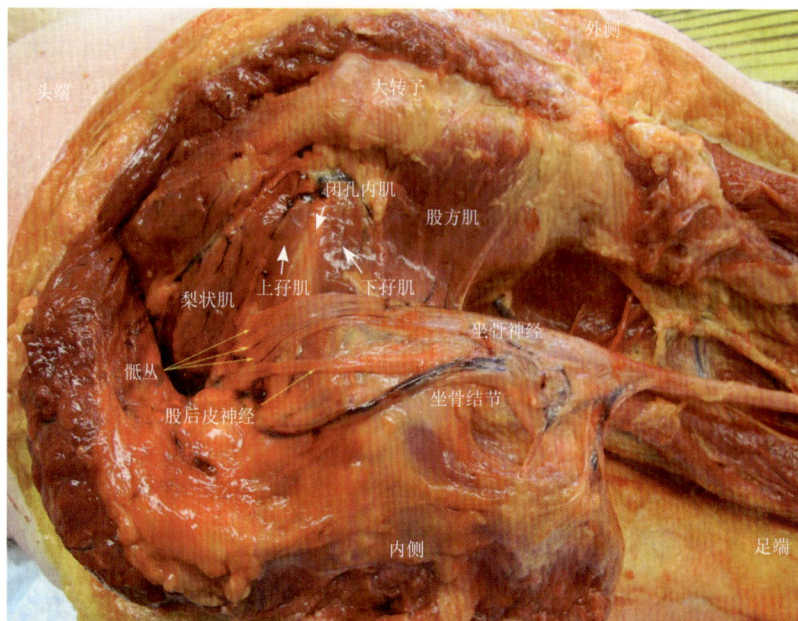

▲ 图 11-1 骶丛和坐骨神经近端的解剖

> **临床要点** 骶丛分支支配髋关节后部，包括臀上神经、股方肌神经和下孖肌神经。骶丛联合腰丛神经阻滞能为大多数臀部手术（髋关节置换或髋部骨折修复）提供满意的麻醉效果[1]。

1. 腰骶干（L_4 和 L_5）和 $S_1 \sim S_3$ 腹侧前分支形成胫神经（TN），而 $S_1 \sim S_3$ 腹侧后分支则形成腓总神经（CPN），它们共同构成坐骨神经（SN）。它们是神经纤维不相混合的两根独立神经，但它们相伴而行并且有共同神经结缔组织鞘，通常到腘窝才彼此分开。

2. 坐骨神经从梨状肌下孔穿出骨盆，较粗的胫神经位于腓总神经前内侧。从骶丛进入骨盆肌肉间隙到坐骨神经离开臀肌间隙，走行于坐骨结节（IT）和股骨大转子（GT）之间，被臀大肌肌群所覆盖（图 11-1 和图 11-2）。在臀部，坐骨神经位于股后皮神经和臀下动脉的外侧；在坐骨结节（内侧）和股骨大转子（外侧）之间，坐骨神经位于界线清楚的肌间沟内（臀肌下间隙），前方是股方肌、后侧是臀大肌。

3. 坐骨神经在股部后侧向下延伸，从坐骨结节的外侧缘和股骨近端的内侧缘之间穿过（图 11-1 和图 11-2）。坐骨神经进入股部近端后侧腔隙，位于股骨小转子的后侧。在股部近端后侧腔隙内，坐骨神经位于臀大肌的下缘远端，大收肌的后表面，股二头肌肌腱的外侧（图 11-2 和图 11-3）。坐骨神经在这个位置相对表浅，仅由皮肤和皮下组织覆盖。

4. 在股中部（约在大转子外侧面和腘横纹的中间），坐骨神经位于股骨干后内侧的肌筋膜平面内，背侧（浅层）至大收肌、腹侧（深层）至股二头肌长头。

5. 坐骨神经在股后侧腔隙中间 1/3 继续延伸至腘窝，位于大收肌和股二头肌长头之间的肌间平面内（图 11-4）。

6. 在腘窝的顶端处的坐骨神经，外侧是股二头肌肌腱长头，内侧是半膜肌 - 半腱肌（SM-ST）肌腱（图 11-3 和图 11-4）。坐骨神经在腘窝近端（腘横纹上 6 ～ 9cm，范围 0 ～ 14cm）分成胫神经和腓总神经（图 11-3 和图 11-4），但也可能在骶丛和腘横纹之间任何部位彼此分开。坐骨神经位于腘窝内腘动静脉的后外侧。

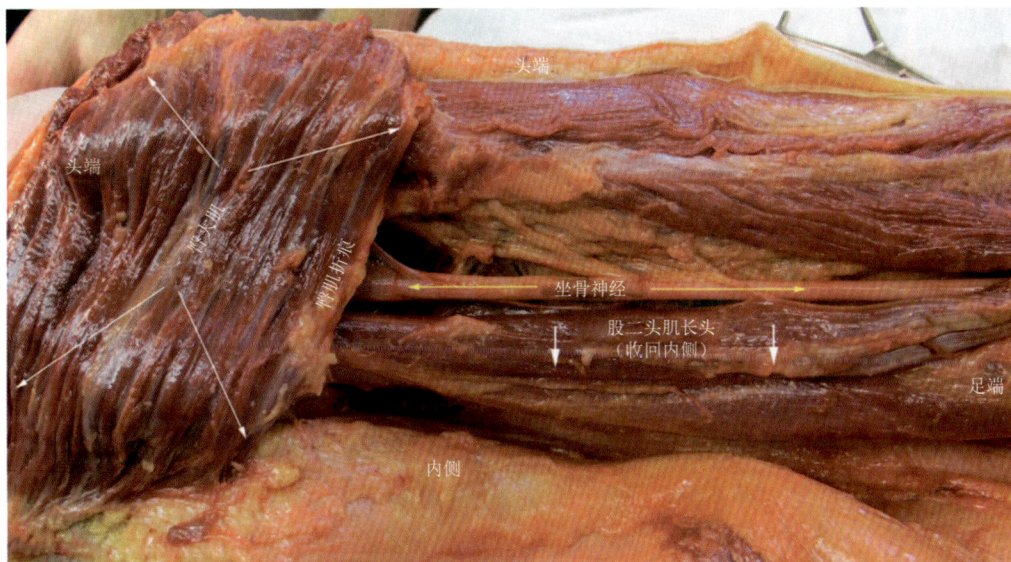

▲ 图 11-2　股部近端至腘窝坐骨神经走行解剖
标识显示臀大肌覆盖坐骨神经近端。标识中股二头肌已经收回内侧

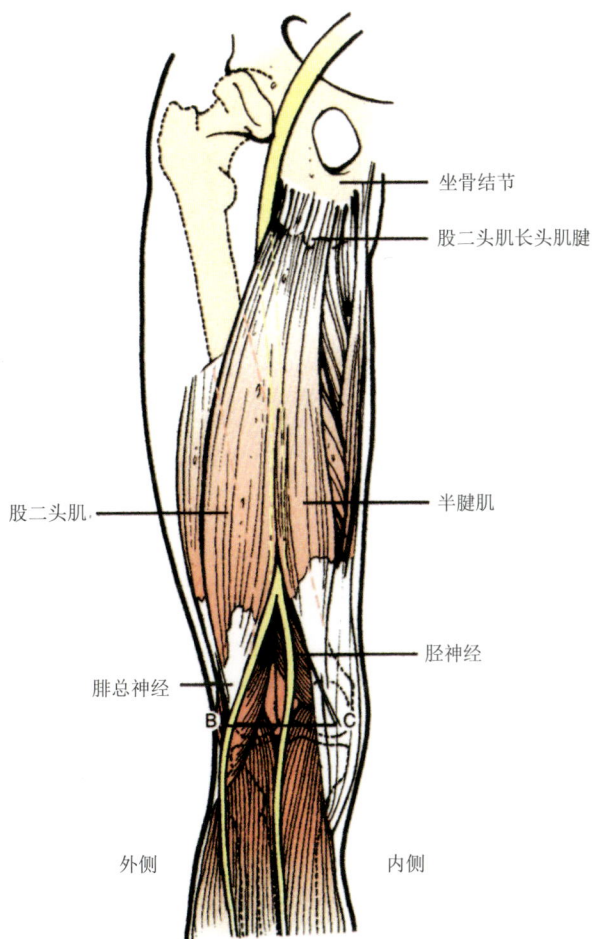

▲ 图 11-3　坐骨神经走行以及其与股骨和股后肌群的关系示意
腘窝的内侧缘是半腱肌，外侧缘是股二头肌长头

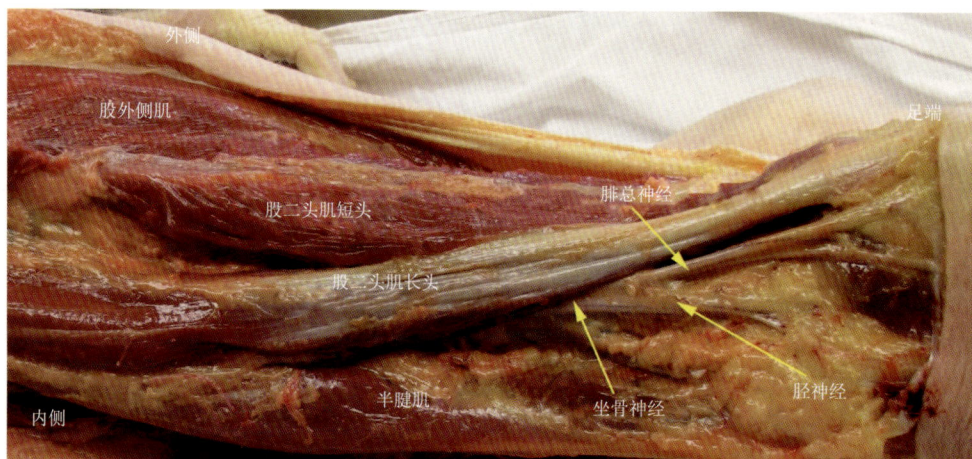

▲ 图 11-4 腘窝处远端坐骨神经解剖

标识为坐骨神经的分叉到胫神经和腓总神经。标识为腓总神经沿着腘窝的外侧边缘，与股二头肌长头肌腱相连

二、药物

1. 坐骨神经阻滞时，局麻药的选择取决于起效时间、单次注射镇痛持续时间以及阻滞部位的解剖。坐骨神经阻滞不同于腰丛的单个神经阻滞，因为坐骨神经阻滞入路（解剖位置）会影响阻滞起效时间和局麻药用量。

2. 近端入路坐骨神经阻滞的起效时间比远端腘窝入路短，所需麻醉药量少，这可能是由近端和远端的神经结构比例（神经鞘内外神经组织和非神经组织间的比例）差异所致[3, 4]。

3. 随着连续外周神经导管技术的出现，麻醉医生可以通过留置导管持续给药维持麻醉，延长麻醉时间（表 11-1 和表 11-2）。通常情况，术后给予低浓度的局麻药（如 0.2% 罗哌卡因或 0.125% 布比卡因），可保证良好的术后镇痛及最轻微的运动阻滞，加速术后康复。另一种选择是置入连续外周神经导管，在手术开始时给予 0.2% 罗哌卡因作为负荷剂量（10～15ml）。经典的术后镇痛方案是：背景输注速度 4～10ml/h，患者自控按压剂量为 2～5ml/ 次，锁定时间 20～60min。

三、穿刺入路和技术

临床要点 "入路"指坐骨神经的解剖位置（例如臀肌下、腘窝）。"技术"是指定位神经的方式[例如，超声引导（USG），外周神经刺激（PNS），或两者结合]。

超声引导已经成为外周神经定位的主流技术。与外周神经刺激法相比，超声引导不仅可以提高阻滞成功率，还能减少操作时间、阻滞起效时间和麻醉药用量[5]。没有证据支持需要常规联合使用外周神经刺激和超声双重引导技术，尤其在能很好地显示靶神经的情况时。然而，双重引导技术通常用于下面两种特殊情况：①靶神经显示不清，例如肥胖、神经位置较深（臀肌下或前入路）、解剖变异；② 当诱发运动反应的输出电流≤ 0.2mA 时，高度提示针尖位于神经内，在注射局麻药前应轻微退针或重新定位针尖位置；但是刺激电流＞ 0.2mA，并不能确保针尖处于神经外。坐骨神经是体内最长的神经，其阻滞入路可分为臀肌下、股骨中段、腘窝和前入路。

表 11-1　骶丛和近端坐骨神经阻滞局麻药选择

局麻药（%）	麻醉持续时间（h）	镇痛持续时间（h）
利多卡因 1.5 ～ 2	3 ～ 4	4 ～ 6
甲哌卡因 1.5 ～ 2	4 ～ 5	5 ～ 8
罗哌卡因 0.5 ～ 0.75	6 ～ 12	6 ～ 24
布比卡因 0.5	8 ～ 16	10 ～ 24

表 11 2　远端坐骨神经阻滞局麻药选择

局麻药（%）	麻醉持续时间（h）	镇痛持续时间（h）
利多卡因 1.5 ～ 2	4 ～ 5	4 ～ 8
甲哌卡因 1.5 ～ 2	4 ～ 6	6 ～ 8
罗哌卡因 0.5 ～ 0.75	6 ～ 12	12 ～ 24
布比卡因 0.5	6 ～ 12	12 ～ 36

> **临床要点**　通常将超声探头放置于股部的后表面显露坐骨神经，但有时也采用将超声探头放置于股部近端的前表面来显露坐骨神经。入路的选择取决于外科手术的需求、术后镇痛以及患者耐受性。后路是最常用的入路，但某些患者（病态肥胖、骨折疼痛以及固定装置）可能无法耐受侧卧位或俯卧位 [6]。

1. 超声引导下臀肌下入路

（1）适应证：联合腰丛阻滞（或股神经、股外侧皮神经和闭孔神经联合阻滞），能为股骨近端（髋关节远端）到足部手术提供完善的麻醉或镇痛效果。联合股神经阻滞（或膝盖以上的隐神经阻滞），能为膝盖以下至足部的手术提供完善的麻醉或镇痛效果。

（2）禁忌证：常见外周神经阻滞禁忌证（例如缺乏知情同意，注射部位感染，局麻药过敏）。阻滞前已存在神经损伤是周围神经阻滞的相对禁忌证；对已存在神经损伤的患者，强烈推荐在实施外周神经阻滞前认真权衡其潜在的风险和收益 [6]。

（3）单次注射技术

①患者体位：取侧卧位，略向前倾，健侧伸直，患侧在上，患侧的髋部和膝盖稍微弯曲；也可取俯卧位。

> **临床要点**　患者体位的选择取决于患者的身体状况、医疗条件以及操作者的习惯。

②超声探头扫描技术：通常采用低频凸阵探头（2 ～ 5 MHz）。首先将超声探头长轴（LAX）与皮肤成 90°，置于坐骨结节和股骨大转子连线的上方并与之平行，可获得坐骨神经短轴（SAX）超声图像（图 11-5 A 和 B）。

> **临床要点** 低频凸阵探头具有较强的组织穿透力，可用于观察位置较深的臀肌下间隙的坐骨神经，同时视野广阔可显示坐骨结节和股骨大转子。

③ 超声解剖（图 11-6）：坐骨神经超声下显示为强回声、椭圆形、唇状多束结构[7,8]。轻微的调整超声探头位置，可多侧面显示坐骨神经，能优化其超声影像。臀肌下间隙的外侧是股骨大转子，内侧是坐骨结节，坐骨神经通常位于坐骨结节外侧 3.0cm 处。坐骨结节和股骨大转子都表现为强回声曲线结构，并伴有后方回声陷落。坐骨神经被夹在后方臀大肌和前方股方肌的肌筋膜之间，这两块肌肉的肌筋膜形成了臀肌下间隙，坐骨神经位于股骨大转子和坐骨结节之间。

④穿刺技术：根据坐骨神经的深度，将 10cm 21 号或 15cm 20 号的针从超声探头的外侧面刺入（图 11-5）。针尖在超声平面（SAX-IP）内从外侧向内侧进针（图 11-5B），指向在坐骨神经外侧边缘的高回声筋膜平面（图 11-6）。当针尖接近坐骨神经时，可能会有阻力消失感，这是由于针尖穿透臀下间隙的筋膜平面所致。注射局麻药，可观察到局麻药在臀肌下间隙臀大肌深面的坐骨神经周围扩散（图 11-7）。

> **临床要点** 因为在臀肌下坐骨神经的位置深在，短轴平面内技术并不能很好地显示针尖；而采用短轴平面外（SAX-OOP）技术能缩短从皮肤到神经的距离。如果针尖仍难以看到，注射少量的局麻药、生理盐水（相对于周围组织表现无回声）或者空气（相对于周围组织表现强回声），有利于判断针尖的位置。

⑤局麻药剂量：通常使用 20～30ml 局麻药即可获得臀肌下间隙坐骨神经周围满意的局麻药扩散效果。

（4）连续导管技术：如果需要采用连续导管技术，通常采用孔径较大（17～18 号）的 Tuohy 针，将针尖置入臀肌下间隙并注射局麻药。在确定局麻药扩散位置正确（通过针尖注射）之后，通过 Tuohy 针置入 19～20 号的导管，导管超过针尖 2～3cm。此时，将超声探头放置于原来的位置，通过导管注射 3～5ml 的局麻药，确认局麻药在坐骨神经周围扩散，以确定导管尖端的位置正确。然后将穿刺针从导管上退出，并用无菌透明黏合剂固定好，导管的另一端连接到输注泵。

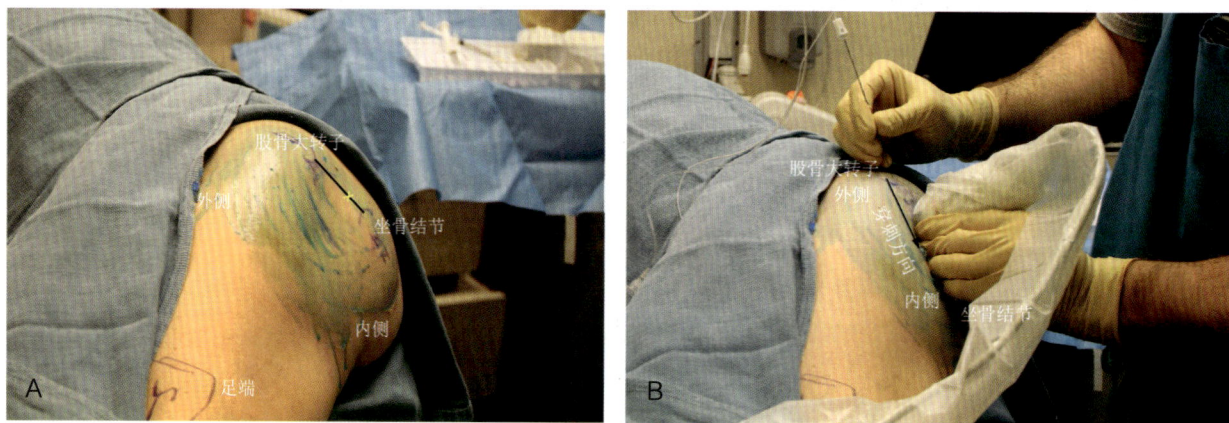

▲ 图 11-5 穿刺技术

A. 侧卧位臀肌下入路，坐骨神经体表投射位置，在股骨大转子的内侧和坐骨结节外侧之间，标识为 ×；B. 臀肌下入路，短轴平面内技术中超声探头、阻滞针放置位置及进针方向

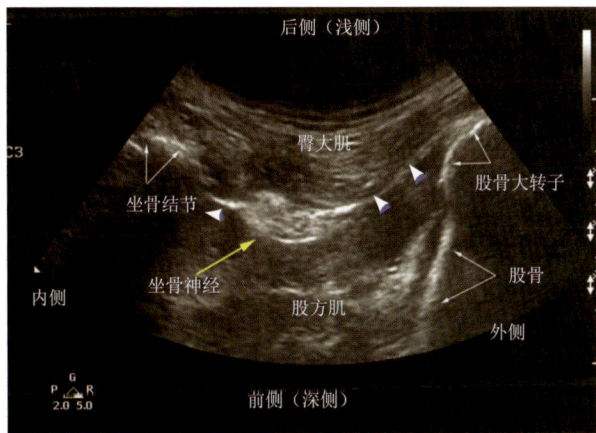

▲ 图 11-6　坐骨神经臀肌下入路短轴图像

坐骨神经位于坐骨结节和股骨大转子之间，臀大肌和股方肌之间的肌间平面。三角标记为臀大肌和股方肌的肌外膜

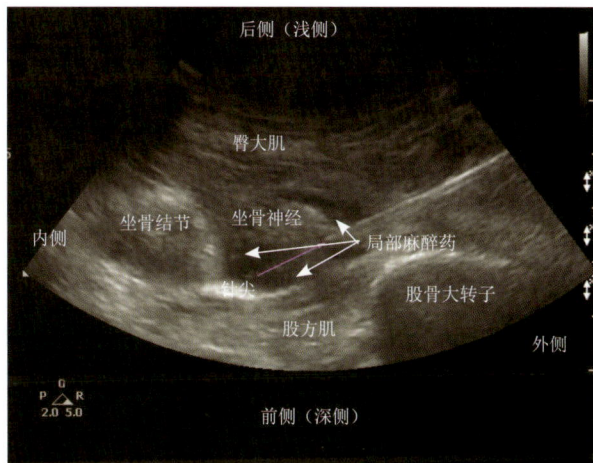

▲ 图 11-7　臀肌下入路的短轴平面内技术超声图像

标识针尖正好位于坐骨神经的外侧。标识低回声局部麻药在坐骨神经周围环绕

2. 超声引导下股骨中段入路

（1）适应证：联合腰丛阻滞（或联合股 - 闭孔神经阻滞），能为膝盖至足部的手术提供完善的麻醉或镇痛效果。联合股神经阻滞（或膝盖以上的隐神经阻滞），能为膝盖以下至足部的手术提供完善的麻醉或镇痛效果。

> **临床要点**　与臀下肌或前入路相比，股骨中段入路的优点是阻滞位置表浅，且当腘窝入路不能应用时（之前有腘窝部位手术史或者固定的石膏覆盖腘窝），可能会用到。

（2）禁忌证：常见外周神经阻滞禁忌证（例如缺乏知情同意，注射部位感染，局麻药过敏）。已有神经损伤是周围神经阻滞的相对禁忌证；对于已存在神经损伤的患者，强烈推荐在实施外周神经阻滞前认真权衡潜在的风险和收益。

（3）单次注射技术

①患者体位：通常取侧卧位，略向前倾，健侧肢体伸直，患侧的髋部和膝盖稍微弯曲；也可取俯卧位。

②超声探头扫描技术：将高频线阵（6 ～ 15MHz）探头放置于股后部中段，与股骨长轴垂直（图 11-8），可获得坐骨神经的短轴超声图像。

③超声解剖：坐骨神经表现为多束、较宽、扁平椭圆形高回声结构[7]。坐骨神经位于股骨干后缘强回声曲线的后内侧，夹在股二头肌（长头）和大收肌之间。外侧肌间隙在超声下显示为一高回声线状结构，从后外侧向前内侧方向走行指向坐骨神经[9]（图 11-9）。

④穿刺技术：根据坐骨神经的深度，将 10cm 21 号或 15cm 20 号阻滞针从超声探头的外侧从外至内平面内进针（图 11-8B）。针尖穿过股外侧肌或外侧肌间隙，指向坐骨神经外侧面（图 11-10）。注射局麻药，可以观察到局麻药分布于股二头肌和大内收肌表面，包绕坐骨神经（图 11-11）。

⑤局麻药剂量：通常使用 20 ～ 30ml 局麻药就能够获得满意的扩散效果。

（4）连续导管技术：如果需要实施连续导管技术，通常采用孔径较大（17 ～ 18 号）的 Tuohy 针，将针尖置入并注射局麻药。在确定局麻药分布（通过针尖注射）之后，通过 Tuohy 针置入 19 ～ 20 号的导管，导管超过针尖 2～3cm。将超声探头放置在原来的位置，并且通过导管注射 3～5ml 局麻药，确认局麻药在坐骨神经周围扩散，确保导管尖端位置正确。然后将穿刺针从导管上退出，并用无菌透明黏合剂固定好。导管的另一端连接到输注泵。

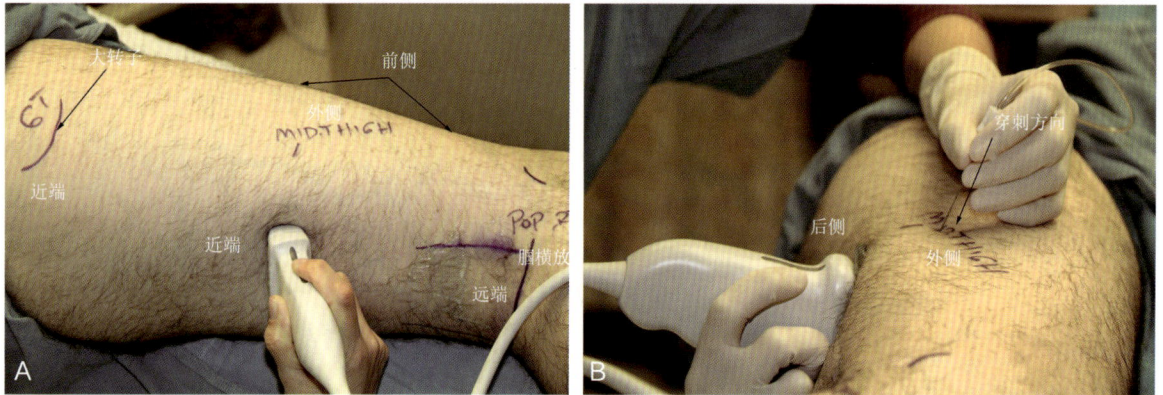

▲ 图 11-8　超声探头扫描技术

A. 股骨中段入路中患者体位和超声探头放置位置；B. 股骨中段入路中阻滞针相对于超声探头的放置位置。箭指示穿刺针的进针方向垂直于超声束

> **临床要点**　股骨中段入路坐骨神经阻滞时，如果需要置入外周神经导管，由于考虑到大腿中段可能使用止血带，通常在术后置入外周神经导管。另一种方法是，在术前置入外周神经导管，但应调整止血带的位置，避免将止血带置于导管的上方。

3. 超声引导下腘窝入路

（1）适应证：联合股神经阻滞或隐神经阻滞（膝盖以上），能为膝盖至足部手术提供完善的麻醉或镇痛效果，尤其在使用小腿止血带时。如果隐神经的支配区域处于手术切口外，并使用踝部止血带，腘窝入路可单独为足部手术提供完善的麻醉和镇痛。

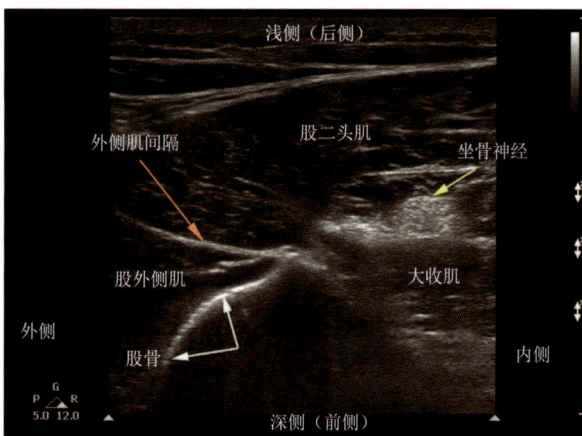

▲ 图 11-9　股骨中段入路的坐骨神经短轴影像

神经位于股二头肌和大收肌肌间平面内。坐骨神经位于股骨后缘的内后侧

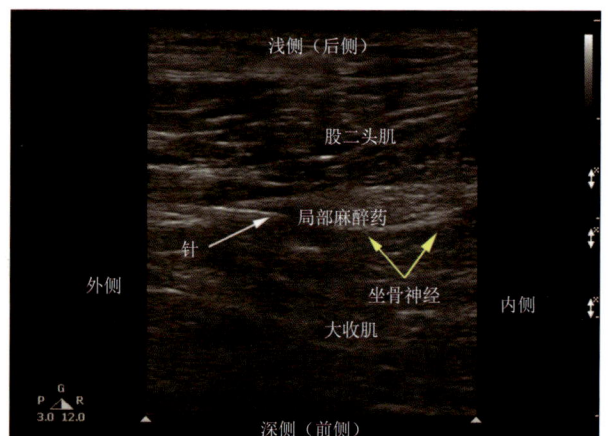

▲ 图 11-10　股骨中段入路短轴平面内技术超声影像

标识为穿刺针接近坐骨神经的外侧面

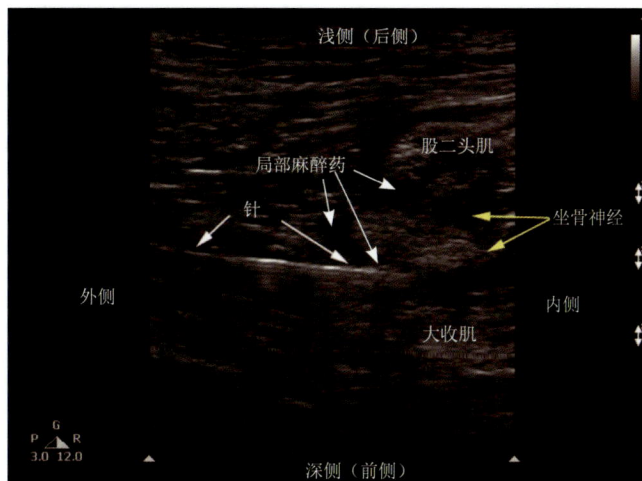

▲ 图 11-11　股骨中段坐骨神经短轴图像中局麻药分布

（2）禁忌证：周围神经阻滞常见禁忌证（例如缺乏知情同意，注射部位感染，局麻药过敏）已有神经损伤是周围神经阻滞的相对禁忌证；对于已存在神经损伤的患者，强烈推荐在实施外周神经阻滞前认真权衡潜在的风险和收益。

（3）单次注射技术

①患者体位：取侧卧位，略向前倾，健侧肢体伸直，患肢的髋部和膝盖稍弯曲（图 11-12 A）。根据麻醉医生的习惯和（或）患者情况，也可取俯卧位（图 11-12B）或仰卧位（在病床或手术床上采用外科梅奥架或者枕头抬高腘窝）。

> **临床要点**　对于腘窝入路，尽管有三种不同的位置，但超声探头放置位置相同。在实际操作中，仰卧位最具有挑战性，因为操作者需要将超声探头持续"向上用力"保证与皮肤表面紧密接触，这容易引起麻醉医生的操作手产生疲劳。

②超声探头扫描技术：首先将高频线阵探头（6 ～ 15 MHz）（图 11-12 A 和 B）放置于股部远端腘窝处，与股骨长轴垂直（与腘横纹平行），可获得坐骨神经和腘窝处血管的短轴切面。确认腘窝处血管后，向头端缓慢移动超声探头，直到显示胫神经。胫神经就位于腘窝动、静脉后外侧。继续向头端移动超声探头，在腘窝可见腓总神经由外侧向胫神经靠拢，合为坐骨神经（图 11-3 和图 11-4）。调整超声探头，处于坐骨神经分成胫神经和腓总神经的切面。

> **临床要点**　根据 Ban Tsui 的描述[10]，这种技术有三方面特点。
> 1. 超声下无回声腘窝血管比坐骨神经更容易显示，可作为胫神经和腓总神经定位的有用标志。
> 2. 在腘窝的顶端，超声下高回声坐骨神经与周围肌肉和肌腱难于区分。应从腘窝的远端扫描，首先确认胫神经，然后确认腓总神经，它们在腘窝汇聚成坐骨神经。
> 3. 应标识出胫神经和腓总神经汇聚形成坐骨神经的点。已有研究表明，超声引导下坐骨神经分叉处神经鞘内注射局麻药比在神经鞘外注射局麻药，显著加速感觉和运动阻滞的起效时间[10,11]。

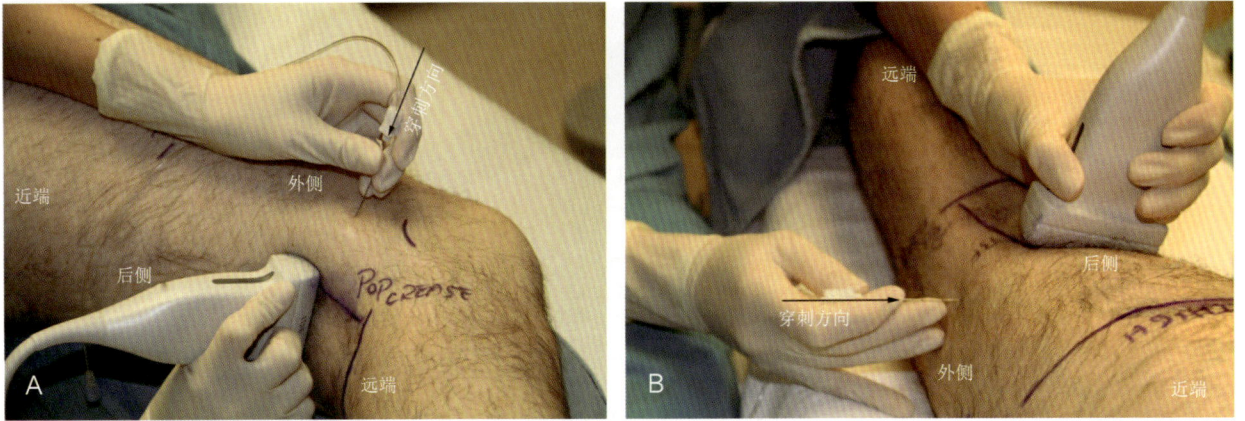

▲ 图 11-12 超声探头扫描及穿刺技术

A. 患者取侧卧位，超声探头和阻滞针位置——腘窝入路短轴平面内技术阻滞针方向；B. 患者取俯卧位，超声探头和阻滞针位置——腘窝入路短轴平面内技术的穿刺针方向

③超声解剖：坐骨神经在腘窝近端（顶端）呈圆形高回声多束（蜂窝状）结构[7, 10]。坐骨神经位置表浅（深度为 2～4cm），位于深面的腘动、静脉稍外侧。腘窝血管和坐骨神经两侧分别是外侧的股二头肌，内侧的半膜肌-半腱肌。向远端移动探头，在腘窝远端较浅的位置，胫神经和腓总神经会分离。较粗的胫神经在腘窝中线向远端移行，而较细的腓总神经则在邻近半膜肌-半腱肌的内侧向远端移行（图 11-13 A 和 B）。

> **临床要点** 因为坐骨神经在腘窝向远侧走行时会越来越表浅，表现出显著的各向异性。通过调整探头方向，使超声波束向尾部倾斜（朝向足部），这会使超声波束（入射角度）与坐骨神经更接近 90°，能增加探头超声波的反射量，优化超声影像（图 11-14 A 和 B）。
>
> 在进针前，在超声屏幕上测量坐骨神经的深度，根据这个深度置入阻滞针，当针尖接近坐骨神经过程中，尽量保持针与超声波束方向接近 90°。这能优化针的超声波入射角度，提高探头超声波的反射量。

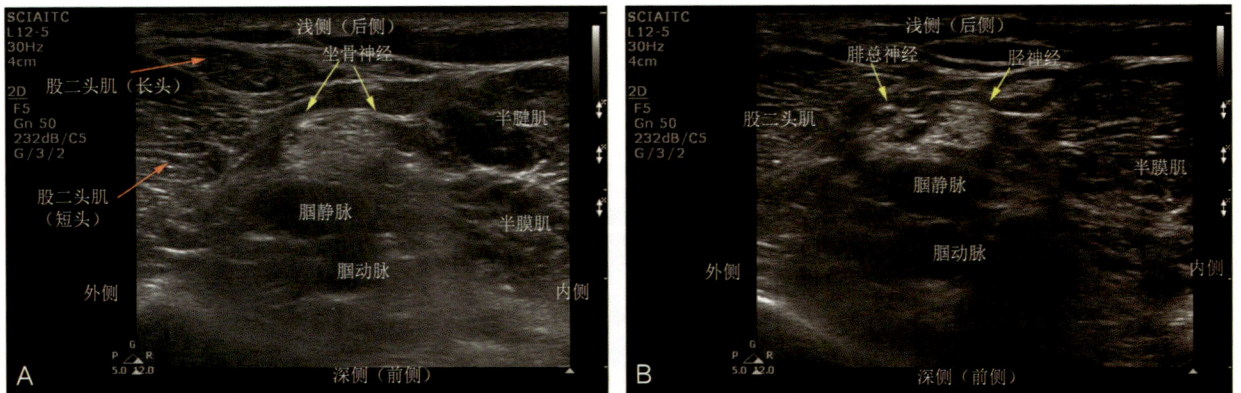

▲ 图 11-13 超声解剖

A. 腘窝处坐骨神经的短轴图像，坐骨神经位于腘静脉和腘动脉的后侧，股二头肌和半腱肌-半膜肌分别形成腘窝的内侧和外侧边界；B. 坐骨神经分为胫神经和腓总神经平面的短轴图像。标识为胫神经和腓总神经之间的平面

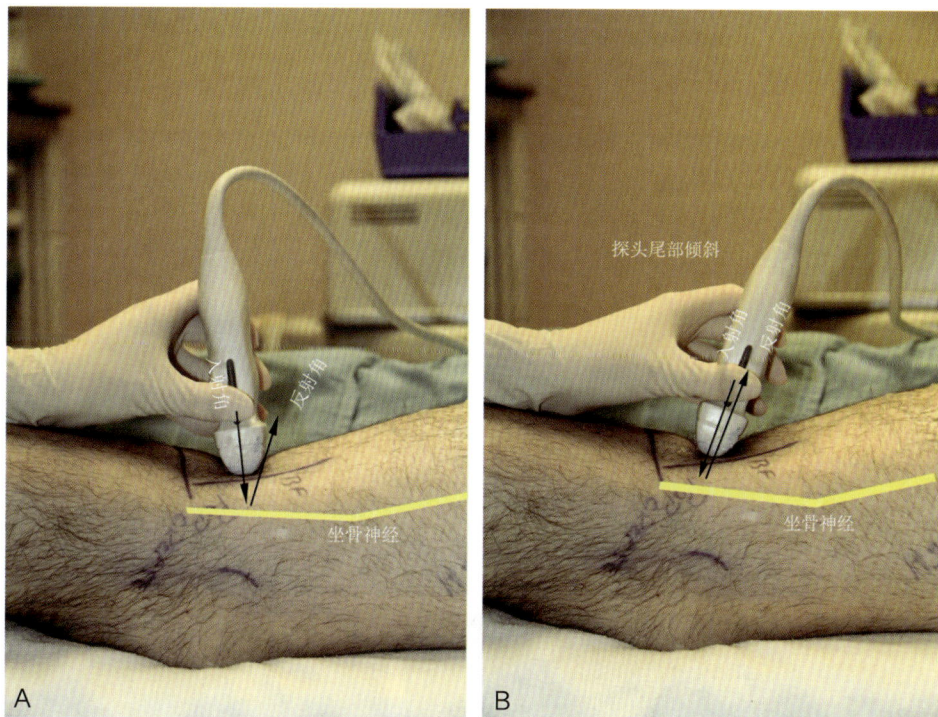

▲ 图 11-14　调整超声探头方向

A. 超声探头放置在腘窝上方，图中显示入射角垂直于股部远端轴向平面，而不是坐骨神经远端方向；B. 超声探头在腘窝上方向"尾端倾斜"放置，可见入射角垂直于坐骨神经远端方向

④穿刺技术：使用短轴平面内技术，放置超声探头于腘窝后表面，引导 10cm 21 号或 15cm 20 号的阻滞针沿股部远端由外或后外侧方向进针（图 11-12 A 和 B）。

将阻滞针穿过股二头肌的内侧缘，从坐骨神经的外侧面（腓总神经）进入腘窝（图 11-12 A）。目标位置是胫神经和腓总神经之间 12 点或 6 点的方向（图 11-15 B）。在神经鞘内注射局麻药，使局麻药扩散到胫神经和腓总神经的周围（图 11-15 C）[12]。

采用短轴平面外技术，将超声探头放置在腘窝的后表面，此位置与短轴平面内技术相同。用 10cm 21 号的阻滞针在远离探头中点 2～3cm 处穿刺，以 45°～60°进针，针尖指向胫神经和腓总神经之间平面的 12 点钟方向。在神经鞘内注射局麻药，超声下可见局麻药在胫神经和腓总神经周围扩散。

临床要点　注射局麻药前，通常不易发现神经鞘。在胫神经和腓总神经之间的平面内穿透神经鞘，注射局麻药，可使胫神经和腓总神经分离，同时可使较薄的高回声周围神经鞘更容易显露，可显示无回声局麻药包绕着胫神经和腓总神经[12,13]。在腘窝近端扫描能显示扩张的神经鞘和分布在坐骨神经周围的局麻药。

⑤局麻药剂量：通常使用 20～30ml 局麻药就能够获得满意的扩散效果。最近，已经证实在神经旁靶向注射局麻药可将剂量降低至 15～20 ml。

（4）连续导管技术：如果需要实施连续导管技术，通常采用孔径较大（17～18 号）的 Tuohy 针，将针尖置入并注射局麻药。在确定局麻药分布（通过针尖注射）之后，将 19～20 号的导管通过硬膜外穿刺针置入，导管超过针尖 2～3cm。此时，将超声探头放置在原来的位置上，并且通过导管注射 3～5ml

的局麻药，确认局麻药在神经旁间隙内分布。然后将穿刺针从导管上退出，并用无菌透明黏合剂固定好。导管的另一端连接到输注泵。

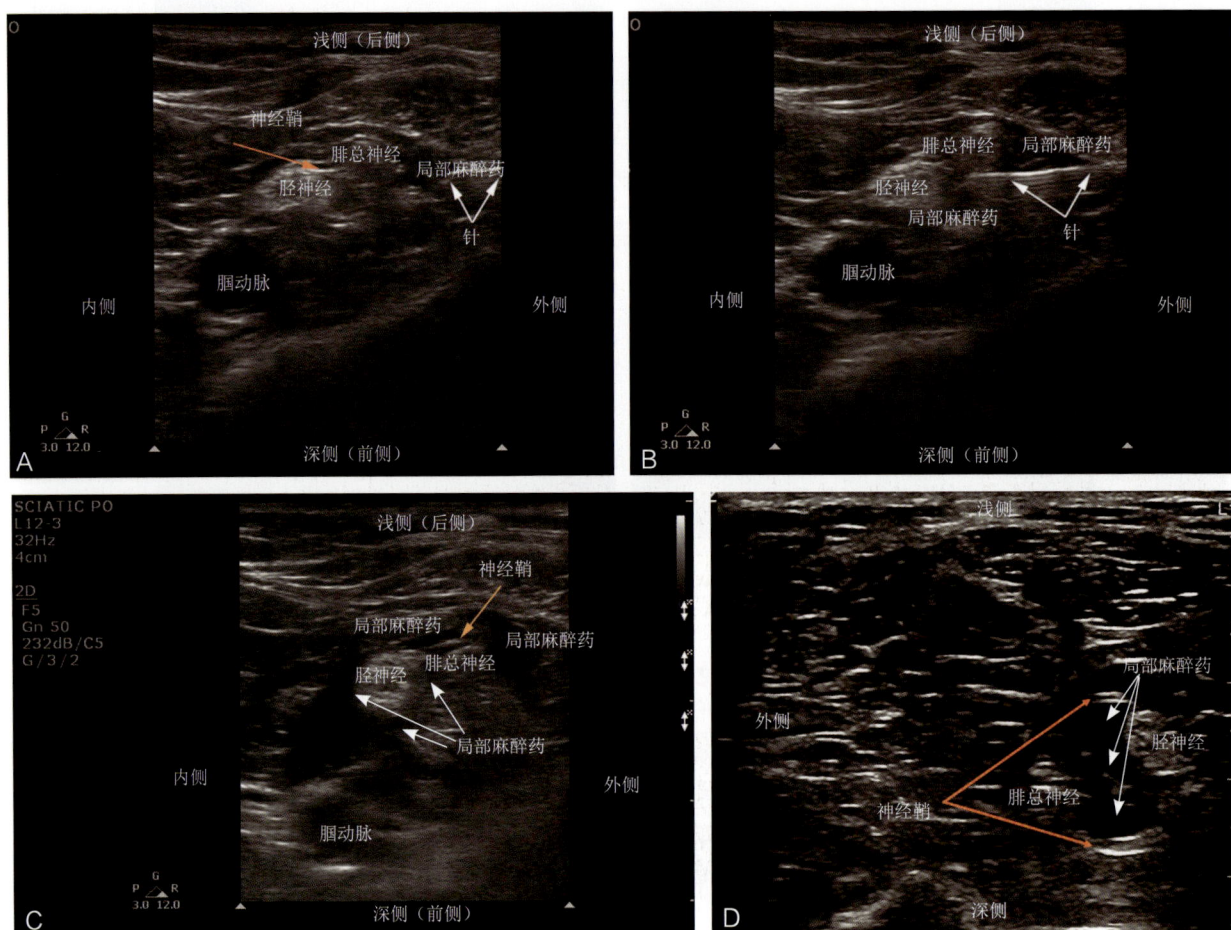

▲ 图 11-15 超声下穿刺

A. 腘窝入路的短轴平面内技术，阻滞针由外向内指向腓总神经的外侧进针；B. 腘窝入路的短轴平面内技术，针尖位于腓总神经和胫神经之间的平面内；C. 超声引导下神经旁注射后周围的局麻药分布的短轴图像，标识为局麻药分布在神经鞘的深部和外部；D. 超声引导下神经鞘膜下注射后胫神经和腓总神经周围的局麻药分布的短轴图像，标识为局部麻醉药分布在神经鞘的深部和外部，神经鞘是一种容易观察到的含有低回声局麻药的高回声结构

4. 超声引导下前入路

（1）适应证：联合腰丛阻滞（或联合股 - 闭孔神经阻滞），能为膝盖到足部手术提供完善的麻醉或镇痛效果。联合股神经阻滞（或膝盖以上的隐神经阻滞），可为膝盖以下至足部的手术提供完善麻醉或镇痛效果。

临床要点 前入路坐骨神经阻滞是一项基于坐骨神经深度的技术。前入路的优点是摆放患者体位方便（当患者不能采用侧卧位或俯卧位时），行坐骨神经阻滞同时能行股或收肌管阻滞，而不必改变患者体位、重新消毒。

（2）禁忌证：常见外周神经阻滞禁忌证（例如缺乏知情同意，注射部位感染，局麻药过敏）。已有神经损伤是周围神经阻滞的相对禁忌证；对于已存在神经损伤的患者，强烈推荐在实施外周神经阻滞前认真权衡潜在的风险和收益。

（3）单次注射技术

①患者体位：取仰卧位，手术侧下肢轻微外展，髋关节外旋 30°～ 45°。

②超声探头扫描技术：采用低频凸阵探头（2 ～ 5MHz）。低频探头有更强的穿透力，且弧形探头提供的视野更广阔，可以观察股骨和坐骨神经。将超声探头置于股前部腹股沟皱襞远端 8 ～ 10cm 处。超声探头与皮肤成 90°，探头的长轴垂直于股部的长轴（图 11-16A），可获得坐骨神经的短轴切面。如果坐骨神经显示困难，将探头的中心放置在显示为强回声的坐骨神经内侧或者股骨干的近端，然后旋转探头 90° 可获得坐骨神经长轴切面（图 11-16B）[14, 15]。

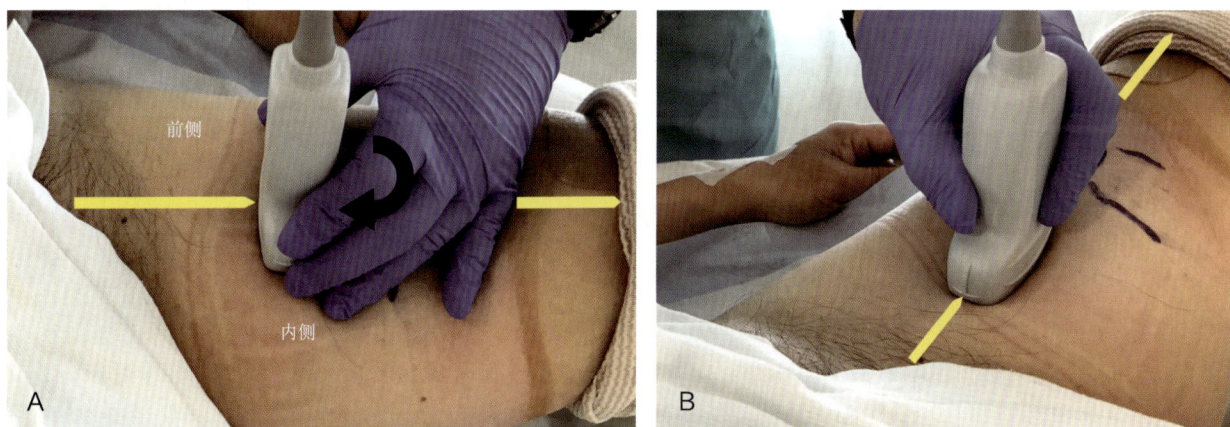

▲ 图 11-16　超声探头放置

A. 前入路短轴图像的超声探头放置位置，在此位置，旋转探头 90° 可获得长轴图像，箭表示坐骨神经的走向；B. 前入路长轴图像的超声探头放置位置。箭表示坐骨神经的走向

③超声解剖：坐骨神常表现为高回声、椭圆形、至后部（深部）转为椭圆多束状结构，位于高回声的股骨干内侧。坐骨神经位于大收肌的后方（深面）和股二头肌的前方（表面）（图 11-17 A）[7]。股部血管位于股四头肌间隙内侧和坐骨神经的外侧。在长轴切面中，坐骨神经表现为从头部到尾部纵向延伸的高回声长索状结构，位于大收肌和股二头肌之间（图 11-17 B）。

④穿刺技术：如果在短轴切面能够显示坐骨神经，可以测量从探头到坐骨神经的深度，引导 15cm 20 号的阻滞针向股内侧进针。当阻滞针刺入一定的深度后，以垂直于超声波束的角度在平面内从内向外进针。如果坐骨神经的长轴切面显示清楚，可将阻滞针向超声探头方向刺入 1 ～ 3cm，引导穿刺针在平面内由头向尾方向指向坐骨神经表面进针。当针尖处于坐骨神经表面时，注射局麻药，可观察到局麻药沿着坐骨神经表面扩散。

> **临床要点**　使用前入路长轴平面内技术，阻滞针有时会穿透坐骨神经（与采用短轴平面内技术中把局麻药注射到神经周围相比）。因此，首先应在坐骨神经表面上部注射 10 ～ 12ml 局麻药（深至大收肌）后，可显示坐骨神经外侧的长轴影像。随后，调整针的穿刺方向，推进针尖指向坐骨神经表面（沿坐骨神经的侧面通过），同时注射少量局麻药。重新调整超声成像平面，可显示局麻药沿坐骨神经的内侧缘扩散。

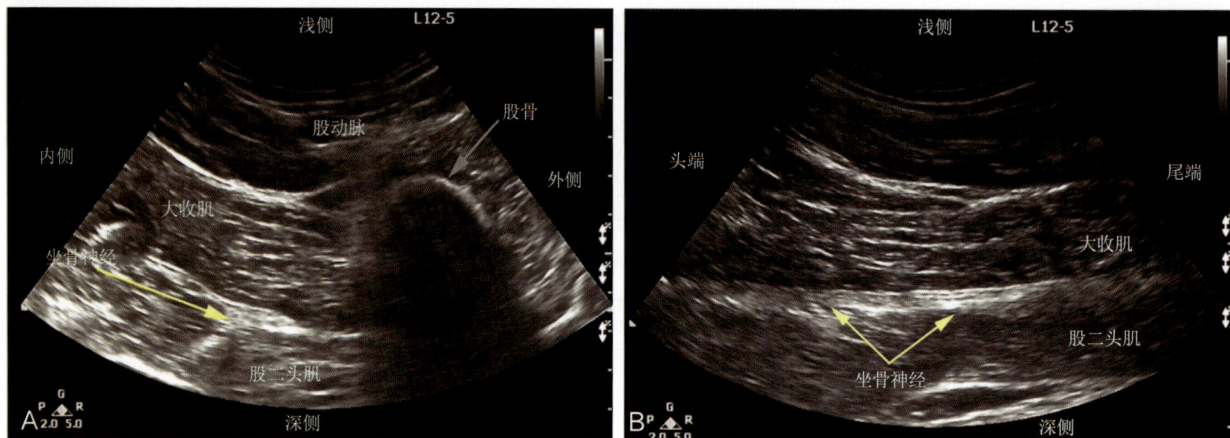

▲ 图 11-17 超声解剖

A. 坐骨神经前入路的短轴切面，标识为高回声椭圆形的坐骨神经，坐骨神经位于大收肌和股二头肌之间的肌间平面内，股骨干的内侧，标识为股骨干 FA（股动脉）产生的后回声陷落；B. 坐骨神经前入路的长轴切面，标识为在大收肌和股二头肌间的肌间平面内，从头向尾延伸的坐骨神经显示为低回声管索状结构

⑤局麻药剂量：通常使用 20～30ml 局麻药就能够获得满意的扩散效果。

（4）连续导管技术：如果需要实施连续导管技术，通常采用孔径较大（17～18 号）的 Tuohy 针，将针尖置入正确位置后注射局麻药，在确认局麻药分布正常（通过针尖注射）后，通过 Tuohy 针置入 19～20 号的导管，导管超过针尖 2～3cm。此时，将超声探头放置在原来的位置，通过导管注射 3～5ml 局麻药，可显示局麻药在神经旁间隙内围绕坐骨神经扩散，表明导管尖端位置正确后将针从导管上取出，并用无菌透明黏合剂固定导管，将导管的另一端连接到输注泵。

5. 踝部阻滞 踝部阻滞技术包括在踝部阻滞 5 根独立的神经，包括坐骨神经的 4 个末梢神经分支（胫后、腓深、腓浅、腓肠神经）和股神经的末梢神经分支（隐神经）。踝部阻滞可以不通过异感、运动反应或者超声来定位神经位置。用"局麻药环"（围绕脚踝），可阻滞所有的 5 个分支，这些分支支配足部的感觉和运动（图 11-18）。

（1）适应证：能够为足部中远端手术提供完善的麻醉或镇痛效果，但不能抑制踝关节止血带引起的不适感觉。

（2）禁忌证：常见外周神经阻滞禁忌证（例如缺乏知情同意，注射部位感染，局麻药过敏）。已有神经损伤是周围神经阻滞的相对禁忌证；对于已存在神经损伤的患者，强烈推荐在实施外周神经阻滞前认真权衡潜在的风险和收益。

（3）技术

①胫后神经：取俯卧位或仰卧位。若取仰卧位，嘱患者膝部弯曲，足底平放于床面。用 1.5in（1in=2.54cm）23～25 号的穿刺针在足内踝水平进针，在波动的胫后动脉后侧和蹈长屈肌腱前面，进针角度为 45°，可引发足底异感。如出现异感，稍退针，缓慢地注射 5ml 局麻药。

另一种方法是，如果异感未引出，继续进针直到触及胫骨远端后缘，在内踝与跟骨（跟腱）之间缓慢注射 10ml 局麻药。

临床要点 可通过足蹈屈来定位蹈长屈肌肌腱。

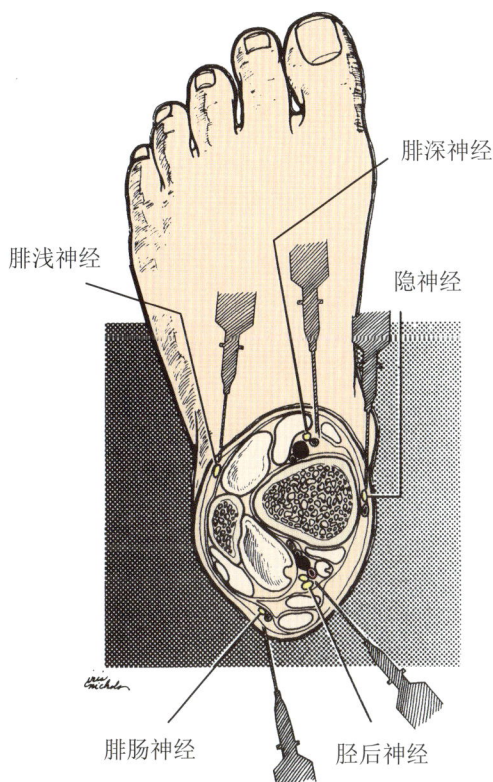

腓深神经

腓浅神经

隐神经

腓肠神经　　胫后神经

▲ 图 11-18　踝关节阻滞的神经分布（和进针点）的横截面

②腓肠神经：取俯卧位或仰卧位。膝盖微屈，在外踝后部注射 5ml 局麻药，使局麻药在踝与跟骨之间的凹槽内扩散。

③隐神经：在内踝水平围绕大隐静脉的皮肤与骨之间注射 5ml 局麻药。

④腓深神经：在足踝的前方，将针于皮肤折痕水平的足背动脉外侧，刺入筋膜下，注射 5ml 局麻药。如果无法触及足背动脉，可用姆长伸肌（EHL）腱的内侧缘作穿刺的标志。

> **临床要点**　可通过足背屈来定位姆长伸肌肌腱。

⑤腓浅神经分支：在胫骨前由内踝前缘到外踝前缘注射局麻药，行皮丘浸润，共需 5 ～ 10ml 局麻药。

参考文献

［1］Birnbaum K, Prescher A, Hebler S, et al. The sensory innervation of the hip joint: an anatomical study. Surg Radiol Anat 1997;19:371–375.

［2］Cappelleri G, Aldegheri G, Ruggieri F, et al. Minimum effective anesthetic concentration（MEAC）for sciatic nerve block: subgluteal and popliteal approaches. Can J Anaesth 2007;54:283–289.

［3］Moayeri N, Groen GJ. Differences in the qualitative architecture of the sciatic nerve may explain differences in potential vulnerability to nerve injury, onset time, and minimum effective anesthetic concentration. Anesthesiology 2009;111:1128–1134.

［4］Moayeri N, van Geffen GJ, Bruhn J, et al. Correlation among ultrasound, cross-sectional anatomy, and histology of the sciatic nerve: a review. Reg Anesth Pain Med 2010;35:442–449.

［5］ Salinas FV. Evidence basis for ultrasound guidance for lower extremity peripheral nerve block: update 2016. Reg Anesth Pain Med 2016;41:261–274.

［6］ Neal JM, Barrington MJ, Brull R, et al. The second ASRA practice advisory on neurologic complications associated with regional anesthesia and pain medicine: Executive Summary 2015. Reg Anesth Pain Med 2015;40:401–430.

［7］ Chan VW, Nova H, Abbas S, et al. Ultrasound examination and localization of the sciatic nerve: a volunteer study. Anesthesiology 2006;104:309.

［8］ Karmakar MK, Kwok WH, Ho AM, et al. Ultrasound-guided sciatic nerve block: description of a new approach at the subgluteal space. Br J Anaesth 2007;98:390–395.

［9］ Barrington MJ, Lai SK, Briggs CA, et al. Ultrasound-guided midthigh sciatic nerve block-a clinical and anatomical study. Reg Anesth Pain Med 2008;33:369–376.

［10］ Tsui BC, Finucane BT. The importance of ultrasound landmarks: a traceback approach using the popliteal vessels for identification of the sciatic nerve. Reg Anesth Pain Med 2006;31:481–482.

［11］ Vloka JD, Hadzic A, April E, et al. The division of the sciatic nerve in the popliteal fossa: anatomical implications for popliteal nerve block. Anesth Analg 2001;92:215–217.

［12］ Andersen HL, Andersen SL, Tranum-Jensen J. Injection inside the paraneural sheath of the sciatic nerve: direct comparison among ultrasound imaging, macroscopic anatomy, and histologic analysis. Reg Anesth Pain Med 2012;37:410–414.

［13］ Karmakar MK, Shariat AN, Pangthipampai P, et al. High definition ultrasound imaging defines the paraneural sheath and the fascial compartments surrounding the sciatic nerve at the popliteal fossa. Reg Anesth Pain Med 2013;38:447–451.

［14］ Dolan J. Ultrasound-guided anterior sciatic nerve block in the proximal thigh: an in-plane approach improving the needle view and respecting fascial planes. Br J Anesth 2013;110:319–320.

［15］ Tsui BC. Ultrasound-guided anterior sciatic nerve block using a longitudinal approach: expanding the view. Reg Anesth Pain Med 2008;33:275–276.

第 12 章　躯干神经阻滞
Truncal Blocks

Ki J. Chin, Monica Liu 著，孙博瑞 译，温健、袁伟 校

·要　点·

1. 躯干神经阻滞是多模式镇痛策略的重要组成部分，可以为大多数胸、腹部外科手术提供有效镇痛。

2. 躯干神经阻滞安全性高，不良反应比椎管内麻醉少。

3. 除胸椎旁神经阻滞（TPVB）外，躯干神经阻滞仅能提供体表镇痛，无内脏镇痛作用。

4. 因为每一种特定的躯干神经阻滞仅能实现部分胸腹部麻醉，所以需要根据外科手术类型选择合适的阻滞方法。

5. 躯体中线部位的外科手术通常需要行双侧躯干神经阻滞。

6. 绝大多数躯干神经阻滞以筋膜平面（有神经走行于其中）为靶目标，而非具体的神经。这一点保证了躯干神经阻滞的安全性与易行性，但这也造成无法顾及感觉神经阻滞强度与范围的个体差异性。

7. 腹横肌平面（TAP）、腹直肌鞘、腰方肌及髂腹股沟神经 / 髂腹下神经阻滞提供前外侧腹壁镇痛。

8. 胸椎旁、胸部神经（PECS1、PECS2）及前锯肌平面阻滞提供前外侧胸壁与胸廓镇痛。

一、解剖概述

详尽地了解胸腹壁的肌肉与筋膜层以及神经在这些层面中的走行解剖，是成功实施超声引导下躯干神经阻滞的基础。

二、前外侧腹壁解剖（图 12-1）

1. 腹壁的层次由皮肤、皮下组织、肌肉与相关联的筋膜及壁腹膜组成。

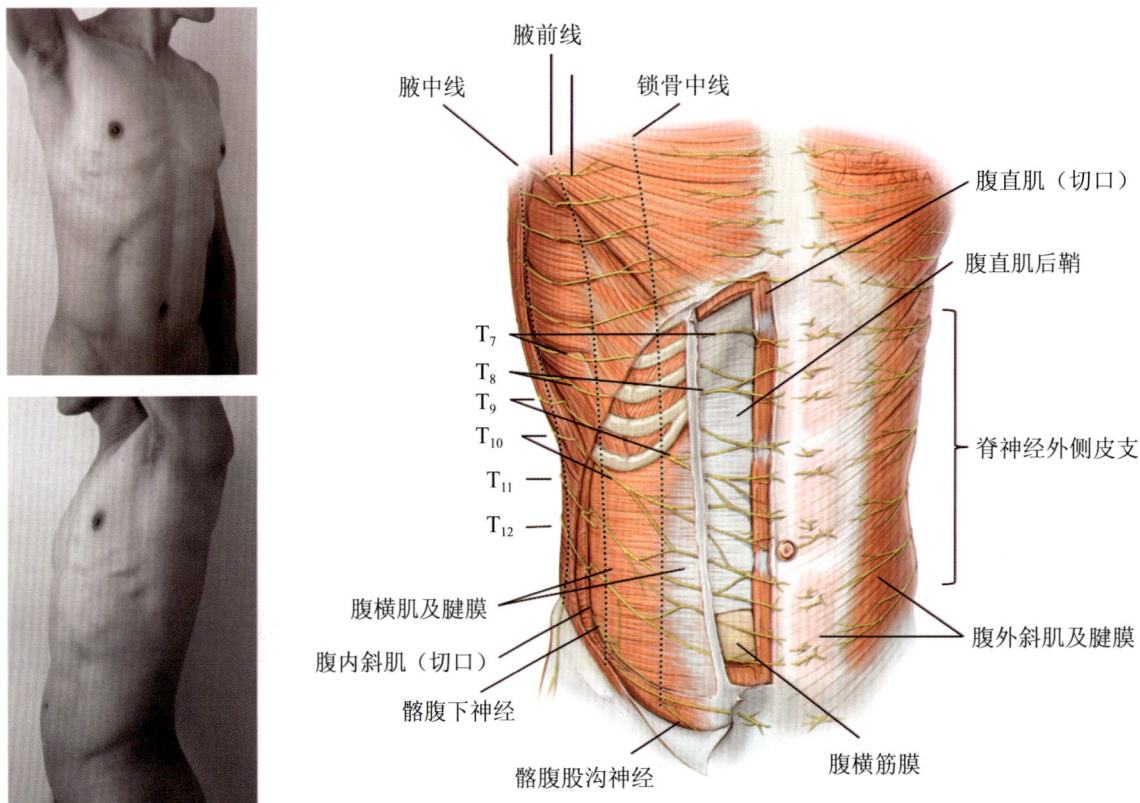

▲ 图 12-1 前外侧腹壁表面解剖、肌肉层次及神经

切除右侧腹外斜肌、腹内斜肌及其腱膜以显示腹横肌平面（TAP）。外侧皮支发自其对应的脊神经，在腋中线或其后侧发出，分布于腹外侧壁皮肤达锁骨中线。$T_7 \sim T_9$ 神经在锁骨中线或其内侧进入腹横肌平面。在腹横肌平面与腹直肌鞘内脊神经交通支发出神经丛。腹直肌鞘在脐与耻骨之间中断（图片版权归 2017 American Society of Regional Anesthesia and Pain Medicine，使用得到许可，保留所有权）

2. 三层扁肌起源于肋骨及背部致密的胸腰筋膜。它们从侧面环绕包裹腹腔脏器（图 12-1）。

（1）腹外斜肌：最大最浅层扁肌，肌纤维向下内侧走行。

（2）腹内斜肌：腹外斜肌深面，肌纤维向上内侧走行。

（3）腹横肌：三层肌肉最深一层，肌纤维横向走行。

3. 腹壁前部，这三层肌肉逐渐移行融合成腱膜，构成腹直肌鞘，垂直包绕腹直肌。腹直肌是一对被位于腹中线的白线分割为左右两侧的肌肉。白线延续自上述三层扁肌融合而成的腱膜。

4. 腹直肌鞘前层是由腹外斜肌及腹内斜肌腱膜形成的。后层由腹内斜肌与腹横肌腱膜形成。后腹直肌鞘延续至弓状线中断，在脐与耻骨联合之间，只有腹横筋膜将腹直肌与腹膜腔分开（图 12-1）。

5. 腹直肌腱划与前层腹直肌鞘紧密附着，形成 6 块肌腹；后层腹直肌鞘未分节段。

6. 腹横筋膜走行于腹横肌深面，将其与腹膜壁层分开，向下延续为髂筋膜，向上延续为胸内筋膜，向后延续为胸腰筋膜前层。

7. 前腹壁由 $T_6 \sim T_{12}$ 肋间神经与 L_1 神经支配（图 12-1）。在各肋角前方，肋间神经于腋中线发出外侧皮支，支配侧胸壁及腹壁。

8. 肋间神经主要神经干向前延续走行入腹内斜肌与腹横肌之间的神经血管筋膜平面，即腹横肌平面（TAP）。腹横肌平面内，神经形成神经丛[1]；构成 TAP 阻滞的靶点。

9. 肋间神经由腹直肌鞘边缘（半月线）穿过后层，走行于后腹直肌鞘内，在此处发出分支与交通支；构成腹直肌鞘阻滞的靶点。肋间神经终止于上升穿过腹直肌内侧半的前皮支，支配皮肤及皮下组织。值得注意的是邻近腹中线的区域由两侧神经重叠支配。

10. 支配上腹部的 $T_6 \sim T_9$ 神经，自肋弓下缘腋中线至腋前线进入腹横肌平面，记住这一点很重要。T_6 神经由外侧缘进入白线，而 $T_7 \sim T_9$ 神经出现于更外侧区（图 12-1）。肋下腹横肌平面阻滞就是通过将局麻药注入腋中线至腋前线的腹横肌平面（TAP），靶向作用于 $T_6 \sim T_9$ 神经。

11. 相比之下，$T_{10} \sim T_{12}$ 神经自腋中线与腋前线之间偏外侧进入腹横肌平面。外侧腹横肌平面阻滞主要通过将局麻药注入腹横肌平面腋中线水平更外侧区，靶向作用于神经。

12. 髂腹股沟与髂腹下神经，起源于腰丛神经，在髂嵴前 1/3 进入腹横肌平面（TAP），在髂前上棘（ASIS）内侧某一位置通过腹内斜肌穿出腹横肌平面（图 12-1）。

> **临床要点**　腹横肌平面与腹直肌鞘富含血管，增加了局麻药的全身吸收与中毒风险（尤其使用大剂量局麻药时）。因此，当在这些平面内注入局麻药时必须采取适当的防范措施。推荐在局麻药中加入 5μg/ml 的肾上腺素，并于患者实施阻滞后至少密切观察 30min。

13. 腹横肌平面与腹直肌鞘是富含血管的。腹横肌平面内主要动脉是下位胸肋间动脉降支与旋髂深动脉升支。腹直肌鞘内包有腹壁上动脉与腹壁深动脉。

三、后侧腹壁解剖

1. 后外侧腹壁由以下部分组成：腹外斜肌、腹内斜肌、腹横肌；上述各肌的腱膜；腰大肌与腰方肌（图 12-2）。

2. 腰方肌下方附着于髂嵴，走行于膈肌外侧弓状韧带后方附着于第 12 肋。其腹侧面被胸腰筋膜前层与腹横筋膜覆盖，背侧面被胸腰筋膜中层覆盖。

> **临床要点**　腹内斜肌与腹横肌向后逐渐变细移行为腱膜是腰方肌阻滞的重要超声标记点。

3. 胸腰筋膜是一层坚韧的薄膜，包裹着肌肉，组成前、中、后层（图 12-2）。前层与腹横筋膜融合，分隔腰方肌与腰大肌。中层在外侧与腹横肌及腹内斜肌腱膜融合，分隔腰方肌与竖脊肌。后层由背阔肌与后锯肌腱膜形成。这些层面与肌间平面为局麻药（围绕腰方肌注射）向上扩散至胸椎旁间隙与脊神经提供了一个潜在路径。

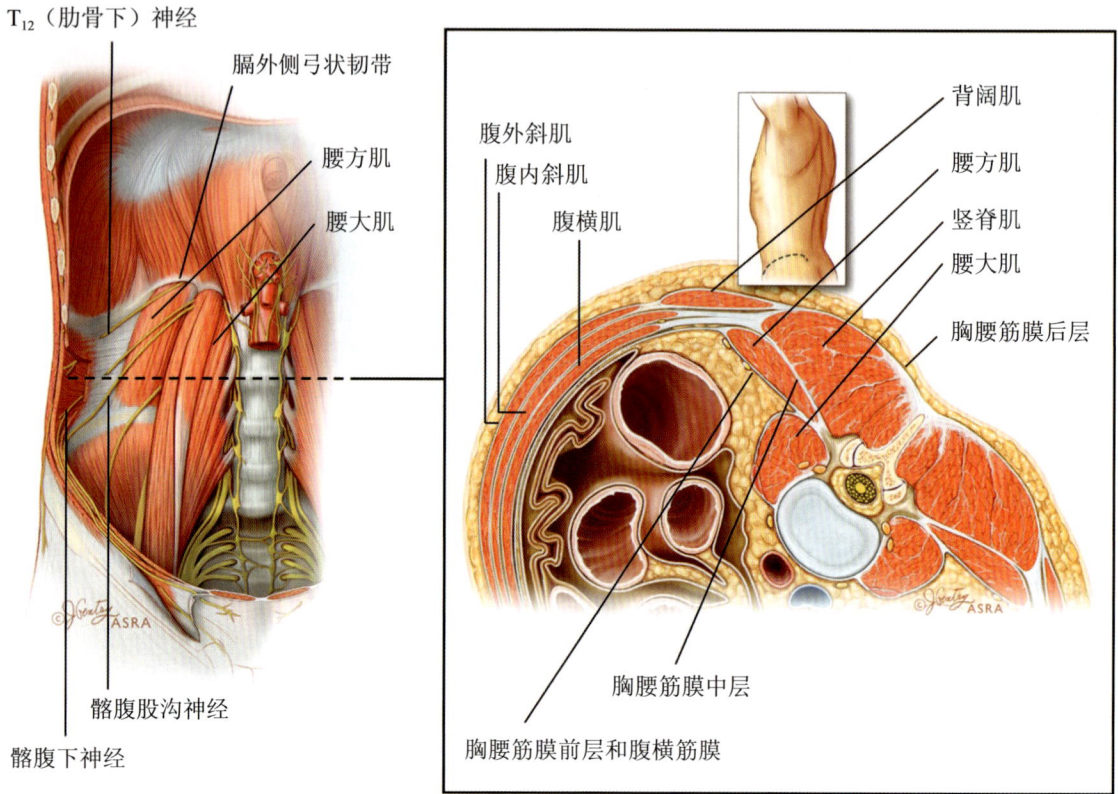

▲ 图 12-2 后外侧腹壁解剖

腹外斜肌逐渐变薄移行为邻接背阔肌的游离缘。腹内斜肌与腹横肌逐渐变薄移行为腱膜融合入胸腰筋膜。胸腰筋膜分为三层（前、中、后）包裹腰方肌与竖脊肌。髂腹股沟神经与髂腹下神经是自腰大肌外侧发出的腰丛 L_1 神经分支，走行于腰方肌与腹横肌前面。他们沿髂嵴前半部分升至腹横肌平面，于髂前上棘内侧，上升穿过腹内斜肌与腹外斜肌腱膜（图像版权归 2017 American Society of Regional Anesthesia and Pain Medicine，使用得到许可，保留所有权）

四、椎旁间隙解剖

1. 脊神经通过椎间孔穿出椎管，走行于相邻横突之间近于中线的位置。

2. 横突是椎旁阻滞的关键骨性标记。横突虽然不能被触及但是必须明确其与棘突的位置关系。其与后者的关系随脊椎长度改变。

（1）对胸椎而言，棘突的陡峭角度与球形尖端意味着它的头侧缘位于下一椎体的横突水平。

（2）对腰椎而言，棘突的头侧缘在同一椎体的横突水平。

（3）T_{11}、T_{12} 胸椎是胸椎与腰椎间的转折点，T_{11}、T_{12} 胸椎棘突较长，类似腰椎，但是它们的头侧缘并没有完全延伸至其本身横突的下缘。

3. 胸椎旁间隙，是一个局限于椎体、椎间盘与椎间孔之间的楔形解剖区域；前外侧为胸内筋膜、壁层胸膜（$T_2 \sim T_{10/11}$）及膈肌（$T_{10/11} \sim T_{12}$）；后侧为横突与肋横突上韧带。

（1）椎旁间隙包含脂肪和胸膜外筋膜，分出腹侧支与背侧支的神经节，交感神经链，交通支及神经根血管（图 12-4）。

（2）相邻椎旁间隙（上侧与下侧），硬膜外间隙（居中）及肋间隙（外侧）是相通的。

（3）肋横突上韧带上接横突的下面，下接肋颈的上面。

> **临床要点**　胸膜向前弯曲靠近脊髓中线，使胸椎旁间隙变宽，能降低刺破胸膜的风险，同时也会降低胸膜超声下的可见度。

胸内筋膜（胸深筋膜）分椎旁间隙为前侧及后侧部分。交感神经链位于前侧（即"胸膜外"椎旁间隙），肋间神经与血管位于后侧（即"胸膜内皮下"椎旁间隙）。

五、前外侧胸壁解剖

1. 前外侧胸壁的主要肌肉包括胸大肌、胸小肌与前锯肌（图 12-5）。

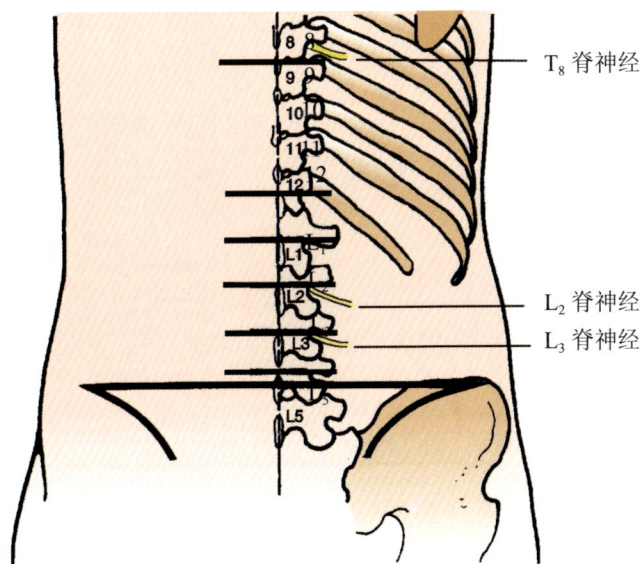

▲ 图 12-3　椎旁阻滞相关骨性解剖

陡峭的胸椎棘突意味着椎体棘突头侧缘的横线（如 T_8）交于下一椎体横突（T_9）。脊神经根自他们命名的椎体横突下穿出

（1）胸大肌是一块宽厚的三角形肌肉，起自锁骨内侧半及胸骨外侧，止于肱骨肱二头肌沟外侧。受胸内侧及胸外侧神经支配。

（2）胸小肌是位于胸大肌深面较小的三角形肌肉。它起自第 3 至第 5 肋近肋软骨处，止于肩胛骨喙突内侧缘及上表面，由胸内侧神经支配。

（3）前锯肌是一覆盖于前外侧胸壁的宽大掌趾状扁肌，位于肋骨与肋间肌表面。起自前 8 根肋骨上缘外侧，止于肩胛骨内缘腹侧面。其运动受发自臂丛 $C_5 \sim C_7$ 神经根的胸长神经支配。

2. 胸外侧神经（$C_5 \sim C_7$）与胸内侧神经（$C_8 \sim T_1$）分别发自臂丛神经外侧及内侧束。胸外侧神经靠近胸肩峰动脉胸肌支穿入胸肌肌间平面。胸内侧神经位于胸小肌深部，穿入后者支配胸大肌下方。

3. 胸壁也是由上胸段肋间神经外侧皮支与前皮支支配（图 12-4）。胸肋间神经发自脊神经腹侧支，走行于肋间肌前侧。它们于肋角发出外侧皮支，越过前锯肌支配胸壁及腋窝外侧面（图 12-5）。主要神经干延续向前，在胸骨旁穿出肋间内肌及胸大肌终止于肋间神经前皮支。

4. 锁骨及锁骨周胸壁表面皮肤由发自颈浅丛的锁骨上神经支配。

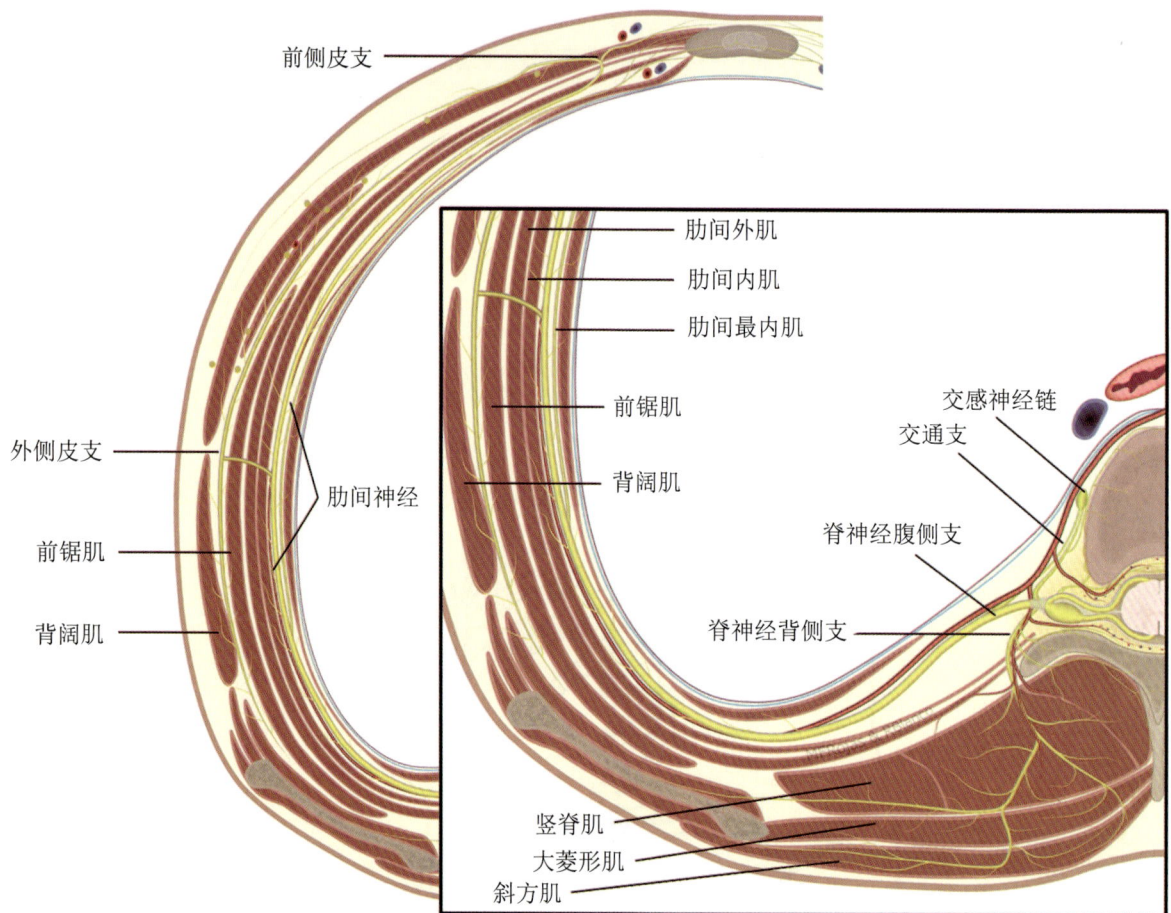

前侧皮支

肋间外肌

肋间内肌

肋间最内肌

前锯肌

背阔肌

交感神经链

交通支

脊神经腹侧支

脊神经背侧支

外侧皮支

肋间神经

前锯肌

背阔肌

竖脊肌

大菱形肌

斜方肌

▲ 图 12-4　胸廓横断面及标准胸脊髓神经解剖

脊神经自椎间孔发出，分为腹侧支与背侧支。背侧分支支配背部肌肉与皮肤。腹侧支向前延续为肋间神经，于腋中线发出外侧皮支（靠近肋角处）支配外侧胸腹壁。终末前皮支于近中线处发出支配前胸腹壁（经允许引自 Maria Fernanda Rojas Gomez.）

六、药物

临床要点　躯干神经阻滞范围较大，会增加局麻药吸收入血的概率。推荐在局麻药中加入 5μg/ml 肾上腺素，能降低局麻药血浆峰浓度。在实施躯干神经阻滞后 30 ～ 45min，需密切观察患者可能出现的局麻药中毒症状与体征。

药物镇痛效果决定于局麻药在筋膜平面内的扩散，躯干神经阻滞需要首先考虑的问题就是局麻药的用量。成人标准的注射药量是 15 ～ 30ml。局麻药液的选择与浓度应当遵从基于瘦体重而不是实际体重计算的最大推荐剂量。躯干神经阻滞最常用长效局麻药，如罗哌卡因与布比卡因。

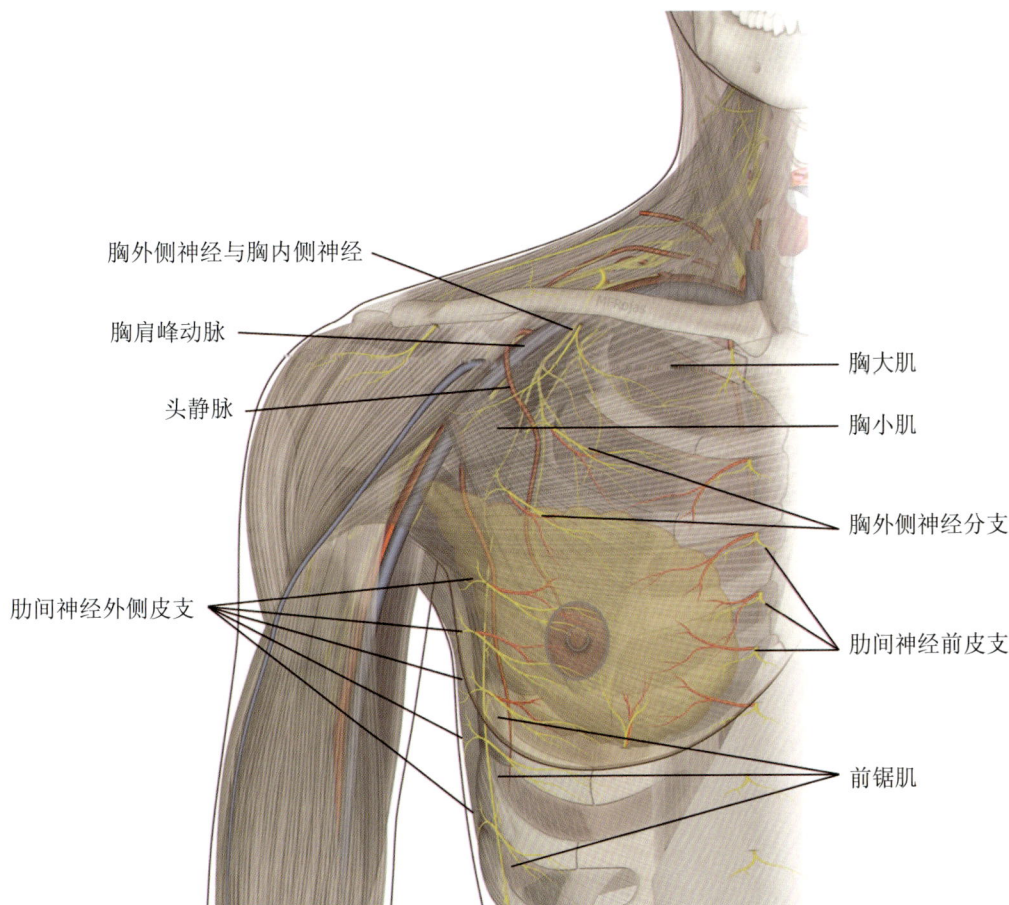

▲ 图 12-5 前胸壁解剖

胸内侧及胸外侧神经是穿出支配胸肌和上外侧象限的臂丛神经分支。头静脉与胸肩峰动脉位于胸大肌与胸小肌之间平面内近胸神经处。胸壁的腋窝与前外侧区域由肋间神经外侧皮支（$T_1 \sim T_5$）支配，肋间神经外侧皮支自腋中线皮下位置穿入皮下区，于近肋角处沿肋间肌与前锯肌上行。 胸壁前内侧面由肋间神经（$T_1 \sim T_5$）终末前皮支支配（经允许改编自 Maria Fernanda Rojas Gomez.）

七、阻滞技术

1. 超声引导下腹横肌平面阻滞

> **临床要点** 除了胸椎旁阻滞，躯干神经阻滞只能提供体表镇痛。内脏痛应选择其他镇痛方法管理，包括阿片类药物、对乙酰氨基酚、非甾体类抗炎药。

（1）适应证

①肋下腹横肌平面阻滞：提供上腹壁（$T_6 \sim T_9$）外科手术镇痛。

②外侧腹横肌平面阻滞：提供下腹壁（$T_{10} \sim T_{12}$）外科手术镇痛。

（2）禁忌证：常见的外周神经阻滞禁忌证（如未获患者同意、注射部位局部感染及局麻药过敏）。

（3）单次阻滞技术

①肋下腹横肌平面阻滞：患者取仰卧位。将线阵超声探头平行肋弓下缘，放置于腹直肌鞘外侧（图12-6）。识别位于腹直肌（居中）及腹外斜肌（居外侧）深面的腹横肌。用局麻药浸润皮下组织。用平面

内技术，引导 8cm 或 10cm 短斜面穿刺针沿远离中线的后外侧方向，将局麻药注入腹直肌 / 腹内斜肌与腹横肌间的筋膜平面内，局麻药用量一般为 15 ～ 20ml。

> **临床要点** T_6 ～ T_9 神经进入腹横肌平面的位置显示外侧腹横肌平面阻滞不能麻醉上腹部。实际上，T_6 与 T_7 神经支配的区域可能是腹直肌鞘阻滞的最佳麻醉区域（因为 T_6 ～ T_7 神经在非常靠近中线处穿出）
>
> 如果阻滞整个前腹壁需要实施双侧的肋下腹横肌平面阻滞与外侧腹横肌平面阻滞[2]。中线切口需要双侧神经阻滞因为该区域是由发自双侧的神经叠加支配的。

②外侧腹横肌平面阻滞：患者取仰卧位或者轻微侧向倾斜提供一个稍偏后侧的入路。将线阵超声探头横向放置于髂嵴与肋弓下缘间腋中线位置，识别腹外斜肌、腹内斜肌及腹横肌（图 12-6）。局麻浸润皮下组织。用平面内技术，引导 8cm 或 10cm 短斜面穿刺针沿前向后方向通过腹外斜肌及腹内斜肌达到腹横肌平面（TAP）。注入局麻药通过水分离法扩张腹内斜肌与腹横肌之间的筋膜平面，局麻药用量一般为 15 ～ 20ml。

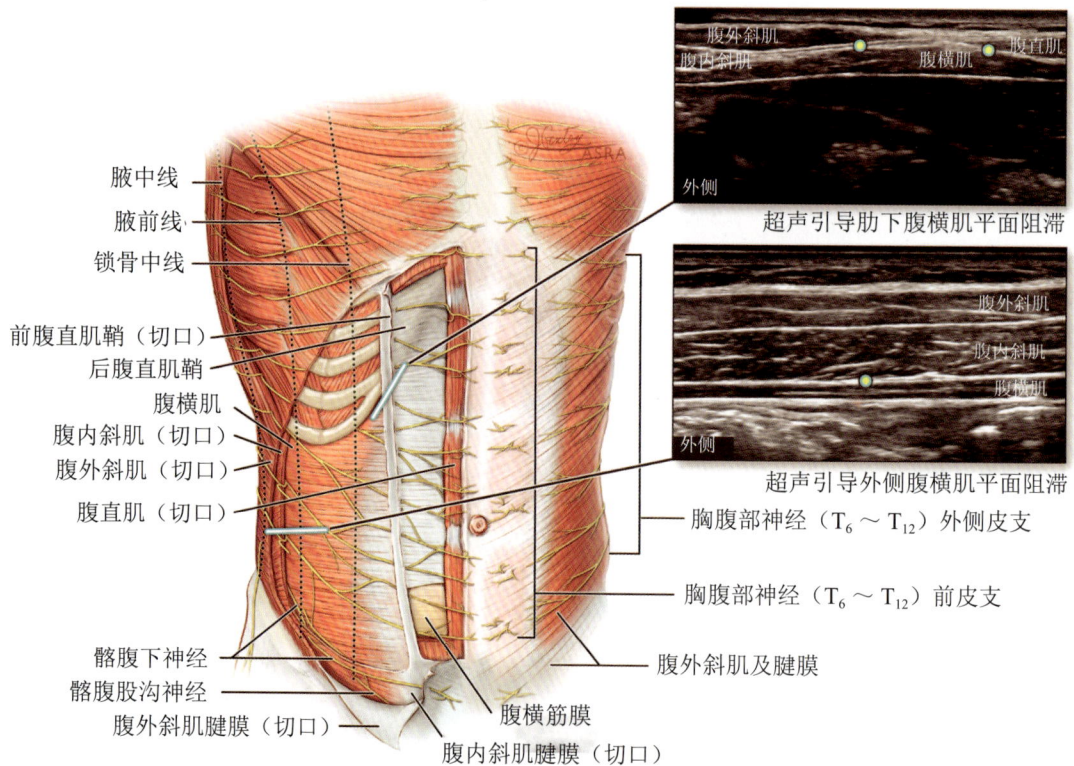

▲ 图 12-6 前外侧腹壁解剖及超声引导下肋下腹横肌平面阻滞与外侧腹横肌平面阻滞

超声引导下肋下腹横肌平面阻滞靶向作用于自肋弓下缘穿入至腹横肌平面的 T_6 ～ T_9 神经。探头平行靠近于肋弓下缘放置（蓝线处）。近中线处，腹横肌平面位于腹直肌与腹横肌之间。在此处，腹外斜肌与腹内斜肌移行为腱膜，共同构成腹直肌前鞘。探头沿肋弓下缘向外侧滑行，腹外斜肌与腹内斜肌逐渐显露。可以沿肋弓下缘实施多点穿刺注药（圆圈）。或者，用单次平面内穿刺技术，一根穿刺针在腹直肌（RAM）/腹内斜肌与腹横肌之间可以连续前进（伴随局麻药注入）。需要注意的是，这种阻滞方式不能覆盖到胸腹部神经外侧皮支。超声引导下外侧腹横肌平面阻滞靶向作用于 T_{10} ～ L_1 神经。探头横向放置于肋弓下缘与髂嵴之间腋中线。局麻药注射于腹内斜肌与腹横肌之间的平面内（圆圈），通常由前向后方向穿刺入针。腹横肌通常表现为特征性较暗低回声，明显薄于腹内斜肌（图像版权归 2017 American Society of Regional Anesthesia and Pain Medicine，使用得到许可，保留所有权）

（4）连续阻滞技术：连续肋下或外侧腹横肌平面阻滞的穿刺方法及超声靶点与单次神经阻滞所描述的相类似。如果术前放置外周神经导管，更外侧进针对外科手术区域的干扰最小。应该使用外周神经导管置入的标准步骤（参见前文）。通常局麻药输注速率为 5 ～ 8ml/h。关于外周神经导管置入深度的讨论详见第 2 章。

> **临床要点**　注入局麻药扩张腹横肌平面（TAP）能辅助导管置入和定位。
>
> 如果超声不能清楚识别腹外斜肌、腹内斜肌与腹横肌，从接近中线位置开始扫描识别白线与腹直肌，然后向外侧滑动探头显示半月线逐渐移行为三层肌肉结构。

2. 超声引导下腹直肌鞘阻滞

（1）适应证：经过腹直肌的正中腹壁切口外科手术镇痛（如脐疝或上腹部疝修补术）。双侧均需要进行阻滞。

（2）禁忌证：常见的外周神经阻滞禁忌证（参见上文）。

（3）单次阻滞技术：患者取仰卧位。将线阵探头横向放置于脐上识别白线及两侧腹直肌。向外侧滑动探头标记腹直肌鞘与腹直肌的外侧面，识别出半月线（图 12-7）。用局麻药浸润皮下组织。用平面内技术，引导 80mm 或 100mm 短斜面穿刺针沿外侧向内方向进入后腹直肌鞘外侧区（图 12-8）。在腹直肌和腹直肌后鞘之间注入局麻药。每侧局麻药用量一般为 15 ～ 20ml。对于较大的切口，应该在脐上方及下方实施穿刺注射（总共四次）以确保足够药物扩散。但是，必须注意阻滞保持在弓状线以上，不要超过最大推荐局麻药用量。

> **临床要点**　如果患者呼吸深快，腹横肌平面阻滞与腹直肌鞘阻滞技术上存在挑战，因为前腹壁随膈肌运动而运动。因此在全身麻醉下通常更容易实施这些阻滞。神经损伤的风险被认为较低。

（4）连续阻滞技术：超声引导下连续腹直肌鞘阻滞的靶点与单次阻滞技术相同——腹直肌外侧与腹直肌后鞘之间的筋膜平面。穿刺针如上所述自外侧向内方向穿刺，或者自上向下方向沿腹直肌鞘而不是穿过后者通过导管。应该使用外周神经导管置入的标准步骤（参见前文）。通常局麻药输注速率为每小时 5 ～ 8ml。关于外周神经导管置入深度的讨论详见第 2 章。

3. 髂腹股沟—髂腹下神经阻滞

（1）适应证：前腹壁腹股沟及耻骨弓上区切口（T_{12} ～ L_1 对应皮区）外科手术镇痛（如腹股沟疝修补术、剖宫产术）。

（2）禁忌证：常见的外周神经阻滞禁忌证（参见上文）。

> **临床要点**　如果腹股沟 / 髂腹下神经不能显示，在近髂嵴处注入局麻药扩张腹横肌筋膜平面可以阻滞成功。
>
> 腹横肌平面阻滞、腹直肌鞘阻滞、髂腹股沟 / 髂腹下神经阻滞均能提供前腹壁镇痛，但为了局麻药更好地向目标区域扩散，我们建议中线腹部外科手术应用腹直肌鞘阻滞，尤其是脐上垂直切口，T_{12}/L_1 区域切口建议应用髂腹股沟 / 髂腹下神经阻滞。

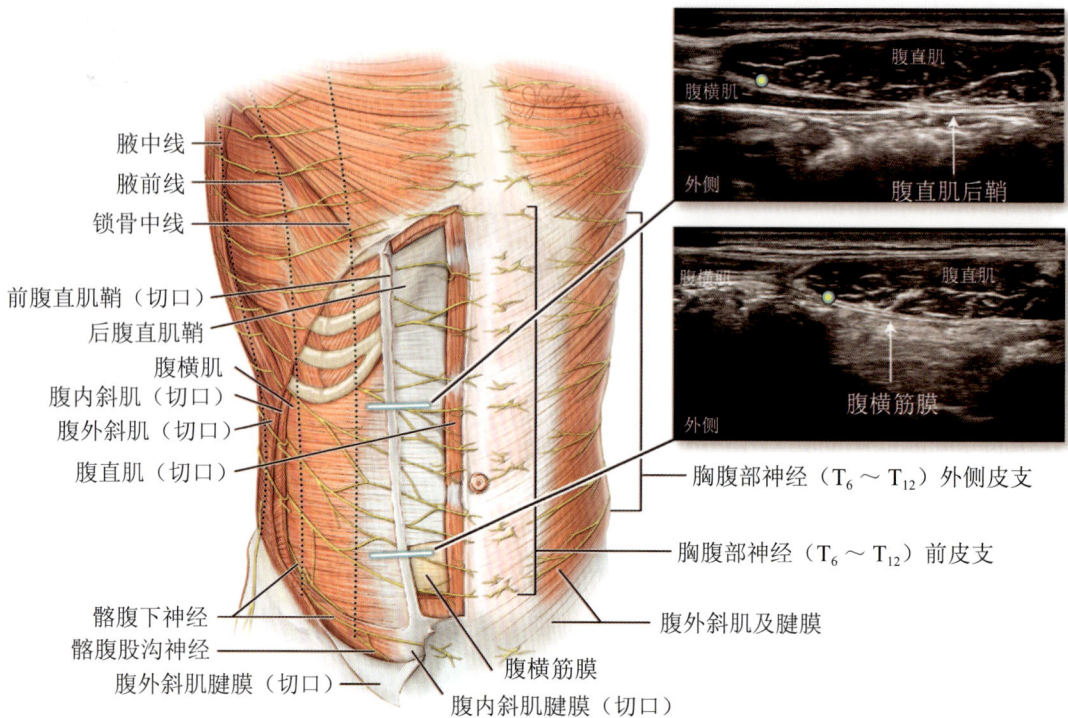

▲ 图 12-7 前外侧腹壁解剖及超声引导下腹直肌鞘解剖

这种阻滞方式的作用靶点是胸腹神经的终末肌支与前皮支。探头横向放置于脐上，以显示腹直肌（RAM）和腹直肌鞘的侧面。近肋弓下缘，腹横肌（TAM）通常见于腹直肌背侧。如果探头放置于脐与耻骨联合间中点的尾侧，可见腹直肌后鞘缺如，由腹直肌的肌膜与腹横肌筋膜束住腹直肌的背侧面。局麻药自腹直肌外侧及它的深层筋膜（圆圈处）间注入腹直肌后鞘区，在神经通过腹直肌上升入其皮下区前产生靶向作用（图像版权归 2017 American Society of Regional Anesthesia and Pain Medicine，使用得到许可，保留所有权）

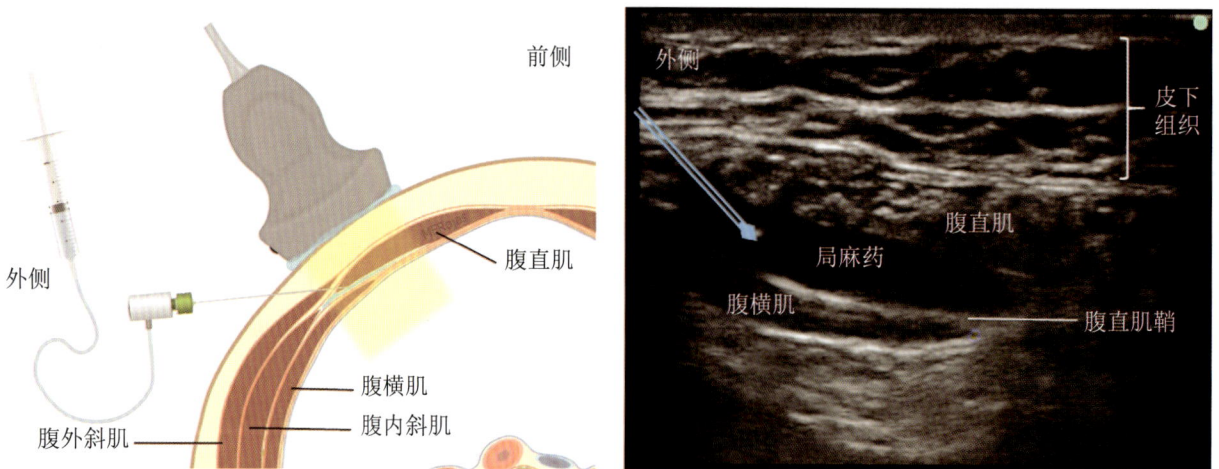

▲ 图 12-8 超声引导下腹直肌鞘阻滞

探头横向放置于脐上方以显示腹直肌外侧缘。使用平面内技术引导穿刺针进针，使局麻药在腹直肌与线状高回声的腹直肌后鞘之间扩散（图片经许可引自 Maria Fernanda Rojas Gomez and KJ Chin Medicine Professional Corporation.）

（3）超声引导下单次阻滞技术：患者取仰卧位。将线阵探头放置于髂前上棘（ASIS）稍偏上后侧，平行于髂前上棘与脐之间连线。在髂嵴声影附近可见前外侧腹壁三层肌肉。髂腹股沟神经与髂腹下神经通常是可见于腹横肌平面邻近髂嵴的高回声结构（图 12-9）。在该平面内更内侧位置也可见旋髂深动脉升支与肋下神经（T$_{12}$）。用局麻药浸润皮下组织。用平面内技术，引导 50mm 或 80mm 短斜面穿刺针沿内外侧方向进针。在腹内斜肌与腹横肌之间筋膜平面注入局麻药。成年患者局麻药用量一般为 10 ～ 12ml。

4. 超声引导下腰方肌阻滞技术 [3,4-6]

超声引导下腰方肌阻滞有两种入路：后路腰方肌阻滞（QLB2）与经肌肉（前路）腰方肌阻滞。这些相对新的躯干神经阻滞方法可以作为超声引导下腹横肌平面阻滞的替代方法，提供更加广泛地镇痛 [7,8]。关于他们的作用机制还在研究中，后路腰方肌阻滞及经肌肉腰方肌阻滞局麻药在棘旁与椎旁扩散良好（优于腹横肌平面阻滞），这解释了其临床有效性 [9]。

（1）适应证：下腹部及脐周区域外科手术的镇痛。

（2）禁忌证：常见的外周神经阻滞禁忌证（参见上文）。

（3）超声引导下后路腰方肌阻滞（单次阻滞技术）：患者取仰卧位，或侧卧位（阻滞侧在上）。推荐使用凸阵探头，但是纤瘦的患者也可以使用线阵探头。将线阵探头横向放置于髂嵴与肋弓下缘腋中线位置并识别前腹壁三层扁平肌肉。向后追踪肌肉层次直到腹内斜肌与腹横肌逐渐移行为它们的腱膜及胸

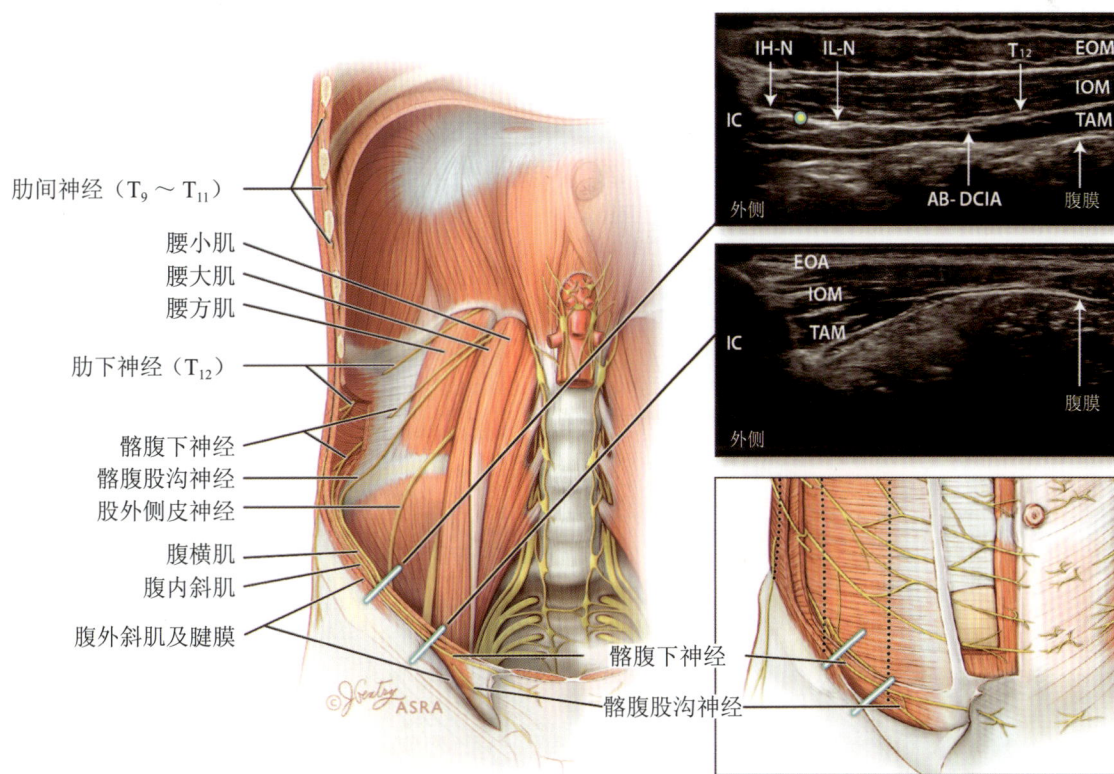

▲ 图 12-9　超声引导下髂腹股沟神经及髂腹下神经阻滞解剖

髂腹股沟神经及髂腹下神经自腰大肌外侧缘发出。其在穿过腹横肌及其腱膜背侧面前先经过腰方肌腹侧面。两根神经在髂前上棘（ASIS）后任意位置穿过腹横肌进入腹横肌平面。探头平行于髂前上棘与脐之间连线上后侧放置（上侧蓝线）。探头边缘靠髂嵴，可见一声影区。在这一位置，可见腹壁三层肌肉。髂腹股沟神经与髂腹下神经可在腹内斜肌与腹横肌之间的腹横肌平面近髂嵴处找到。旋髂深动脉升支（AB-DCIA）同肋下神经（T$_{12}$）一起走行于腹横肌平面内侧。将局麻药注入腹横肌平面近髂嵴处（圆圈处），如果神经可见可以避开。神经阻滞不能在髂前上棘内下侧实施（下侧蓝线），因为髂腹下与髂腹股沟神经在这一位置上升至体表，不会始终位于任一肌间筋膜平面。AB-DCIA. 旋髂深动脉升支；EOM. 腹外斜肌；IC. 髂嵴；IH-N. 髂腹下神经；IL-N. 髂腹股沟神经；IOM. 腹内斜肌；TAM. 腹横肌（图像版权归 2017American Society of Regional Anesthesia and Pain Medicine，经许可使用，保留所有权）

腰筋膜中层，可见一腰方肌后线状高回声（图 12-10）。用局麻药浸润皮下组织。以平面内技术，引导 80mm 或 100mm 短斜面穿刺针沿前后方向通过腹外斜肌将针尖置于胸腰筋膜与腰方肌之间。注入局麻药扩张该平面，在腰方肌后表面扩散。成年患者局麻药用量一般为 20～25ml。

> **临床要点** 足量局麻药很重要，因为经肌肉腰方肌阻滞的作用机制包括局麻药向头端扩散入胸椎旁间隙[9]。
>
> 局麻药可能扩散到腰丛神经分支（越过腰方肌前表面），导致下肢无力。患者在阻滞后首次活动，应仔细评估并做好防跌倒措施。

（4）超声引导下经肌肉腰方肌阻滞（单次阻滞技术）：患者取坐位，或侧卧位（阻滞侧在上）。将凸阵探头横向放置于髂嵴与肋弓下缘间腋后线位置显示腹内斜肌与腹横肌逐渐移行为其腱膜及胸腰筋膜中层，可见腰方肌后一线状高回声。增加超声穿透深度，直到显示腰椎椎体及横突声影（图 12-10）。在近椎体处腰方肌前显示腰大肌。用局麻药浸润皮下组织。以平面内技术，引导 80mm 或 100mm 短斜面穿刺针沿后向前方向通过腰方肌将针尖置于腰方肌与腰大肌之间。注入局麻药扩张该平面，在腰方肌前表面扩散，将其与腰大肌分离，成年患者局麻药用量一般为 20～25ml。

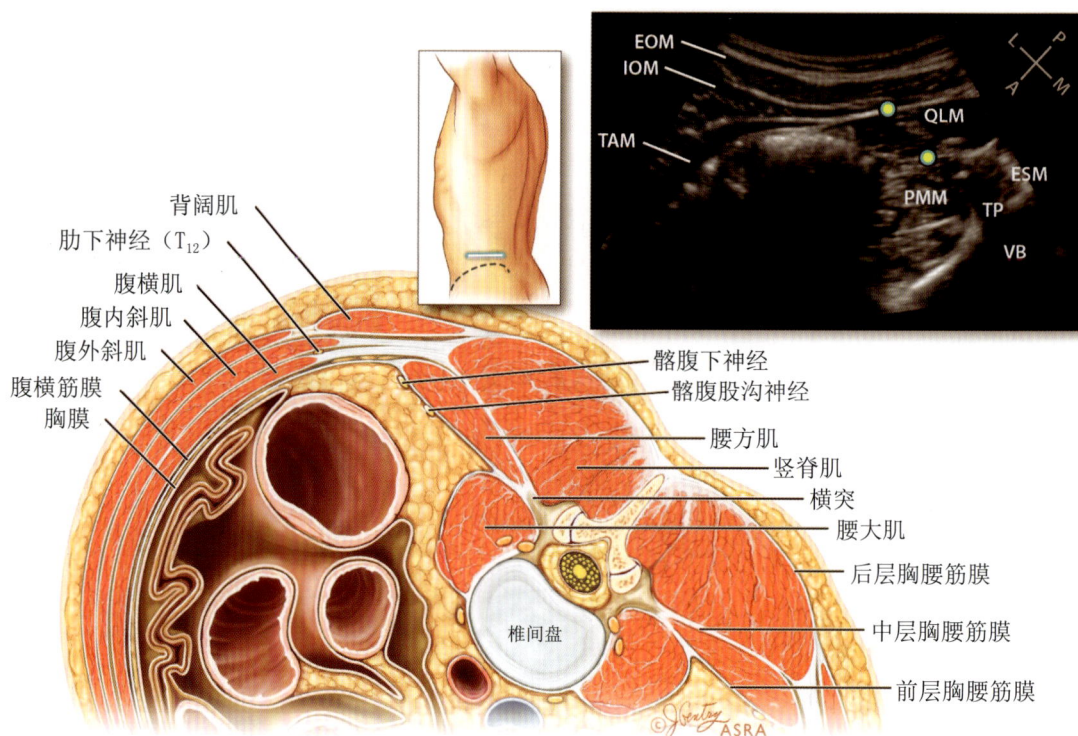

▲ 图 12-10 后腹壁解剖与超声引导下腰方肌阻滞

腹外斜肌终止于近背阔肌的游离缘。腹内斜肌与腹横肌终止于腱膜，延续于胸腰筋膜。胸腰筋膜本身分为三层（后层、中层、前层），包裹腰方肌与竖脊肌。实施腰方肌阻滞是将凸阵探头横向倾斜方向放置于腹壁后外侧，髂嵴与肋弓下缘之间（蓝线处）。识别腰方肌的关键标记点包括椎体、横突与腰大肌。在 $L_3 \sim L_4$ 水平，腹壁肌肉深面可以见到腹膜腔内肠管（如图）；在 $L_2 \sim L_3$ 水平，肾脏通常可见于腹膜后间隙。圆圈处标明腰方肌前侧或后侧的局麻药注射靶点。EOM. 腹外斜肌；ESM. 竖脊肌；IOM. 腹内斜肌；PMM. 腰大肌；QLM. 腰方肌；TAM. 腹横肌；TP. 横突；VB. 椎体（图像版权归 2017American Society of Regional Anesthesia and Pain Medicine，使用得到许可，保留所有权）

（5）连续阻滞技术：针道及超声靶点与单次神经阻滞所描述的相同。应该使用置入外周神经导管的标准步骤。关于外周神经导管置入深度的讨论详见第 2 章。

5. 胸椎旁神经阻滞 [10-12]

> **临床要点**　因为神经支配跨中线重叠，近中线区单侧胸椎旁阻滞可能不充分。同样，在同侧相邻节段皮区存在重叠。因此，总是需要较大的局麻药用量（单次阻滞）或者还需在所需阻滞节段上或下一个节段实施阻滞，以确保目标节段皮区有效阻滞（多次阻滞）。

（1）适应证：单侧乳房或胸壁手术、胸部创伤及腹部手术的麻醉或镇痛。也可以用于胸腔镜或开胸手术，尤其当胸段硬膜外镇痛有禁忌证或不可取时 [13]。阻滞水平必须与外科手术部位相匹配。虽然存在个体差异，15 ～ 20ml 单次胸椎旁神经阻滞通常会使麻醉阻滞水平达到头侧两个节段皮区与尾侧两个节段皮区。或者，在不同节段多次注射 3 ～ 5ml 可保证局麻药充分扩散至所需神经区域。

（2）禁忌证：常见的外周神经阻滞禁忌证（参见上文）。

（3）超声引导下旁矢状位平面内胸椎旁阻滞（单次阻滞技术）：病人可以取坐位、俯卧位或侧卧位。将线阵探头距中线近 5cm 处取矢状面放置。识别肋骨声影，肋间内膜及胸膜。向内侧滑动探头识别肋骨至横突的骨性结构变化。横突较肋骨总是更表浅，表现为不太圆的轮廓。胸膜向中线前向弯曲，因此在横突深面比起肋骨往往较隐蔽。为了看到横突间的肋横突上韧带，轻微侧向倾斜探头易于显示（图 12-11）。用局麻药在探头下缘浸润皮下组织，用平面内技术，引导 80mm 短斜面穿刺针沿头尾侧方向进针。针尖穿透肋横突上韧带。注入 15 ～ 20ml 局麻药，使胸膜向腹侧（下方）移位。

> **临床要点**　不穿过下方横突进入胸椎旁间隙需要较大的进针角度。另一种策略是旋转探头轻微倾斜偏离旁矢状面方向使探头覆于肋骨上而不是横突上。肋骨高度较低可使进针较浅时就能达到胸椎旁间隙（图 12-11）。

（4）超声引导下横向位平面内胸椎旁阻滞（单次阻滞技术）病人可以取坐位、俯卧位或侧卧位。将线阵探头跨中线取横向位识别出棘突、横突与肋骨的声影。将横突尖端影像置于图像的中央，旋转探头至沿肋骨长轴的斜横向位，向下轻微滑动探头使胸膜、肋横突上韧带、横突的"拇指样"轮廓都得以显示（图 12-12）。局麻药浸润皮肤至少至横突尖端外侧 2cm 处。沿外向内侧方向刺入 80mm 短斜面穿刺针穿透肋横突上韧带。只要针尖被横突尖端的声影遮挡，就不应该再前进。注入 15 ～ 20ml 局麻药，使胸膜向腹侧（向下）移位。

> **临床要点**　向胸椎旁间隙穿刺过程中应多次采用注入 0.5ml 的生理盐水或 5% 葡萄糖溶液的水示踪技术确认针尖位置。因为针尖穿过肋横突上韧带进入胸椎旁间隙时注入液体会出现胸膜向腹侧（下方）移位；将局麻药注射于此处。
> 在椎旁间隙推进导管时可能遇到阻力。注入 5 ～ 10ml 局麻药（扩张间隙）会有所帮助。如果导管非常容易通过，表明针和（或）导管可能已经穿透入胸膜腔。

（5）连续阻滞技术：上述两种超声引导下穿刺技术均可用于置入导管。如果使用横向位平面内技术，

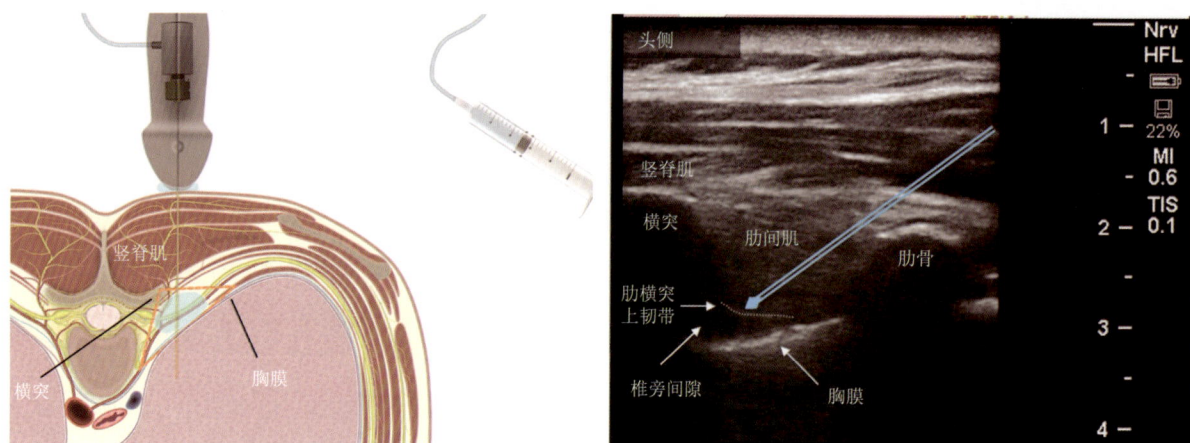

▲ 图 12-11　超声引导下旁矢状位平面内胸椎旁阻滞

将探头纵向旁矢状位方向放置于需阻滞的椎体水平，横突（TP）尖端可见于竖脊肌深面。胸膜呈线状高回声，肋横突上韧带呈一线状稍高回声（为清晰显示，图中用虚线标记）。椎旁间隙是两结构之间的三角形暗区。需要注意的是，将探头稍旋转呈一轻微倾斜方向，使其尾端偏外侧。这将在视野中显示出低位肋骨而不是其对应的横突；肋骨较横突轮廓位置偏低，允许进针的针道较浅。使用平面内技术，穿刺针通过肋间肌刺穿肋横突上韧带（SCTL）进入胸椎旁间隙。以达到注入局麻药出现胸膜向腹侧移位（图片引自 Maria Fernanda Rojas Gomez and Amit Pawa，经许可使用）

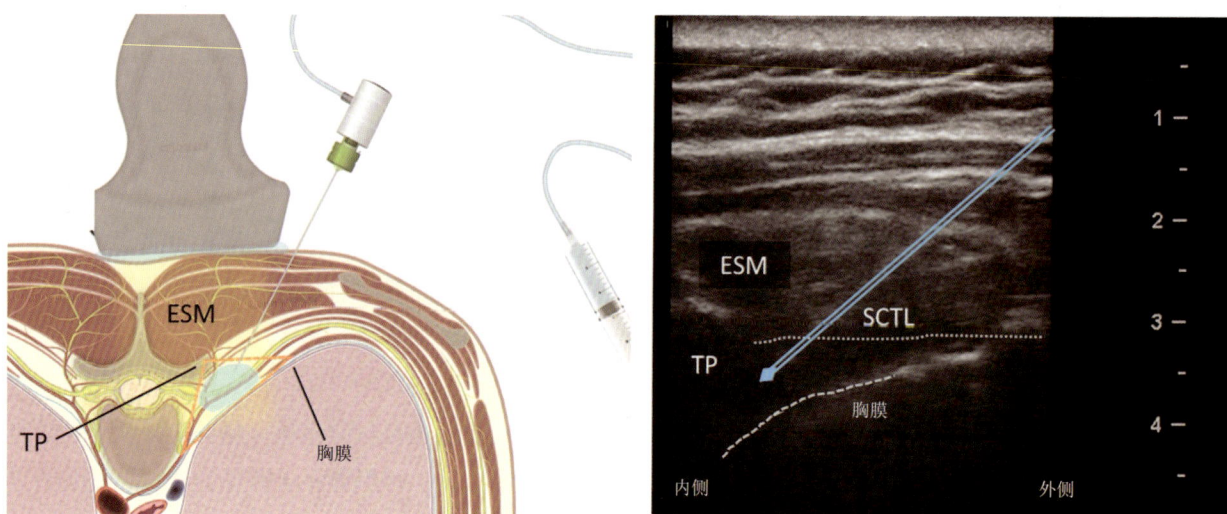

▲ 图 12-12　超声引导下横向位平面内胸椎旁阻滞

将探头横向放置于需阻滞的椎体水平，横突（TP）尖端可见于竖脊肌深面。胸膜呈线状高回声，曲向横突下内侧。使用平面内技术，穿刺针沿外向内方向刺穿肋横突上韧带（SCTL）进入胸椎旁间隙。以达到注入局麻药出现胸膜向下移位。ESM. 竖脊肌；SCTL. 肋横突上韧带；TP. 横突（图片经许可引自 Maria Fernanda Rojas Gomez and Amit Pawa.）

导管置入不能超出针尖 2cm，以避免意外进入椎间孔。旁矢状位平面内技术可以明显减少这种并发症的风险；但导管也不能超出针尖外 3cm，因为其方向和路径可能无法预测。应该使用置入外周神经导管的标准步骤（参见前文）。通常设置局麻药输注速率为 5 ～ 8ml/h。关于外周神经导管置入深度的讨论详见第 2 章。

6. 胸部神经（PECS）阻滞[14]

（1）适应证

① PECS 1 阻滞：靶向作用于胸外侧神经及胸内侧神经，提供单纯乳房切除术及前胸壁外科手术镇痛。

② PECS 2 阻滞：靶向作用于胸外侧神经、胸内侧神经及肋间神经外侧皮支，提供前外侧乳房或延

伸至腋部的胸壁外科手术（如前哨淋巴结活检术、乳腺癌改良根治术）镇痛。

（2）禁忌证：常见的外周神经阻滞禁忌证（参见上文）。

（3）单次阻滞技术

① PECS 1 阻滞：患者取仰卧位。将线阵探头倾斜置于胸壁锁骨中线区域。由浅至深，识别胸大肌、胸小肌、腋动脉、腋静脉及胸膜。沿胸肌间平面内的胸外侧神经定位出胸肩峰动脉。用局麻药浸润皮下组织。以平面内技术，引导 50mm 短斜面穿刺针沿上内至下外方向将针尖置于胸肌之间（图 12-13）。使局麻药在筋膜平面内扩散。局麻药用量一般为 10 ～ 20ml。

> **临床要点** 局麻药注入前锯肌浅表间隙可能导致浸润至淋巴结周围腋窝或者破坏外科阻滞间隙。为了避免这种可能，PECS 2 阻滞第 2 次注药可以在前锯肌深面的筋膜平面进行。

② PECS 2 阻滞：PECS 2 阻滞在同一针道联合 PECS 1 阻滞与前锯肌平面阻滞（参见下文）实施。患者体位及探头放置与 PECS 1 阻滞相似并且解剖结构相同。如上所述用 80mm 短斜面穿刺针将 10ml 局麻药注入胸大肌与胸小肌之间的肌间平面。随后，向外下侧滑动探头直到在胸小肌深面第 3 肋间骨水平显示前锯肌。用平面内技术，推进穿刺针穿过胸小肌进入前锯肌浅表间隙。注入 15 ～ 20ml 局麻药在该筋膜平面内扩散（图 12-14）。

7. 前锯肌平面阻滞 [15]

（1）适应证：提供前外侧胸壁创伤外科手术镇痛（如乳腺手术、肋骨骨折）。

（2）禁忌证：常见的外周神经阻滞禁忌证（参见上文）。

> **临床要点** 尽管胸椎旁阻滞（TPVBs）、胸部神经阻滞（PECS）及前锯肌平面阻滞都能为乳腺手术提供有效镇痛，但是后两种阻滞技术更受欢迎，因为方法简单并且（潜在）并发症风险较低 [16]。

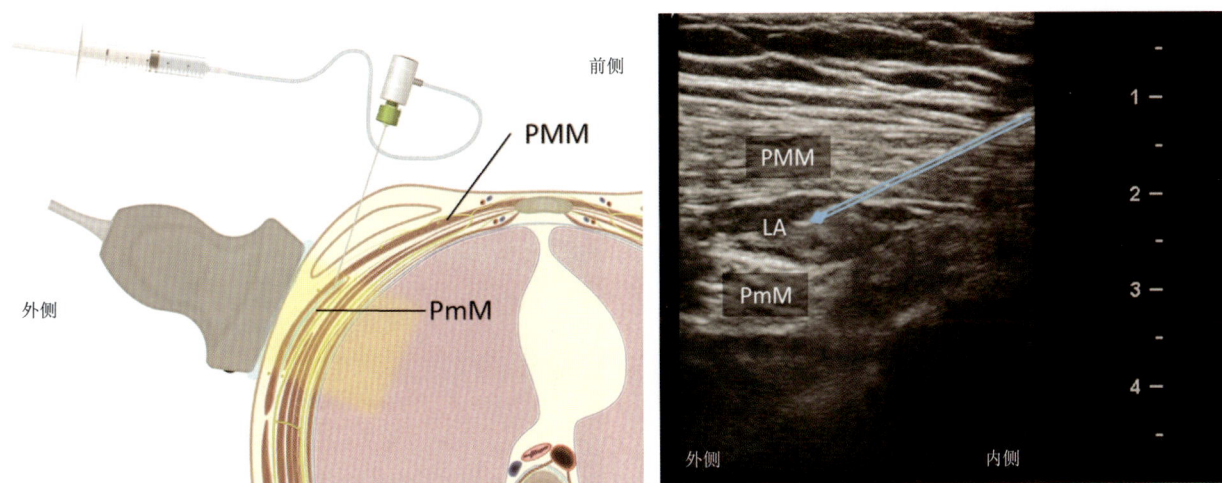

▲ 图 12-13 超声引导下 "PECS1" 胸部神经阻滞

将超声探头取倾斜方向放置于前外侧胸壁（尾端至锁骨）显示胸大肌与胸小肌。以平面内技术，取内外方向，将针尖置于胸大肌与胸小肌之间。以达到使局麻药在这两块胸肌间平面内扩散。麻醉胸内侧神经与胸外侧神经。胸肩峰动脉与头静脉也可在该平面内显示。LA. 局麻药；PMM. 胸大肌；PmM. 胸小肌（图片经许可引自 Maria Fernanda Rojas Gomez and Amit Pawa.）

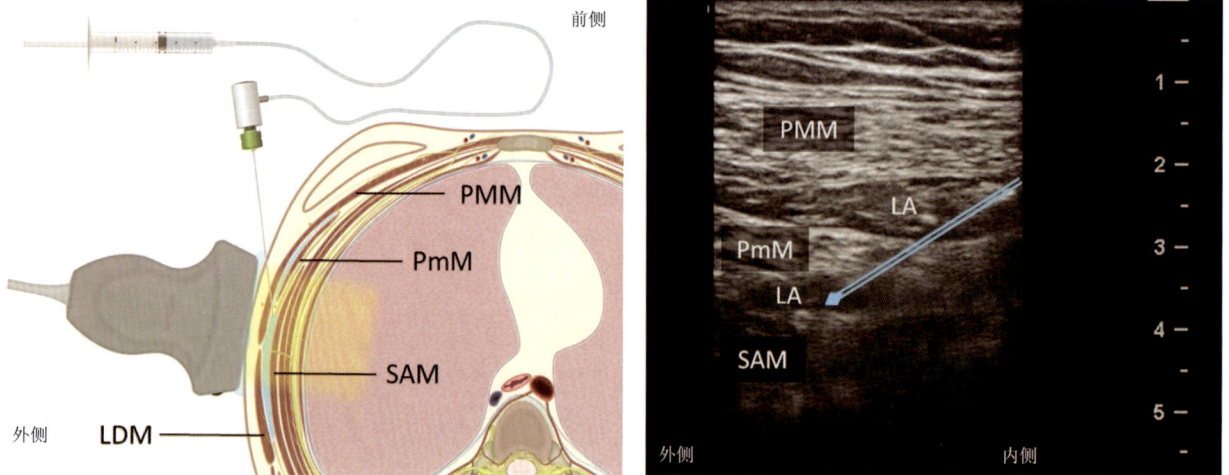

▲ 图 12-14 超声引导下"PECS 2"胸部神经阻滞

将超声探头取倾斜方向放置于前外侧胸壁（尾端至锁骨）显示胸大肌与胸小肌。将探头向外侧滑动直到在胸小肌背侧找到前锯肌（SAM）。用平面内技术，取内外方向，将针尖置于胸小肌与前锯肌之间。以达到使局麻药在这两块肌肉间平面内扩散。这种方法通常联合在胸大肌与胸小肌间注入局麻药（如"PECS 1"阻滞，图 12-13）。LA. 局麻药；LDM. 背阔肌；PMM. 胸大肌；PmM. 胸小肌；SAM. 前锯肌（图片经许可转载自 Maria Fernanda Rojas Gomez and Amit Pawa.）

（3）单次阻滞技术：患者取侧卧位，阻滞侧位于上方。手臂伸展至肩，内收过胸，暴露外侧胸壁。将线阵探头置于锁骨下旁矢状位，识别第 2、3 肋骨。向外下侧滑动探头，显示第 4、5 肋骨，将探头与腋后线对齐。在这一位置，背阔肌覆盖于前锯肌，后者覆盖肋骨于肋间肌（图 12-15）。用局麻药浸润皮下组织。以平面内技术，引导 80mm 短斜面穿刺针沿上下方向将针尖置于背阔肌与前锯肌之间。注入局麻药扩张该间隙（前锯肌表面）。或者，如果需要骨性镇痛，穿刺针只需要推进更深至前锯肌与肋骨 / 肋间肌之间平面。药液注入前锯肌深面可避免局麻药浸润至腋窝或者破坏外科阻滞间隙。局麻药用量一般为 20 ～ 30ml。

（4）连续阻滞技术：针道及超声靶点与单次阻滞技术描述相似。导管尖端根据需要放置于前锯肌浅层或深层。应该使用外周神经导管置入的标准步骤（参见前文）。通常设置局麻药输注速率为 5 ～ 8ml/h。关于外周神经导管置入深度的讨论详见第 2 章。

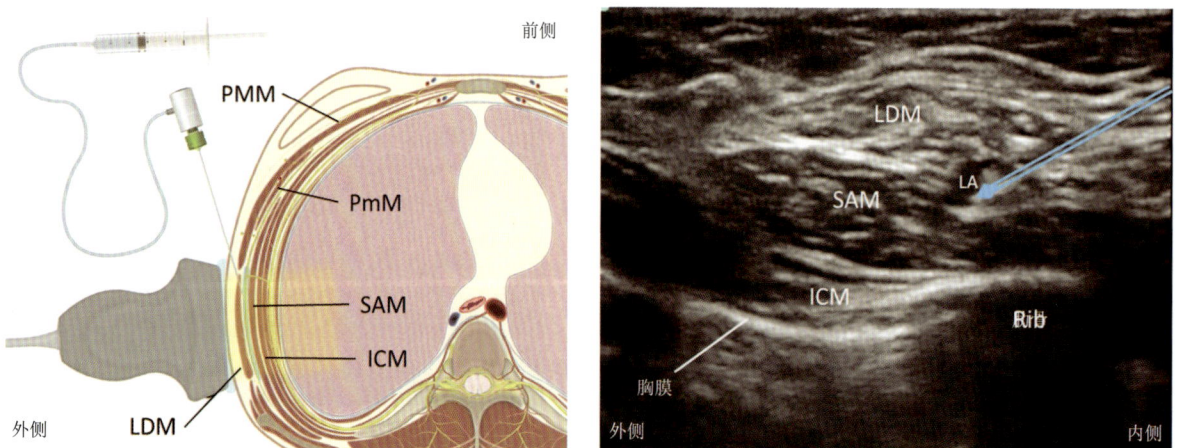

▲ 图 12-15 超声引导下前锯肌平面阻滞

将超声探头横向倾斜或纵向放置于腋中线或腋后线，以显示背阔肌覆盖于前锯肌上。用平面内技术，将针尖置于背阔肌与前锯肌之间。以达到使局麻药在这两块肌肉间平面内扩散。ICM. 肋间肌；LA. 局麻药；LDM. 背阔肌；PMM. 胸大肌；PmM. 胸小肌；SAM. 前锯肌（图片经许可引自 Maria Fernanda Rojas Gomez and KJChin Medicine Professional Corporation.）

八、并发症

值得特别考虑的是，局麻药中毒是躯干神经阻滞的一种并发症。为了实现局麻药扩散充分与阻滞成功，必须在血管丰富的筋膜平面内应用相对大容量的局麻药。限制最大局麻药用量非常重要，尤其是对较小的患者及实施多次阻滞技术的情况。可以参见在第 14 章中神经阻滞并发症的详细介绍。特定躯干神经阻滞的并发症见表 12-1。

表 12-1 特定躯干神经阻滞的并发症

阻滞部位	并发症
腹横肌平面	内脏损伤
腹直肌鞘	内脏损伤
髂腹股沟神经与髂腹下神经	内脏损伤
	盆腔血肿
	股神经阻滞
腰方肌	腰丛阻滞
	腹膜后血肿
椎旁间隙	胸腔穿刺 / 气胸
	椎管内扩散
	硬膜外穿刺
	鞘内注射
	低血压
胸肌	胸肩峰动脉注射
	胸腔穿刺 / 气胸
	腋筋膜穿刺
前锯肌平面	胸腔穿刺 / 气胸

致谢

感谢撰写前一版"椎旁阻滞"一章的 Christopher M. Bernards 博士及为多幅插图提供帮助的 Maria Fernanda Rojas Gomez 博士。

参考文献

［1］Rozen WM, Tran TMN, Ashton MW, et al. Redefining the course of the thoracolumbar nerves: a new understanding of the innervation of the anterior abdominal wall. Clin Anat, 2008;21:325–333.

［2］Borglum J, Jensen K, Christensen AF, et al. Distribution patterns, dermatomal anesthesia, and ropivacaine serum concentrations after bilateral dual transversus abdominis plane block. Reg Anesth Pain Med 2012;37:294–301.

［3］ Chin KJ, McDonnell JG, Carvalho B, et al. Essentials of our current understanding: abdominal wall blocks. Reg Anesth Pain Med 2017;42:133–183.

［4］ Blanco R, McDOnnell JG. Optimal point of injection: the quadratus lumborum Ⅰ and Ⅱ blocks. Anaesthesia 2013;68. http://www.respond2articles.com/ANA/forums/post/1550.aspx. Accessed April 5, 2017.

［5］ Dam M, Hansen CK, Borglum J, et al. A transverse oblique approach to the transmuscular quadratus lumborum block. Anesthesia 2016;71:603–604.

［6］ Hansen CK, Dam M, Bendtsen TF, et al. Ultrasound-guided quadratus lumborum blocks: definition of the clinical relevant endpoint of injection and the safest approach. A A Case Rep 2016;6:39.

［7］ Blanco R, Ansari T, Riad W, et al. Quadratus lumborum block versus transversus abdominis plane block for postoperative pain after cesarean delivery: a randomized controlled trial. Reg Anesth Pain Med 2016;41:757–762.

［8］ Murouchi T, Iwasaki S, Yamakage M. Quadratus lumborum block: analgesic effects and chronological ropivacaine concentrations after laparascopic surgery. Reg Anesth Pain Med 2016;41:146–150.

［9］ Dam M, Morrigl B, Hansen CK, et al. The pathway of injectate spread with the transmuscular quadratus lumborum（TQL）block—a cadaver study. Anesth Analg 2017. doi: 10.1213/ANE.0000000000001922.

［10］ Batra RK, Krishnan K, Agarwal A. Paravertebral block. J Anaesth Clin Pharmacol 2011;27:5–11.

［11］ Greengrass RA, Duclas R. Paravertebral blocks. Int Anesth Clin 2012;50:56–73.

［12］ Krediet AC, Moayeri N, van Geffen G, et al. Different approaches to ultrasound-guided thoracic paravertebral block. Anesthesiology 2015;123:459–474.

［13］ Yeung JH, Gates S, Naidu BV, et al. Paravertebral block versus thoracic epidural for patients undergoing thoracotomy. Cochrane Database Syst Rev 2016; 2: CD009121.

［14］ Blanco R, Fajardo M, Parras T. Ultrasound description of PECS II（modified PECS I）: a novel approach to breast surgery. Rev Esp Anestesiol Reanim 2012;59:470–475.

［15］ Yeung JH, Gates S, Naidu BV, et al. Paravertebral block versus thoracic epidural for patients undergoing thoracotomy. Cochrane Database Syst Rev 2016;2:CD009121.

［16］ Bolin ED, Harvey NR, Wilson SH. Regional anesthesia for breast surgery: techniques and benefits. Curr Anesthesiol Rep 2015;5:217–224.

第13章 头颈部阻滞
Head and Neck Blocks

Roderick J. Finlayson 著，袁伟 译，温健 校

·要 点·

1. 清醒插管是困难气道出现时最安全的插管选择[1]。

2. 充分的气道麻醉可以让患者更好地配合从而有助于清醒插管。

3. 气道的感觉神经分布可以被划分为由三叉神经、舌咽神经和迷走神经支配的三个区域。

4. 表面麻醉在大多数情况下能满足临床需求。但是，如果后续有刺激性的操作时，神经阻滞能提供更佳的镇痛效果。

5. 密切注意气道麻醉中局麻药的总量以避免局麻药中毒。

6. 肩部、锁骨手术麻醉和术后镇痛通常采用颈丛阻滞联合臂丛阻滞。

7. 颈动脉内膜剥脱术通常也采用颈丛阻滞，术中可以随时监测患者的神经系统情况，另外，与全麻相比，颈丛阻滞能维持更稳定的血流动力学参数，缩短患者的住院时间。

8. 对于颈动脉内膜剥脱术，颈浅丛和颈中丛阻滞比颈深丛阻滞更安全、有效。

9. 面神经阻滞适用于一些微整形美容术和面部撕裂修复术，尤为适合儿科镇痛。

10. 可以在邻近翼腭窝处阻滞三叉神经，但是在其更远端阻滞时并发症更少。

一、气道阻滞

1. 解剖

（1）鼻黏膜的感觉纤维经由蝶腭神经节起源于三叉神经（第V对脑神经）的中间分支（图13-1）。蝶腭神经节在中鼻甲后方的鼻黏膜下。起于此神经节的神经纤维也提供咽的上部、悬雍垂以及扁桃体的感觉神经支配。可以用有黏膜渗透作用的表麻药阻滞这些神经纤维。

（2）舌咽神经（第IX对脑神经）提供口咽、声门上区域以及舌后部的感觉神经支配（图13-1）。这些神经可以通过表麻药或者在扁桃体柱的黏膜下注射局麻药来阻滞。

（3）声带以上的咽部感觉由喉上神经支配。后者从颈动脉鞘内由迷走神经（第X对脑神经）主干发出，并向前走行，发出内支穿甲状舌骨膜。在甲状舌骨膜后方，发出分支支配声带、会厌和构状软骨的感觉（图13-1）。

（4）声带以下的感觉由喉返神经的分支支配。喉返神经源自于迷走神经。喉返神经的运动神经纤维支配除环甲肌外的喉内肌群。良好的表麻能有效阻滞喉返神经。

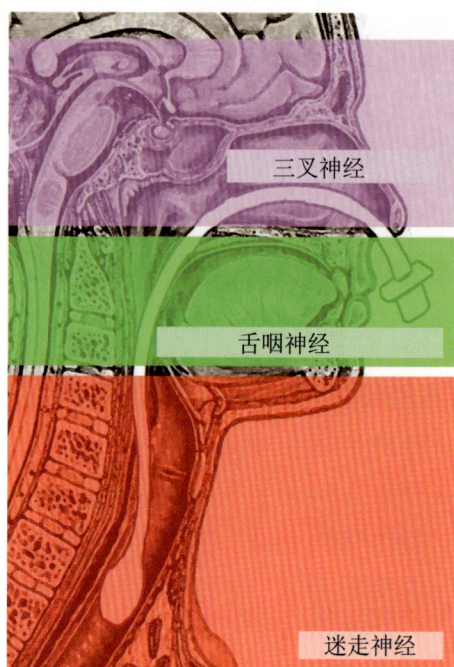

▲ 图 13-1　气道的感觉支配

三叉神经（第V对脑神经）提供鼻黏膜、咽上部、悬雍垂和舌的感觉支配；舌咽神经（第IX对脑神经）提供口咽、会厌以上区域和舌体后部的感觉支配；迷走神经（第X对脑神经）提供喉和气管的感觉支配

2. 药物

（1）为了便于药物跨黏膜吸收，通常采用较神经周围注射更高浓度的局麻药。考虑到利多卡因的低毒性以及4%～10%浓度利多卡因的普及，其应用越来越普遍。

（2）尽管有证据表明，表麻药的血药浓度显著低于局部浸润麻醉药，但是当成人局麻药总用量超过300mg时，必须对患者进行监护（参见并发症部分）。

（3）局部使用血管收缩药物有利于减少出血。一种促血管收缩的鼻部喷剂（0.05%的羟甲唑啉）可以在局麻药物之前应用，或者在利多卡因溶液中添加0.25%去氧肾上腺素。

3. 操作技术

（1）表面麻醉

①鼻黏膜：用浸有4%利多卡因的长棉签插入双侧鼻孔，并且直接向后沿下、中鼻甲至接触到后咽壁和蝶骨（图13-2）。此技术可阻滞蝶腭神经节，起效时间约5min。

②口腔和咽：喷壶中装4%的利多卡因4ml，用它对舌部喷雾。然后让患者用残余液漱口。随后，使用干的棉纱布轻轻捏住舌头，嘱患者深吸气，同时对后咽腔喷局麻药以便让剩下的局麻药随每一次吸气而吸入。

③气管：气管麻醉可以采用透环甲膜注射（图13-3）。或者，如果借助纤维支气管镜辅助插管，一旦气管出现在视野中就可以从远端纤维支气管镜的注射口推入相近容积浓度为4%的利多卡因[2]。

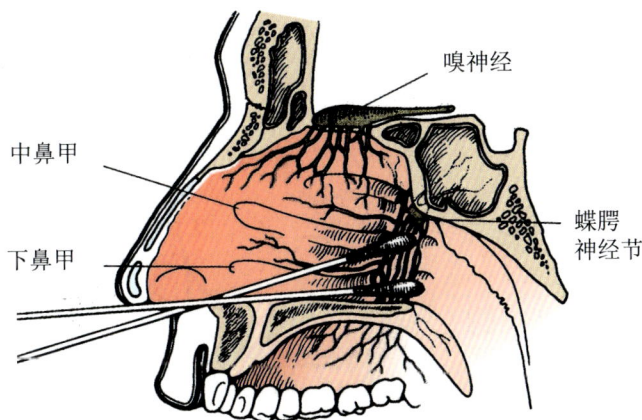

▲ 图 13-2　鼻部气道的麻醉

浸有局麻药的棉签沿下中鼻甲插入，通过跨膜扩散以麻醉其下的蝶腭神经节。棉签头上采用更宽的脱脂棉可以提供更优的表麻效果以及更好地收缩鼻黏膜的血管

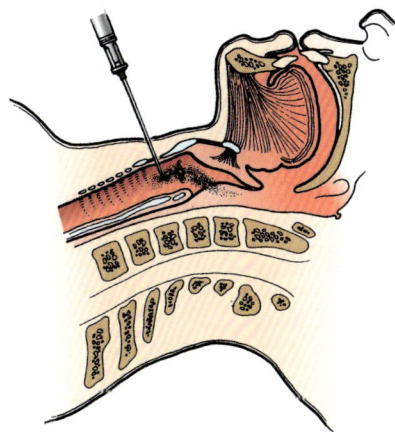

▲ 图 13-3　透环甲膜注射

20G 的静脉留置针穿透环甲膜。回抽有气以确认进入气管后，退出金属针芯，注射器和塑料套管留在原处。4ml 的局麻药在患者吸气时注入；内向气流可以让局麻药溶液向气管深部移行，常见的咳嗽反射可以让其返回到声带的下表面

（2）神经阻滞

①舌咽神经的舌支：使用压舌板向内侧压舌以显露前扁桃体柱的下缘（图 13-4）。使用 25G 的脊麻穿刺针在舌根部边缘外 0.5cm 处进针 0.5cm 然后在黏膜下注射 1% 的利多卡因 2ml。使用脊麻穿刺针是因为它比较长，便于在口腔外操控注射器。注射前回抽以避免血管内注药。如果需要阻滞双侧舌咽神经的舌支，可以进行双侧浸润。

②喉上神经：患者头后仰。辨识甲状软骨和舌骨。示指将甲状软骨上角的皮肤下拉，用乙醇消毒皮肤。抽取 1% 利多卡因 5ml，选择 23G 或者 25G 的针头，选择甲状软骨上角为穿刺点。然后示指放松牵拉皮肤，随之穿刺针会向甲状软骨以上移动。接着穿过甲状舌骨膜。针尖进入甲状舌骨膜以下的疏松结缔组织中（图 13-5）。回抽无血后，注入 1% 利多卡因 2.5ml。对侧采用同样的阻滞流程。作为另外一种选择，也可以将针刺入到舌骨后（大）角并向尾侧移动以到达甲状舌骨膜。

临床要点

- 气道麻醉可以在患者仰卧位时实施，但是如果患者采用头抬高或者坐位会更舒适。
- 对于清醒插管，表面麻醉通常能满足要求。神经阻滞风险高，但适用于某些需要更好抑制咽反射的特殊情况（如直接硬质喉镜检查）。
- 如果不存在镇静的禁忌，可以使用类似于右美托咪定等呼吸抑制较轻的药物。
- 如果计划经鼻插管，鼻黏膜麻醉是有益的，在表麻药物中添加血管收缩药物能减少鼻黏膜出血。
- 口腔和口咽部的麻醉将有利于将喉镜和导管插至会厌水平。
- 通过阻滞迷走神经的分支或者气管内注射实现喉和气管的麻醉可以让患者耐受声带以下气管插管和纤维可视喉镜镜检而不发生呛咳，减少插管相关的心血管不良反应。然而，如果存在呕吐和误吸的风险，阻滞咽和气管的感觉是禁忌。

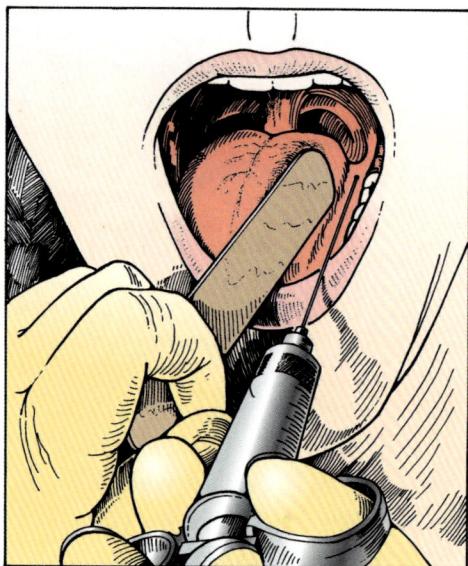

▲ 图 13-4 舌咽神经（舌支）阻滞

用压舌板向内侧压舌，脊麻穿刺针刺入前扁桃体柱基底部，舌根部外侧 0.5cm 处，刺入深度约 0.5cm。回抽无血后，注射 2ml 局麻药。双侧都需要阻滞以更好地抑制呕吐反射。三元环式的握持注射器可以让回抽更方便，脊麻针能让手保持在口腔以外并同时能提供对穿刺点更好的视野

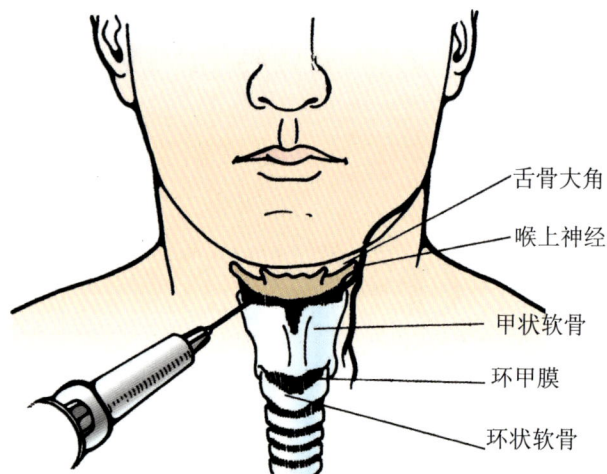

▲ 图 13-5 喉上神经阻滞

用 23～25G 的穿刺针进入甲状软骨侧翼上缘。然后轻轻从甲状软骨向上移行至环甲膜。回抽无血后，将 2～3ml 局麻药注射到环甲膜之下

4. 并发症

（1）局麻药中毒：在实施气道麻醉时，表面麻醉和浸润注射同时应用利多卡因将使局麻药中毒的风险增加[3]。使用利多卡因表面麻醉时推荐的最大剂量是 3.5mg/kg 或者 300mg。高风险患者如老年人和肝功能受损者使用大剂量局麻药时需谨慎。复苏设备应当随时备用，且阻滞时以及完成后的 20min 内需密切监护患者。

（2）鼻出血：即使添加了鼻血管收缩药物，也可能发生鼻出血。插管过程操作轻柔并提前润滑导管可以降低鼻出血的发生率，鼻部畸形和凝血障碍会增加鼻出血风险。

（3）误吸：对于有急性反流或呕吐的患者，对声带和气管进行表麻，可能会增加胃内容物误吸的风险。因此对误吸的高风险患者，需谨慎甚至避免此项操作。

二、颈丛阻滞

1. 解剖

（1）颈丛起源于 $C_1 \sim C_4$ 脊神经前根，并发出浅支和深支。

（2）经典的颈丛阻滞是位于 C_4 水平，在走出胸锁乳突肌后缘之前，位于头长肌和中斜角肌之间的间隙内[4]。

（3）深支发出肌支支配颈前部的肌肉以及膈肌（膈神经），浅支支配耳朵、颈部、下颌角、肩部以及锁骨区域的皮肤感觉。

（4）颈浅丛的分支包括耳大神经、枕小神经、颈横神经和锁骨上神经。

临床要点　颈丛阻滞根据针尖与颈浅筋膜（封套筋膜）和颈深筋膜（椎前筋膜）的相对位置关系分为浅、中、深丛阻滞。浅丛阻滞的目标为皮下组织，中丛阻滞的目标区域是封套筋膜和椎前筋膜之间的区域（也称为颈后空间）。相对应地，深丛阻滞的目标区域位于椎前筋膜以下。

2. **药物**　所有的局麻药在颈部应用时维持时效都轻微降低，因为颈部软组织中的血管相对更丰富。中长效酰胺类药物适合于外科手术。0.25% ～ 0.5% 的罗哌卡因和 0.25% 的布比卡因足以阻滞颈丛的感觉神经。如果手术中需要追加，可以选择 1% 利多卡因。

3. **操作技术**　患者仰卧位头朝向对侧。

（1）体表标识为基础的颈浅丛阻滞。

①胸锁乳突肌后缘中点用 X 符号标记，此处通常与颈外静脉相交。

②消毒准备后，对 X 点用局麻药做皮丘。

③5cm（2 英寸）的针穿过 X 点，沿胸锁骨后缘向上以及向下 4cm 做局部浸润（图 13-6）。总容量通常用 10ml。

（2）超声引导的颈中丛阻滞

①高频线阵探头置于颈前外侧位于甲状软骨上缘水平（图 13-7）。

②超声影像的目标是封套筋膜和椎前筋膜融合处形成的高回声带（也称为颈后空间），位于胸锁乳突肌外侧和肩胛提肌内侧[5,6]（图 13-8）。

③彩色多普勒通常被用于扫查识别目标区域和针行径路线上出现的血管。

④使用平面内技术，用 5cm（2 英寸）的阻滞针从胸锁乳突肌后缘刺入目标筋膜带（图 13-7 和图 13-8）。

⑤注入 5 ～ 10ml 的局麻药，随之可观察到颈后空间的扩张。

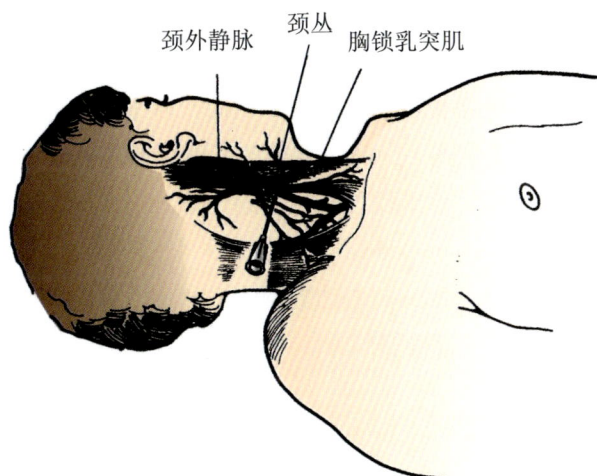

▲ 图 13-6　颈浅丛阻滞

感觉纤维集中交会于胸锁乳突肌后缘。针从其中点（通常是颈外静脉跨过胸锁乳突肌后缘的位置）向上或向下阻滞颈浅丛的所有分支

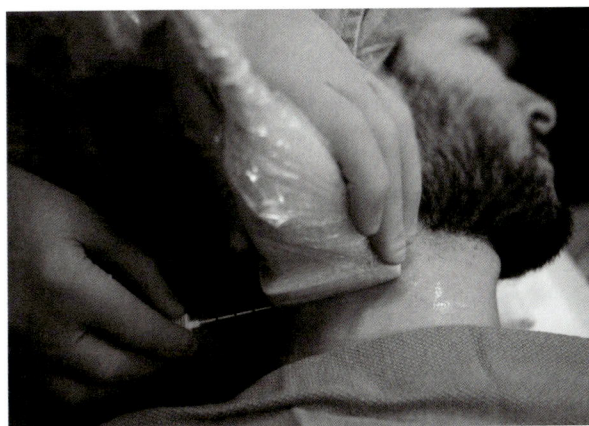

▲ 图 13-7　采用平面内穿刺法实施颈中丛阻滞时超声探头的放置方法

患者取仰卧位，头偏向对侧

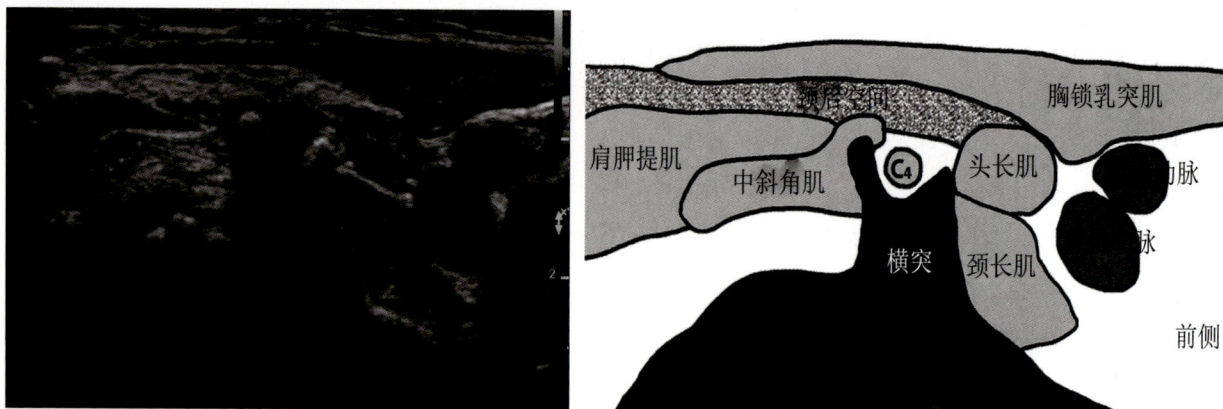

▲ 图 13-8　C₄ 横突（TP）水平的颈部横断面扫描

颈后空间（PCS）位于肩胛提肌（LS）和胸锁乳突肌（SCM）之间观察到的区域，是实施颈中丛阻滞的目标区域。C₄ 神经根在中斜角肌（MS）和头长肌（longus capitis，LCa）之间。在 C₄ 横突水平，前斜角肌通常小且难以辨识。颈动脉分为颈内（ICA）和颈外动脉（ECA），在前方可以看到颈长肌（LCo）

临床要点

- 不像浅丛和中丛阻滞，颈深丛阻滞可以阻滞运动及感觉神经。尽管如此，没有证据表明运动神经阻滞可以改善手术条件。更重要的是，深丛阻滞通常伴随更高风险的并发症[7]。
- 对于颈动脉内膜剥脱术，通常在术中有必要复合局部浸润麻醉，因为类似于颈动脉鞘的结构可能受迷走和舌咽神经支配。

---

4. 并发症

（1）颈部注射最常见的并发症是血管损伤，可以导致血肿或者局麻药中毒。常规操作前应用彩色多普勒超声扫查并谨慎地采用平面内穿刺技术可以使这些风险最小化。应分次小量（1 ～ 1.5ml）注射局麻药，同时仔细观察患者的意识状态。实时可视化观察局麻药的扩散可以更好地保证患者安全。

（2）颈中丛阻滞可能发生膈神经阻滞。大多数患者能够耐受单侧的膈肌麻痹；然而，对于术前并存对侧的膈神经功能障碍或呼吸功能受限的患者，可能会引起呼吸衰竭。因此应当尽量避免双侧阻滞。

（3）喉返神经通常也会被阻滞，引起暂时性的单侧声带麻痹。这通常没什么问题，但是当对侧神经也同时被阻滞或损伤时，将引起气道梗阻。

（4）颈深丛阻滞的其他并发症据报道还包括椎动脉损伤和脊髓麻醉。成功的颈浅丛和颈中丛阻滞通常不会发生这种并发症，因为这两种阻滞方法均不到达颈深筋膜（椎前筋膜）。

三、面部阻滞

1. 解剖

（1）面部、前额和头上前 2/3 的区域由三叉神经（第 V 对脑神经）的三个分支支配。终末支包括眶上神经、滑车上神经、眶下神经和颏神经。

（2）眶上神经从眶上切迹走出，眶上切迹位于眶上缘中间，当患者正视前方时位于瞳孔正上方（图 13-9）。眶上神经支配上眼睑、前额和头顶头皮的感觉。

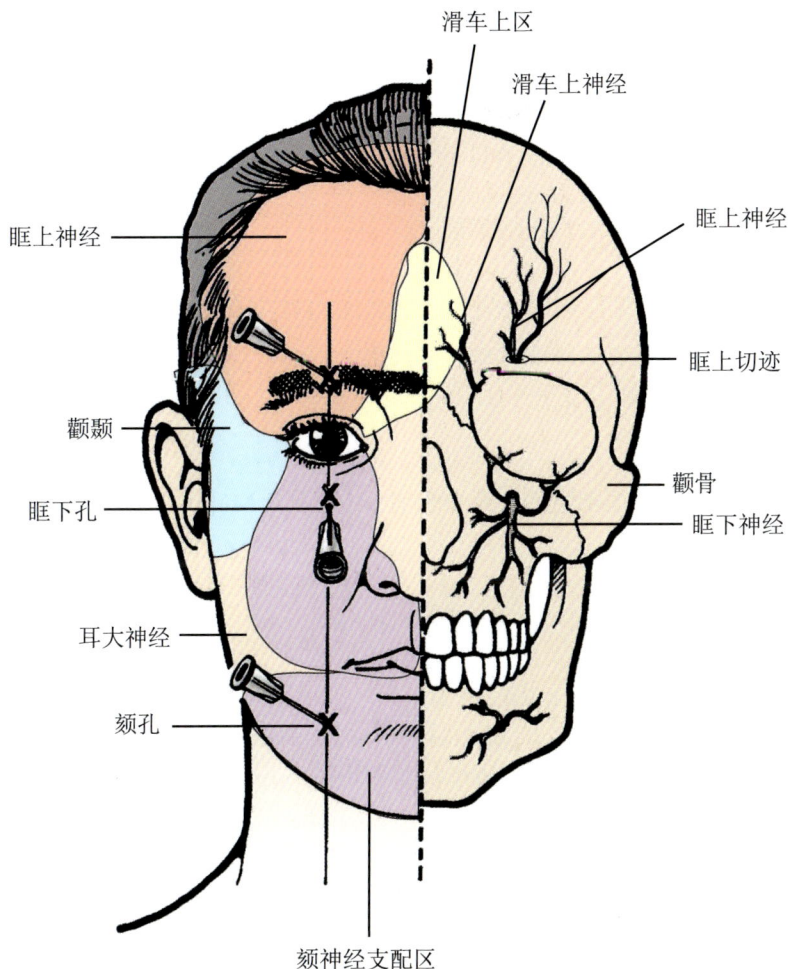

滑车上区
滑车上神经
眶上神经
眶上切迹
眶上神经
颧颞
眶下孔
颧骨
眶下神经
耳大神经
颏孔
颏神经支配区

▲ 图 13-9　面部皮神经的支配

脸部大部分和前额的感觉由眼神经的分支（眶上神经、滑车上神经），上颌神经的分支（眶下神经）和下颌神经的分支（颏神经）支配。眶上神经、眶下神经和颏神经的穿出孔所在的位置与患者正视前方时的瞳孔位置在一条垂线上

（3）眶下神经从眶下孔穿出上颌骨，眶下孔稍低于眶下缘，当患者正视前方时位于瞳孔下方（图 13-9）。眶下神经支配颊部、下眼睑、鼻翼和上唇的感觉。

（4）颏神经是下牙槽神经的终末感觉支。它从颏孔穿出下颌骨，当患者正视前方时，颏孔位于瞳孔下方，大约位于牙槽和下颌骨下缘中间（图 13-9）。颏神经支配下唇和颏区的感觉。

2. 药物　所有用于外周神经阻滞的局麻药都适用于面部神经阻滞。因为面部神经阻滞仅仅需要阻滞感觉神经，所以通常用更低的局麻药浓度（例如 1% 利多卡因，0.25% 布比卡因）。

3. 操作技术

（1）三叉神经的终末分支提供面部皮肤的神经支配，可在其各自的出孔处被阻滞（图 13-9）。

（2）眶上神经阻滞。让患者正视前方，眶上切迹可以在瞳孔正上方的眶上缘处触及。使用 22G 或者 25G 的穿刺针刺到眶上孔（不进入）。注入 2ml 局麻药即可。

（3）眶下神经阻滞。患者正视前方，眶下孔位于眶缘下方。眶下孔以下约 0.5cm 处作皮丘。使用 22G 或者 25G 的穿刺针向头侧刺向眶下孔。注入 2ml 局麻药即可。

（4）颏神经阻滞。患者正视前方，颏孔可以在瞳孔正下方，下颌骨上下缘中点处触及。采用 22G 或者 25G 的穿刺针。额神经管的角度朝向内侧。因此从额孔外上方 0.5cm 处向额孔进针将更容易到达额孔。2ml 的局麻药注入即可。

> **临床要点** 当实施这些阻滞时，不穿过这些孔隙非常重要，否则有可能损伤神经及伴行的动脉而引起血肿。

4. 并发症 神经损伤很少见但仍旧会发生，尤其是当针尖在注射时穿过了孔隙。由于面部软组织中丰富的血管分布，也有可能发生血肿或者血管内注射。

致谢

感谢上一版"气道、颈丛和面部阻滞"章节作者 Michael F. Mulroy 医生的贡献。

参考文献

[1] Apfelbaum JL, Hagberg CA, Caplan RA, et al. Practice guidelines for management of the difficult airway, an updated report by the American Society of Anesthesiologists Task Force on Management of the Difficult Airway. Anesthesiology 2013;118:251–270.

[2] Simmons ST, Schleich AR. Airway regional anesthesia for awake fiberoptic intubation. Reg Anesth Pain Med 2002;27:180–192.

[3] Reasoner DK, Warner DS, Todd MM, et al. A comparison of anesthetic techniques for awake intubation in neurosurgical patients. J Neurosurg Anesth 1995;7:94–99.

[4] Usui Y, Kobayashi T, Kakinuma H, et al. An anatomical basis for blocking of the deep cervical plexus and cervical sympathetic tract using an ultrasound-guided technique. Anesth Analg 2010;110:964–968.

[5] Leblanc I, Chterev V, Rekik M, et al. Safety and efficiency of ultrasound-guided intermediate cervical plexus block for carotid surgery. Anaesth Crit Care Pain Med 2016;35:109–114.

[6] Tran DQ, Dugani S, Finlayson RJ. A randomized comparison between ultrasound-guided and landmarkbased superficial cervical plexus block. Reg Anesth Pain Med 2010;35:539–543.

[7] Pandit JJ, Satya-Krishna R, Gration P. Superficial or deep cervical plexus block for carotid endarterectomy: a systematic review of complications. Br J Anaesth 2007;99:159–169.

第14章　区域麻醉相关并发症
Complications Associated with Regional Anesthesia

Joseph M. Neal 著，阳婷婷 译，杜丹、温健、刘淑媛 校

· 要 点 ·

1. 实施区域麻醉应综合考虑收益和相关并发症的风险。多数区域麻醉并发症是可预见的，其短期的不良反应与局麻药作用有关。危及生命的并发症极为罕见。

2. 由于区域麻醉相关并发症发生率低，临床中很难统计其实际发生率。即使出现并发症，通常也难以判断究竟是麻醉、外科或患者的原因导致。

3. 区域麻醉危害最大的并发症是神经损伤。一旦发生神经损伤，需要快速诊断并实施干预措施以保护神经功能。术后短期的外周神经损伤比较常见，而长期损伤罕见。神经损伤的原因包括直接神经损伤、炎症和缺血等。

4. 局麻药全身毒性反应（LAST）轻者仅中枢神经系统轻度兴奋，严重时可出现危及生命的惊厥发作和心脏停搏。超声引导下操作可降低 LAST 发生率。一旦发生严重的 LAST，复苏与缺血性心脏骤停有明显的不同。脂肪乳剂是有效的解毒药物。

5. 心动过缓和低血压是椎管内麻醉常见的并发症，多数患者经及时有效治疗后恢复良好，但是也偶有循环衰竭的风险。

6. 超声引导下操作能降低膈肌麻痹的发生率和严重程度，且可能降低气胸发生率，但并不能杜绝并发症发生。

7. 局麻药在非计划区域扩散可能产生不良反应，如声音嘶哑或 Horner 综合征。如果局麻药在椎管内扩散不能及时被发现和治疗，将发生严重的并发症。

8. 硬脊膜刺破后头痛（PDPH）是椎管内麻醉常见的并发症。使用小号、无损型针尖的腰麻针，以及避免在 30 岁以下患者中实施椎管内麻醉，均可以降低 PDPH 的风险。硬膜外血补丁是一种有效的治疗方法。PDPH 最大的风险是将严重神经系统病变导致的头痛误诊为 PDPH。

一、概述

1. 区域麻醉相关并发症表现多样，可以从轻微症状到危及生命。臂丛神经阻滞时，局麻药扩散可引起喉返神经麻痹或神经损伤，均可引起患者短期内声音嘶哑，通常能够快速并完全缓解。令人害怕的是永久性神经损伤和局麻药全身毒性反应（LAST）导致的死亡。危及生命的区域麻醉相关并发症非常罕见[1]。

2. 区域麻醉相关并发症发生率低，难以在随机对照试验中收集充足的病例，所以较难在临床研究中统计发生率、病因和危险因素。许多罕见区域麻醉并发症的报道来自大样本的观察性研究或个案病例报道。避免神经损伤的专家意见大多来自于病例报道、小样本临床研究或药动学分析。回顾性调查或志愿报道存在报道偏倚（临床医生可能不报道严重并发症，或认为并发症过于轻微而不值得报道）。因这些资料缺乏准确性、相关细节或随访不完善而无法确定并发症的病因、危险因素及预后。即使是大型前瞻性研究也可能因为调查问卷中问题设计不合理或失访，导致很多信息遗漏。例如，20 世纪 60 年代 Philips 等对 10 440 例使用利多卡因椎管内麻醉患者进行的前瞻性研究中并没有发现短暂神经症（TNS），直到 20 世纪 90 年代 TNS 才被发现[2]。

3. 很难准确计算罕见并发症的发生率，数据取决于数据资料的获取方式。例如，接受分娩镇痛的瑞典年轻女性硬膜外血肿的发生率为 1/200 000。而同一位妇女 70 岁时因全膝关节置换术接受椎管内麻醉时硬膜外血肿的发生率为 1/3800。脊柱退行性改变减少了椎管横截面积，留给血液和脊髓的空间更小，导致硬膜外血肿发生率增高[3]。

4. 尽管很难统计发生率，但多数研究显示实施区域神经阻滞的术后长期神经损伤发生率为（2～4）/10 000[4]；严重的 LAST 为 2.5/10 000[5]；严重椎管内感染为（0.2～0.3）/10 000[3]。

5. 来自梅奥诊所[6]和其他机构[7,8]的研究表明，区域麻醉本身并不是导致围术期神经损伤的危险因素。

二、神经损伤

> **临床要点**　区域麻醉很少导致围术期神经损伤。手术或患者因素可能是围术期神经损伤更重要原因，而这些原因往往会被忽视。站在患者立场，关注并发症本身比追究并发症的原因更重要。多方联合治疗符合每个人的最佳利益。

1. **概述**　应该充分认识到，很多因素均可导致围术期神经损伤的发生。而实施神经阻滞后出现神经损伤时，患者容易把神经损伤的发生归咎于麻醉。虽然区域麻醉可导致神经损伤，但很少导致直接神经损伤，仅占全部病例的 10%～15%[4]。绝大多数围术期的神经损伤通常由手术损伤、牵引或压迫神经导致。患者因素也会引起围术期神经损伤风险升高，包括性别，体型过瘦或过胖，并存疾病（如糖尿病、高血压）和烟草滥用史等[8,9]。

2. **出血**

（1）椎管内血肿为严重并发症之一，可自发出现，但也与椎管内操作相关。

（2）抗凝或抗栓患者行区域麻醉的管理指南会定期更新，但内容复杂，难以记忆。因此，相关内容应参考美国区域麻醉与疼痛医学协会（ASRA）发布的最新指南[10]（www.asra .com）或智能手机应用程序（ASRA Coags、iOS 或 Android）。

（3）预防出血的要点

①联用多种抗凝药增加出血风险。

②外伤或穿刺时间延长增加出血风险，但穿刺期间少量出血并不意味着不能继续穿刺。

③肾衰竭导致某些抗凝药药物清除率下降从而增加出血风险，例如抗凝血因子 Xa 抑制药（利伐沙班、阿哌沙班、依度沙班）和直接凝血酶抑制药（达比加群）。

④出血不仅与穿刺针或硬膜外置管有关，也与拔除导管有关。

⑤虽然服用阿司匹林等 NSAIDs 是实施区域麻醉的低危因素，但此类患者应避免使用疼痛介入治疗的鞘内注射泵及脊髓刺激器等大号穿刺针或导管。

⑥当患者合并强直性脊柱炎和严重椎管狭窄时，椎管狭窄部位出血时发生神经系统并发症的风险较高。

（4）所有椎管内置管的患者应至少每 4 小时进行一次下肢感觉运动功能的神经评估。高风险患者应至少每 1～2 小时进行一次神经评估。

> **临床要点**　抗凝或抗栓患者实施椎管内麻醉的管理指南内容非常复杂。很少有人能完全记住这些信息。智能手机应用程序（如 ASRA Coags）可辅助操作者记忆要点。

（5）椎管内血肿的及早诊断至关重要。这是因为早期症状出现超过 8h 后再进行手术减压，患者康复的机会将降低。通过神经损害程度可预估患者最终康复程度。患者可能出现背痛、肠麻痹及尿潴留症状。在阻滞区域外出现的感觉或运动障碍应特别引起关注，如胸段硬膜外麻醉后患者出现小腿和足部麻木无力。麻木无力可能是由于药物在椎管内扩散引起，但 1h 内必须重新检查患者，如果上述症状未见好转，应立即行神经系统影像学检查（首选 MRI；如果无 MRI 可选 CT）并请神经外科医生会诊。

3. 感染

（1）硬膜外脓肿和脑膜炎会影响椎管内麻醉。硬膜外脓肿最初可能是无痛的，仅表现为低热或轻度背痛，但随后可能迅速出现严重的背痛、虚弱、肠麻痹和尿潴留症状。脑膜炎患者可能出现发热、头痛、颈项强直和畏光症状。

（2）细菌容易定植在外周神经阻滞的注射或留置导管部位，特别是腋部和股部。但留置导管部位浅部感染发生率不超过 3%，需要引流或抗生素治疗的深部感染发生率更低。

（3）预防感染的关键是洗手，麻醉操作前应戴口罩[11]，摘除珠宝首饰。避免在皮肤感染部位穿刺。推荐使用氯己定和乙醇的混合液消毒皮肤。

（4）严重创伤及 ICU 患者，导管留置时间超过 3 ～ 5d 可以使感染和全身感染的风险增加。未经治疗的脓毒症患者应避免或推迟实施区域麻醉操作。

（5）与椎管内血肿一样，感染的正确诊断和迅速干预对于避免患者瘫痪或死亡至关重要，多达 30% 的脑膜炎患者可能出现瘫痪或死亡。

4. 直接神经损伤

（1）椎管内麻醉中穿刺针或导管直接损伤脊髓或脊神经的发生率约为 5/1 000 000[3]。组织损伤部位取决于穿刺针路径（图 14-1）。

（2）熟悉解剖可以降低直接损伤脊髓的风险。操作者在脊柱定位困难或不准确时风险增加，特别是面对体重较大且骨性标志不明显的患者。对棘手患者使用超声定位脊柱（详见第 6 章）可以降低操作风险。超过 20% 患者在中高危胸段脊柱存在黄韧带正中缺失，因而硬膜外针进入时可能并无阻力。硬膜外间隙在腰段宽 4 ～ 12mm，向上逐渐变窄到高位胸段仅不到 2mm[12]。

（3）与脑脊膜不同，脊髓本身无感觉神经分布。因而，有报道即使非镇静患者穿刺针进入脊髓时可能并无不适[12]。脊髓内注入药物时通常可引起疼痛。

（4）如果患者出现强烈且不能缓解的感觉异常或新的神经功能障碍，可疑存在直接脊髓损伤时，建议立即行 MRI 检查。如果证实存在脊髓损伤，应在神经科医生指导下给予大剂量激素治疗[4]。

（5）穿刺针导致的外周神经损伤比较罕见，因为穿刺时神经会被接近的针头或导管推开。患者出现感觉异常不能说明一定存在神经损伤。存在神经损伤的患者也可无任何感觉异常[9]。

5. 局麻药神经毒性

（1）所有局麻药均具有神经毒性，可能导致永久性神经损伤。增加药物浓度、延长作用时间及降低药物清除率均可增加局麻药神经毒性。局

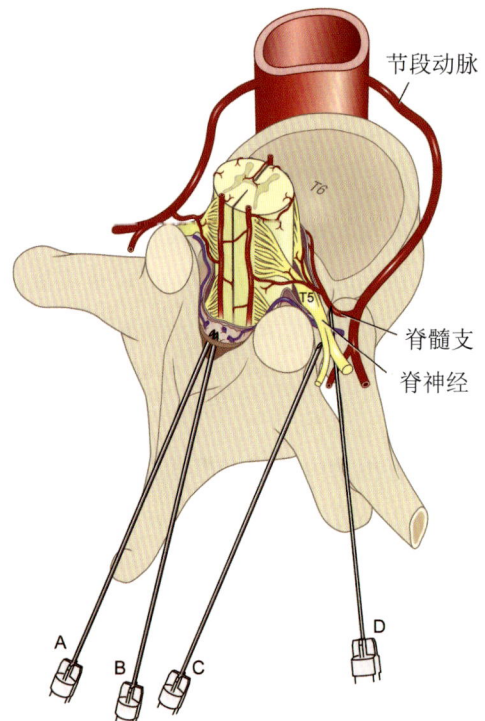

▲ 图 14-1 损伤部位取决于穿刺针路径

穿刺针正中入路（A）和旁正中入路（B）可能损伤脊髓。穿刺针椎间孔旁入路（C）和椎间孔入路（D）可能损伤脊神经（图片引自 *"Complications of Regional Anesthesia and Pain Medicine"* 2013 年第 2 版 . Neal JM, Rathmell JP. Philadelphia, PA: Lippincott Williams & Wilkins，经许可使用）

麻药临床使用剂量和浓度不会引起正常患者的神经损伤。阿片类药物无神经毒性。

（2）佐剂（如肾上腺素）并不单独引起神经损伤，但却能通过降低局麻药清除率、延长作用时间而加重神经损伤。大量研究证实右美托咪定和可乐定无神经毒性。地塞米松的神经毒性尚不清楚，因此专家建议糖尿病患者应慎用地塞米松。

（3）辅料、防腐剂和消毒剂：常用剂量的辅料和防腐剂无神经毒性[13]。氯己定、乙醇等消毒剂被合理使用时也无神经毒性。临床使用消毒剂时应避免溅到托盘、穿刺针和药物上，等待消毒剂干燥后再行穿刺操作。

（4）单次注药或者使用持续输注系统应加强措施，杜绝非计划药物误注。具体包括使用专属注射器和带标签药物，注射前反复核对标签，移除多余的三通和导管开口。

（5）外周神经损伤

①区域麻醉相关外周神经损伤的病因尚不清楚。传统观点认为存在"双卡效应"，即操作过程中穿刺针或导管破坏了神经束膜，使轴突失去保护而暴露于局麻药物中导致神经损伤（束膜完整时对轴突是无毒性的）（图 14-2）。

②还有假说认为局部或弥漫性炎症是外周神经损伤的病因（见术后炎性神经病变）。

③由于穿刺针或导管损伤可以使轴突裸露于局麻药而产生神经毒性，故行外周神经阻滞应避免针或导管接触神经。在定位穿刺针与神经距离方面，超声比外周神经刺激仪（PNS）更加准确。临床上外周神经损伤发生率低，可能是因为神经轴突占神经束横截面积很小，且神经束膜具有一定的保护作用。穿

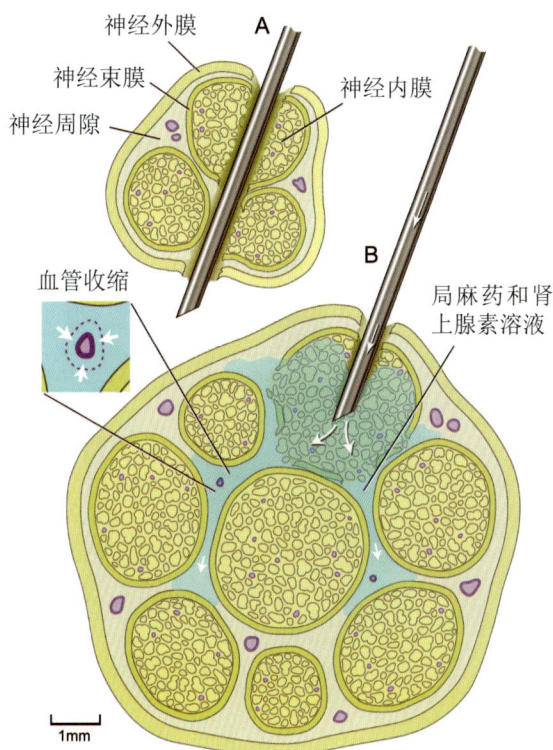

▲ 图 14-2　"双卡效应"导致了外周神经损伤

穿刺针可直接损伤外周神经（A），大部分观点认为保护性神经束膜被穿刺针破坏，原本对完整神经无毒性的局麻药物对裸露的轴突产生了神经毒性，这种"双卡效应"导致了外周神经损伤（B）。而肾上腺素通过减少局麻药清除率使受损神经的损伤加重（插图）（图片引自"*Complications of Regional Anesthesia and Pain Medicine*" 2013 年第 2 版 . Neal JM, Rathmell JP. Philadelphia, PA: LippincottWilliams&Wilkins，经许可使用）

刺针的直接损伤不是外周神经损伤的重要原因。

④虽然超声引导（UG）有助于避免穿刺针触及神经外膜，但与 PNS 相比，并无证据表明超声可降低麻醉相关神经损伤发生率[14]。建议 UG 与 PNS 联合用于定位外周神经。在人体锁骨上入路臂丛神经阻滞和腘窝后路坐骨神经阻滞中发现，使用 PNS 定位神经时，刺激电流≤ 0.2mA 引起肌肉运动，提示针尖已刺破神经外膜；若刺激电流≥ 0.5mA 引起肌肉运动，则提示针尖尚未触及神经外膜[9]。UG 与 PNS 联合用于定位外周神经可以减少神经损伤，但延长操作时间，且不增加阻滞成功率（图 14-3）。

⑤患者是否出现感觉异常和疼痛，与是否存在针 - 神经接触或者神经内注射并无明确关系，但相关症状应作为监测指标。因此，不提倡成年患者麻醉或深镇静状态下再实施区域麻醉[4]。但是儿童应常规在麻醉状态下实施区域麻醉。

⑥诊断与治疗

a. 实施外周神经阻滞的患者出现术后神经系统并发症的发生率高达 20%，1 个月后降至 3%，9 ～ 12 个月后降至（2 ～ 4）/10 000。

b. 多数感觉症状有望经数日到数周的适当治疗后恢复良好。

c. 严重症状包括术后失神经症状、运动障碍、已恢复的运动神经再次出现阻滞、严重疼痛等。一旦出现应立刻引起重视，并检查是否为血肿、绷带或石膏等的压迫引起，通常可以被完全缓解。

d. 治疗神经损伤面临困难时，应尽早咨询神经科医生。虽然严重的神经损伤在 2 ～ 3 周内无法完全恢复，但是仍应尽早治疗。

e. 阿片类药物和加巴喷丁是治疗神经病理性疼痛的一线药物，必要时请神经学或慢性疼痛医生协助诊疗。

（6）马尾神经综合征

①因为马尾神经的体表面积大且神经根裸露没有防护，所以被局麻药神经毒性损害的风险较大（图 14-4）。局麻药神经毒性导致的马尾神经综合征（CES）是罕见的，机制尚不清楚。一项研究显示椎管内

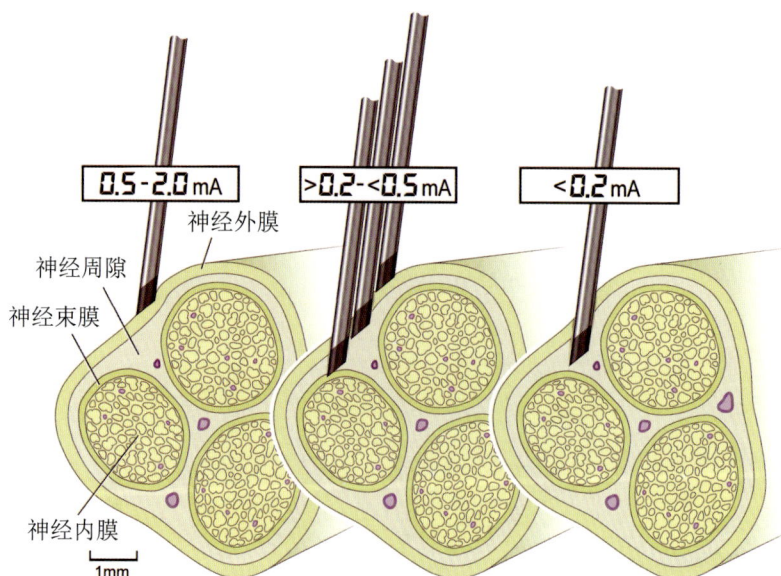

▲ 图 14-3 神经刺激仪对减少外周神经损伤的敏感程度有限

使用神经刺激仪进行神经定位时，刺激电流≤ 0.2mA 引起肌肉运动，提示刺激针已刺破神经外膜；刺激电流≥ 0.5mA 引起肌肉运动，提示刺激针尚未触及神经外膜；若 0.2 ～ 0.5mA 刺激电流引起肌肉运动，则无法确定刺激针在神经外或是神经内（图片引自 "*Complications of Regional Anesthesia and Pain Medicine*" 2013 年第 2 版 . Neal JM, Rathmell JP. Philadelphia, PA: Lippincott Williams & Wilkins，经许可使用）

麻醉后 CES 的发生率为 0.2/10 000，约 28% 的 CES 病例与椎管狭窄有关，而其余 CES 病例所用局麻药剂量和浓度、所用佐剂、后期神经学检查均无特殊[3]。

②由于局麻药在腰骶部分布不均，大剂量药物聚集骶部与 CES 的发生有关。

③由于麻醉、手术、药物、个人体质或其他原因导致的患者术后炎症也可能是 CES 的病因。

④ CES 的发生与使用超大剂量局麻药有关，药物总剂量不应超过推荐的单次注射最大剂量。

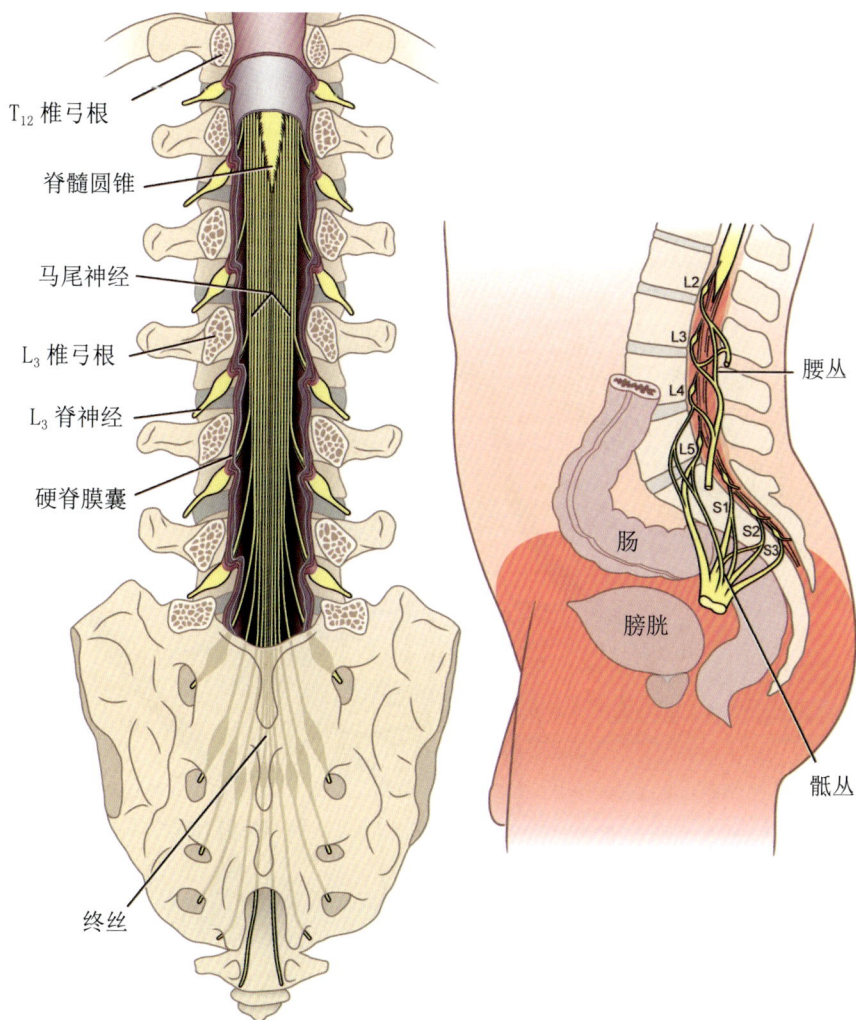

▲ 图 14-4　局麻药对马尾神经损害风险大

马尾神经的体表面积大且神经根裸露没有防护，所以被局麻药神经毒性损伤的风险较大。常见的马尾神经综合征包括肠麻痹、尿潴留、鞍区麻木及下肢无力（图片引自 "*Complications of Regional Anesthesia and Pain Medicine*" 2013 年第 2 版 . NealJM,RathmellJP.Philadelphia,PA:LippincottWilliams&Wilkins，经许可使用）

6. 脊髓缺血与梗死

（1）脊髓缺血与梗死发生率低且原因不明。虽然脊髓缺血与梗死可以发生在脊髓任何部位，但最常见部位是脊髓前动脉，引起脊髓前动脉综合征（ASAS）。具有高血压、吸烟、高龄等高危因素的患者容易发生自发性 ASAS。椎管内麻醉常被误认为是发生 ASAS 或其他脊髓缺血的原因。

（2）ASAS 的典型表现为突然丧失运动和痛温觉，而不影响本体感觉、振动、精细触觉。ASAS 也可表现为下肢肌力渐进性下降。

（3）脊髓缺血的要点如下。

①避免穿刺针触及脊髓可以有效避免针对脊髓前动脉的直接损伤。穿刺针和导管放置不当可能损伤脊髓动脉或供应脊髓的根动脉（图 14-5）。

②因为胸段以下及腰骶段脊髓的大部分血供是由单一的根动脉提供，所以脊髓下段及脊髓圆锥的供血不足最常见。

③尽管肾上腺素可引起脊髓缺血，但肾上腺素的临床应用浓度对脊髓血流量（SCBF）无不良影响[15]。

④目前低血压并不被认为是大多数患者脊髓缺血的原因。平均动脉压（MAP）在 $60 \sim 65$ mmHg 时，仅有少数患者会出现脊髓血流量下降。脊髓血流量自动调节曲线可以反映出脑血流量。如果 MAP 下降幅度大于 $30\% \sim 40\%$，且持续时间过长，会导致小部分患者发生脊髓缺血的风险增高。这种现象在携

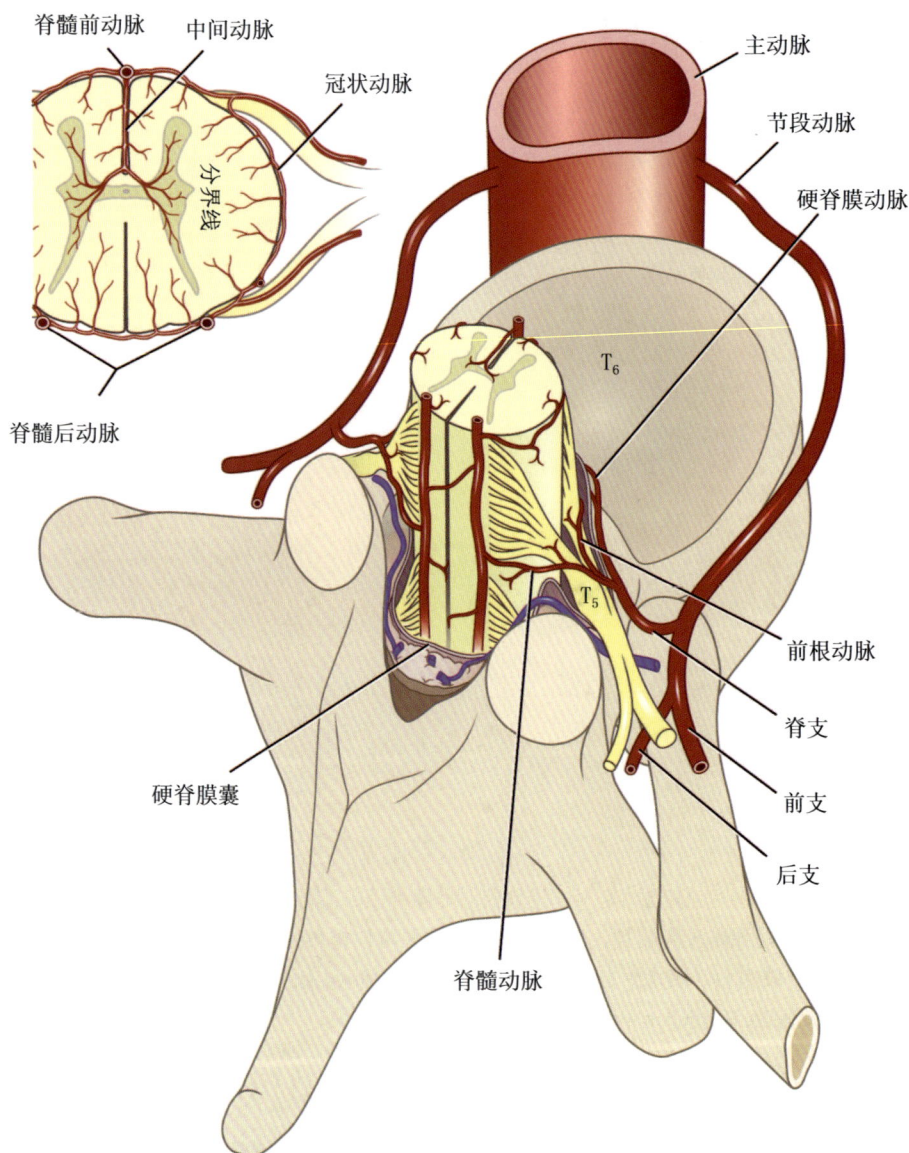

▲ 图 14-5 穿刺针和导管放置不当可能损伤脊髓动脉

穿刺针可能损伤侧面供血动脉（脊支、根动脉）或后方的椎动脉脊支，脊髓血供减少导致脊髓缺血与梗死。穿刺针穿过脊髓后才可能损伤脊髓前动脉。只有少数动脉为胸腰段脊髓供血。脊髓前动脉在动脉血流减少时常常受到影响，将增加脊髓的前 2/3 发生缺血与梗死的风险（图片引自 *"Complications of Regional Anesthesia and Pain Medicine"* 2013 年第 2 版 . Neal JM, Rathmell JP. Philadelphia, PA: Lippincott Williams & Wilkins，经许可使用）

氧能力低、贫血、镰状细胞病、过度换气、椎管狭窄等患者中多见[12]。

（4）脊髓缺血的神经影像在早期几个小时内可能是正常的。开始诊断不明确（或随后通过 MRI 确诊）的患者可以于腰大池置管引流脑脊液量，提高脊髓血流量。对缺血性神经损伤的治疗，应尽早请神经科医生会诊且不建议使用激素治疗。

> **临床要点**　尽管低血压不是大部分患者脊髓缺血的原因，但应避免椎管内麻醉过程中患者 MAP 下降幅度大于 20%～30%，且持续时间不应超过 20min。

7. 术后炎性神经病变

（1）术后炎性神经病变（PSIN）[16] 常发生在术后数小时至数天，患者出现与阻滞或手术相关性神经损伤不一致的感觉和运动障碍。感觉和运动障碍受累的神经可以是相同的神经，也可以是不同的神经。

（2）早期识别 PSIN 非常重要，因为早期免疫调节治疗可以改善预后。

（3）神经痛性肌萎缩（又称为 Parsonage–Turner syndrome）是一种特殊的炎性神经病变，常发生在术后神经病理性疼痛后数天到数周，患者典型表现为上肢肌无力和肌萎缩，上肢疼痛、感觉和运动障碍受累的神经与上肢神经支配不一致。

8. 原有神经疾病

（1）原有神经系统疾病患者实施区域麻醉存在争议。这一争论基于"双卡效应"[9]，该理论认为两个轻微的亚临床损伤可导致严重神经损伤，而且两者的联合损害远高于单个损害相加。但"双卡效应"尚无明确定论。

（2）存在严重椎管狭窄的患者实施椎管内麻醉发生硬膜外血肿、硬膜外脓肿和 CES 的风险增高[12]。

（3）接受过具有神经毒性的化疗药物，存在椎管闭合不全，糖尿病合并多发性神经病变患者发生其他神经系统损害的风险增高[17]。

（4）脊髓灰质炎综合征、多发性硬化、肌萎缩性侧索硬化、脊柱裂和轻中度椎管病变不是引起或加重神经损伤的危险因素[17]。

> **临床要点**　原先并存神经疾病患者实施区域麻醉之前，麻醉医生一定要考虑风险与收益。

三、局麻药全身毒性反应

1. LAST 是区域麻醉的典型并发症，但超声和脂肪乳剂的使用降低了 LAST 的发生率

2. 药动学

（1）LAST 可以在静脉注射局麻药后（IV）立即发生或延迟 1h 后发生。

（2）局麻药血浆浓度峰值随剂量呈线性变化。

（3）局麻药血浆峰值浓度与成人的体重无关（图 14-6）。因此根据患者体重决定局麻药最大剂量是不科学的。

（4）区域神经阻滞的类型决定血管吸收局麻药的表面积，从而影响局麻药峰值浓度持续时间和幅度（图 14-7 和表 14-1）。

（5）由于代谢性或呼吸性酸中毒使原本与血浆蛋白结合的局麻药游离出来，游离的局麻药增多增加

LAST 的危险，且不利于 LAST 治疗。

（6）肾上腺素使注射部位血管收缩，减少药物进入血液，从而降低局麻药血浆峰值浓度。

（7）因酯类局麻药（2- 氯普鲁卡因、普鲁卡因）能快速水解，故很少发生 LAST。罗哌卡因和左旋布比卡因（在美国未获批）都是左旋对映体结构的局麻药，具有心脏毒性小的优势。动物实验表明罗哌卡因的心脏毒性小于布比卡因，但这种优势在人体中并不明显[18]。实践中常常有罗哌卡因引起 LAST 发生的报道[5,19]。

（8）由于 LAST 具有累加效应。因此，混合两种或多种不同的局麻药物并不会降低LAST 的发生率。

> **临床要点** 罗哌卡因的心脏毒性在一定程度上低于布比卡因。麻醉医生不应因使用罗哌卡因而对 LAST 放松警惕。

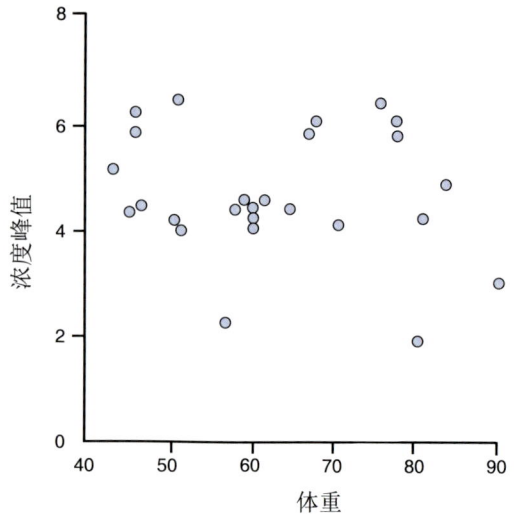

▲ 图 14-6 局麻药血浆峰值浓度与患者体重无关
硬膜外给予 400mg 利多卡因的患者体重与血浆峰值浓度之间缺乏相关性。给予其他局麻药和实施其他类型的神经阻滞，患者体重和血浆峰值浓度之间也缺乏相关性［改编自 Braid DP, Scott DB. Dosage of lignocaine in epidural block in relation to toxicity.Br J Anaesth,1966,38（8）:596,经许可使用］

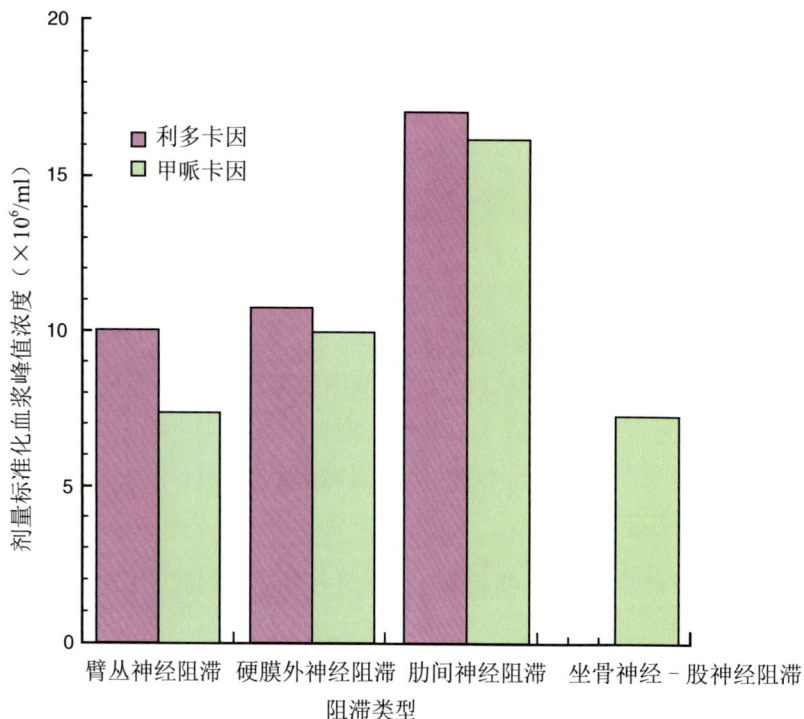

▲ 图 14-7 在不同类型的神经阻滞中利多卡因和甲哌卡因的剂量标准化血浆峰值浓度。肋间神经阻滞中剂量标准化血浆峰值浓度最高

3. LAST 的危险因素[18]

（1）某些患者的体质因素使他们发生 LAST 的风险更大，这些因素包括以下。

①肌肉含量少（肌肉作为局麻药物重新分配的储备场所）。

表 14-1　常用局部麻醉药物区域麻醉后典型的 C_{max} 时间

局麻药物	阻滞类型	剂量（mg）	C_{max}（μg/ml）	T_{max}（min）	中毒血浆浓度（μg/ml）
布比卡因	臂丛神经	150	1.0	20	3
	腹腔神经丛	100	1.50	17	
	硬膜外	150	1.26	20	
	肋间神经	140	0.90	30	
	坐骨神经 / 股神经	400	1.89	15	
利多卡因	臂丛神经	400	4.00	25	5
	腹腔神经丛	400	4.27	20	
	硬膜外	400	6.8	15	
甲哌卡因	臂丛神经	500	3.68	24	5
	腹腔神经丛	500	4.95	16	
	硬膜外	500	8.06	9	
	坐骨神经 / 股神经	500	3.59	31	
罗哌卡因	臂丛神经	190	1.3	53	4
	腹腔神经丛	150	1.07	40	
	硬膜外	140	1.10	21	

C_{max}. 血浆峰值浓度；T_{max}. 达血浆峰值浓度时间

数据引自 Liu SS. Local anesthetics and analgesia. In: Ashburn MA, Rice LJ, eds. The Management of Pain. New York, NY: Churchill Livingstone; 1997:141–170; Berrisford RG, Sabanathan S, Mearns AJ, et al. Plasma concentrations of bupivacaine and its enantiomers during continuous extrapleural intercostal nerve block. Br J Anaesth, 1993，70:201; Kopacz DJ, Helman JD, Nussbaum CE, et al. A comparison of epidural levo-bupivacaine 0.5% with or without epinephrine for lumbar spine surgery Anesth Analg 2001;93:755; Crews JC, Weller RS, Moss J. Levo-bupivacaine for axillary brachial plexus block: a pharmacokinetic and clinical comparison in patients with normal renal function or renal disease. Anesth Analg, 2002,95:219.

②存在心脏传导异常等心脏病病史。

③儿童或老人。

④存在充血性心力衰竭或肝病影响局麻药代谢。

（2）延长局麻药注射时间通常是安全的，但具有上述危险因素的患者应特别小心。

4. 预防 LAST[20]

（1）使用最小剂量的局麻药（局麻药剂量 = 体积 × 浓度）。

（2）局麻药注射前反复回抽注射器避免药物注入血管，需要增加药量时每次不超过 3～5ml，且注射时间延长至 30～45s。

（3）超声引导使 LAST 的发生率降低了约 65%[5]。

（4）当使用潜在毒性的药物，如大剂量罗哌卡因和布比卡因等局麻药物时，有证据表明先注射试验剂量能显著降低 LAST 的发生率[20]。

①加肾上腺素的试验剂量　试验剂量中加 10～15μg 肾上腺素是为了帮助判断局麻药是否误入血管，

如可观察到患者出现心动过速等。没有使用镇静药及 β 受体阻滞药的年轻患者注射常用试验剂量（3 ml 1.5% 利多卡因加 15μg 肾上腺素）后 2min 内出现心率每分钟增加 10 ～ 20 次，对判断局麻药误入血管有 100% 的敏感性和 100% 特异性[21]。

②年龄大于 40 岁患者，尤其是老年患者中注射加肾上腺素的试验剂量误入血管后出现的心跳加速反应没有年轻患者明显（表 14-2）。使用 β 受体阻滞药、行胸段硬膜外麻醉或全身麻醉的患者注射试验剂量后如果出现收缩压增加 15mmHg 对判断局麻药误入血管敏感性更高。

③轻度镇静能影响患者对 LAST 症状的识别，如听觉变化、濒死感、口周麻木和金属味。因此镇静或麻醉患者使用大剂量局麻药前，推荐先注射加肾上腺素的试验剂量。

④由于临产的孕妇禁止使用肾上腺素，可以使用芬太尼替代。加 100μg 芬太尼的试验剂量误入血管后，意识清醒的孕妇会出现嗜睡或镇静症状。

表 14-2　不同人群对加试验剂量肾上腺素的血流动力学反应

研究人群	试验剂量中肾上腺素量（μg）	HR 最大变化值 bpm（范围）	SBP 最大变化值 mmHg（范围）
成年患者[24]			
21 — 40 岁	15	39（21 ～ 53）	28（1 ～ 43）
41 — 60 岁	15	29（20 ～ 45）	28（20 ～ 53）
61 — 80 岁	15	31（9 ～ 52）	33（18 ～ 66）
全身麻醉的成年患者[25]			
0.5 MAC	15	20（12 ～ 35）	36（16 ～ 54）
1.0 MAC	15	10（1 ～ 18）	22（6 ～ 44）
0.5 MAC	30	31（18 ～ 42）	40（25 ～ 60）
1.0 MAC	30	20（5 ～ 50）	39（15 ～ 66）
使用 β 受体阻滞药的成年志愿者[21]			
空白对照组	15	37（29 ～ 46）	26（18 ～ 33）
使用 β 受体阻滞药	15	−28（−23 ～ 33）	35（24 ～ 46）

bpm. 每分钟心搏次数；HR. 心率；MAC. 肺泡最低有效浓度；SBP. 收缩压

（5）LAST 的表现[19]

①LAST 的临床表现是多样的，随局麻药血浆峰值浓度的变化而变化。常见的 LAST 包括惊厥发作、循环衰竭和中枢神经系统（CNS）症状（如口周麻木、金属味、听觉变化、濒死感等）。然而这些常见症状大约只占 LAST 全部症状的 40%。患者初始表现常为兴奋性症状和体征，如高血压、心律失常、躁动、惊厥发作等，接着会出现抑制性症状和体征，如嗜睡、低血压、心动过缓、心脏停搏等。患者症状和体征的多样性使 LAST 诊断变得非常困难（图 14-8）。

> **临床要点**　由于局麻药引起 LAST 的症状可延迟 30 ～ 60min 发作，所以给予大剂量局麻药的患者应在神经阻滞后至少观察 30min。

中枢神经系统症状谱

心血管系统症状谱

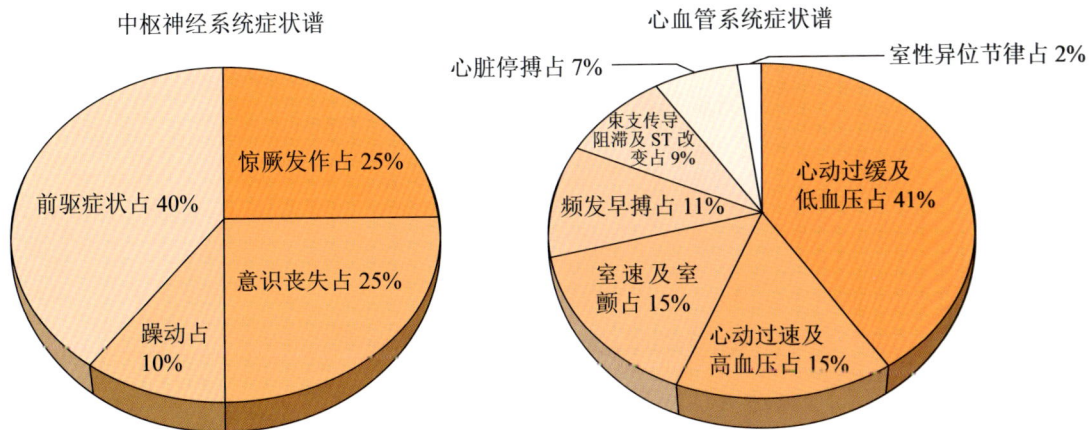

▲ 图 14-8　LAST 发作时的中枢神经系统和心血管系统症状谱

改编自 Vasques F, Behr AU, Weinberg G, et al. A review of local anesthetic systemic toxicity casessince publication of the American Society of Regional Anesthesia recommendations. To whom it may concern. Reg Anesth Pain Med, 2015, 40 (6):698–705, 经许可使用

②发生 LAST 的患者 10% 仅出现心血管症状，45% 仅出现中枢神经系统症状，剩余 45% 出现心血管合并中枢神经系统症状。

（6）LAST 的治疗[18]

①当患者发生 LAST 时，应首要保证气道通畅。否则患者很快会出现缺氧、高碳酸血症或酸中毒。上述症状不仅进一步恶化 LAST，而且削弱治疗效果。

②患者惊厥发作时可立即给予苯二氮䓬类药物。在保证气道通畅的情况下，多数惊厥发作可迅速停止。

③当患者 LAST 发作或高度怀疑 LAST 发作时应给予脂肪乳剂。含有大量脂质和强心功能的脂肪乳剂是良好的解毒剂。异丙酚不能代替脂肪乳剂的原因是其脂质含量相对偏少且具有抑制心肌收缩的不良反应。

④一旦发生心脏停搏，切记 LAST 不同于缺血性心脏停搏的复苏。不推荐使用降低心肌收缩力或增加后负荷的复苏药物，如 β 受体或钙通道阻滞药和血管加压素，也不应再使用局麻药物作为抗心律失常药。肾上腺素的使用量从 10 ～ 100μg 的小剂量开始递增。LAST 治疗效果差的患者建议早期行心肺转流。

⑤LAST 的治疗要点可借鉴美国区域麻醉与疼痛医学协会发布的抗凝或抗栓患者区域麻醉的管理指南[22]（图 14-9）。

四、心血管并发症

1. 局麻药阻滞胸段脊髓（$T_1 \sim T_4$）抑制心肌收缩和导致血管扩张是椎管内麻醉后发生心动过缓的原因。其中 10% 患者每分钟心率可以降到 40 ～ 50 次，1% 患者每分钟心率低于 40 次。交感神经阻滞导致 10% 以上的患者发生收缩压下降 30%（图 14-10）。这些血流动力学的变化可以在椎管内麻醉后 20 ～ 30min 发生，甚至延迟至 1h 后发生。麻醉医生应该警惕这些血流动力学的变化，迅速给予阿托品（0.4 ～ 0.8mg）或麻黄碱（5 ～ 10mg）或去氧肾上腺素（80 ～ 100μg）治疗。及时处理它们不会对患者产生不良影响。但如果不治疗或者治疗不及时，这些血流动力学变化会导致患者发生循环衰竭。一旦发生循环衰竭，最重要的是对其快速识别，立即给予肾上腺素（10 ～ 100μg）保持心肌收缩力、血管张力和冠脉灌注压。患者循环衰竭持续时间越长，恢复正常的难度就越大。虽然这些患者的下肢静脉扩张淤血，但患者不能置于头低足高位。因为头低足高位使椎管内麻醉阻滞平面升高的风险增加，进一步导致血流动力学的恶化。表 14-3 列出了椎管内麻醉相关性低血压和心动过缓的危险因素。

美国区域麻醉和疼痛医学会
局麻药物全身毒性反应治疗清单

局麻药全身毒性反应（LAST）的药物治疗不同于其他原因导致的心脏停搏

□寻求帮助

□首要焦点

　□控制气道：给予100%的氧气

　□抑制惊厥发作：首选巴比妥类药物，血流动力学不稳定患者慎用异丙酚

　□寻找最近的体外循环设备

□处理心律失常

　□基础和高级生命支持（ACLS），根据需要调整药物剂量，延长用药时间

　□慎用血管加压素、钙通道阻滞药、β受体阻滞药和局麻药物

　□减少肾上腺素用量（＜1μg/kg）

□给予20%脂肪乳剂（括号中内容针对70kg患者）

　□静脉注射剂量1.5ml/kg（校正体重），注射时间超过1min（总量约100ml）

　□持续输注速率设定为0.25ml/（kg·min）（约18ml/min）

　□顽固性循环衰竭，重复注射1次或2次

　□持续性低血压，持续输注速率加倍至0.5ml/（kg·min）

　□循环稳定后继续输注至少10min

　□最大剂量：最初30min内总量不超过10ml/kg

□上传LAST病例至www.lipidrescue.org并将脂肪乳剂治疗的病例上传至www.lipidregistry.org

装备准备

· 麻醉前应备有LAST的急救箱及其使用说明

降低风险

· 局麻药的使用量应降至最低，获取预期的神经阻滞范围和持续时间

· 局麻药的血药浓度受注射部位和剂量的影响。可能增加LAST的因素包括老年、心力衰竭、缺血性心脏病、传导异常、代谢性疾病（如线粒体功能障碍）、肝脏疾病、低蛋白、代谢性或呼吸性酸中毒、使用钠通道阻滞药。心功能不全和射血分数低的患者容易发生LAST

· 推荐使用试验剂量，如利多卡因中加入5μg/ml肾上腺素。操作者应知道注射试验剂量后患者的症状、发作时间及持续时间，并了解注射试验剂量的局限性

· 每次注药前应回抽注射器

· 注药后需询问患者感受，观察患者有无药物中毒的症状和体征

监测

· 使用美国麻醉医师协会（ASA）推荐的标准监测

· 在注药时及注射后均需监测患者生命体征，因为临床上LAST可延迟30min发生

· 应不时与患者沟通，询问是否存在中毒症状

· 区域麻醉后一旦出现精神症状、神经系统或心血管症状均应考虑是否存在LAST

· 中枢神经系统症状（可能存在轻微症状或者不存在）

　兴奋性症状（如躁动、混乱、肌肉抽搐、惊厥发作）

　抑制性症状（如嗜睡、迟钝、昏迷或窒息）

　一般症状（如金属味、口周麻木、复视、耳鸣、头晕）

· 心血管症状（往往是重度LAST的唯一表现）

　开始可能是高动力型表现（如高血压、心动过速、室性心律失常）

随后出现渐进性低血压、传导障碍

室性心律失常（如室速、室颤）、心动过缓甚至心脏停搏

·虽然使用镇静催眠药可以降低惊厥发作，但是小剂量应用即可导致患者识别LAST的能力降低

治 疗

·LAST发作时注射脂肪乳剂的时机是存在争议的。一种治疗方案是直到高级生命支持也无法保证患者安全的时候注射脂肪乳剂，这种保守治疗方案是不合理的，因为早期给予脂肪乳剂可以防止心力衰竭；另一种治疗方案是在发现LAST迹象时立刻注射脂肪乳剂，但这种治疗方案可能会导致不必要的治疗，因为只有很小一部分患者会发展到严重LAST。脂肪乳剂最合理的治疗方案应基于LAST临床严重程度和其进展速度的基础之上

·实验室研究表明肾上腺素有损LAST的康复并降低脂肪乳剂的疗效。治疗LAST应避免使用大剂量的肾上腺素，可使用小剂量肾上腺素（<1μg/kg）治疗低血压

·心血管不稳定的患者禁止使用异丙酚。因为异丙酚能抑制心肌收缩，且脂质含量过低

·建议对发生LAST的患者行超过12h的长期监测，因为局麻药引起的心血管抑制可以在治疗后持续存在或复发

©美国区域麻醉和疼痛医学会，2012年

本文档仅作为用于治疗局麻药物中毒患者的工具。出版本文档需经美国区域麻醉和疼痛医学会的授权

局麻药全身毒性反应治疗清单已发表在美国官方出版物Regional Anesthesia and Pain Medicine，而且可以从杂志网站（www.rapm.org）下载

资料引自Neal JM, Bernards CM, Butterworth JF, Di Gregorio G,Drasner K, Hejtmanck MR, Mulroy MF, Rosenquist RW, Weinberg GL.ASRA practice advisory on local anesthetic systemic toxicity. Reg Anesth Pain Med，2010，35:152-161.

▲ 图 14-9　美国区域麻醉和疼痛医学会（ASRA）关于局麻药全身毒性反应的治疗清单

引 自 Neal JM, Mulroy MF, Weinberg GL. American Society of Regional Anesthesia and Pain Medicine checklist for managing local anesthetic systemic toxicity: 2012 version. Reg Anesth Pain Med，2012，37（1）:16–18, used with permission of ASRA.

2．已镇静的患者行肌间沟神经阻滞也可以发生低血压和心动过缓。与椎管内麻醉相关性低血压和心动过缓相似，症状可能延迟至神经阻滞后 1h 发生。其治疗包括适量的液体、阿托品和血管升压药。

五、肺部并发症

1．膈肌麻痹

（1）肌间沟神经阻滞：注射 20ml 以上的局麻药物常导致膈肌麻痹（HDP）。局麻药物向头侧扩散到第3、4颈椎（$C_3 \sim C_4$）神经根而麻痹膈神经。另一种原因可能是局麻药物透过前斜角肌扩散到膈神经导致膈肌麻痹（图 14-11）。

（2）超声引导下肌间沟神经阻滞只需要更少量的局麻药物（5 ～ 10ml），能够降低膈肌麻痹的发生率和严重程度。但超声引导神经阻滞仍然不能完全避免膈肌麻痹的发生。因为超声显示膈神经与 C_5 神经根位距离较近，小于 2mm（图 14-11）。

（3）与肌间沟入路相比，锁骨上和锁骨下入路臂丛阻滞发生 HDP 的风险更低，但仍可发生其他风险。

（4）HDP 能降低患者 30% 以上的肺功能。大多数患者可以耐受肺功能的降低。但是居家氧疗、肺部明显受损及需要无创呼吸支持或气管插管的患者应避免行肌间沟或锁骨上神经阻滞。因为即使超声引导下低容量局麻药的注射也可能会显著损害这些患者的肺功能。

（5）HDP 持续时间取决于局麻药的作用时间。即使把注入臂丛神经周围的局麻药稀释，大部分患者在 24h 内仍发生了不同程度的 HDP。

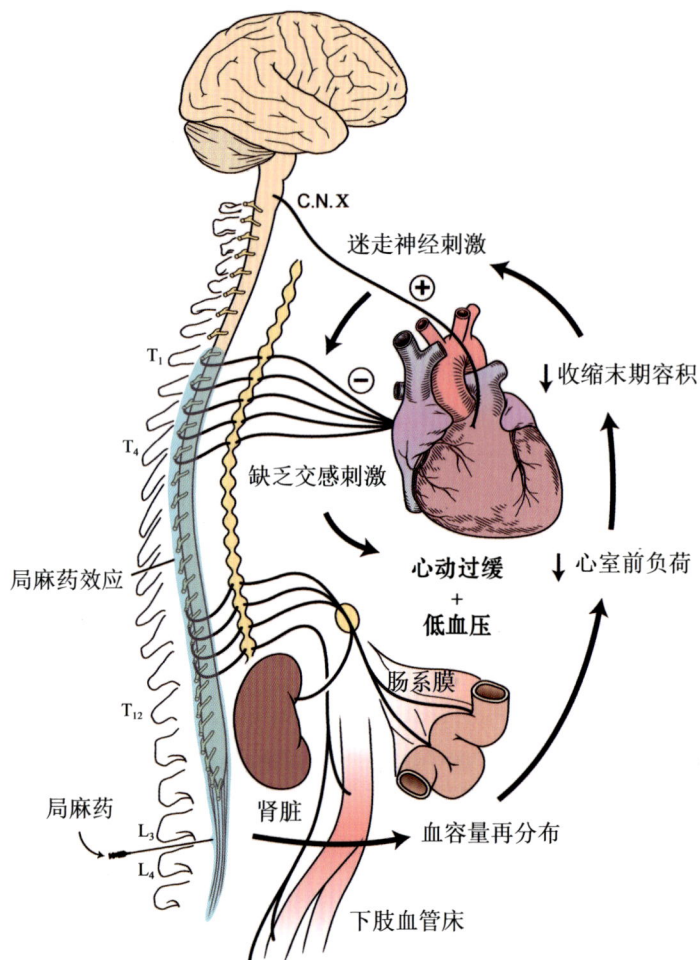

▲ 图 14-10 椎管内麻醉发生低血压和心动过缓的危险因素

图片引自 "*Complications of Regional Anesthesia and Pain Medicine*" 2013 年第 2 版 . Neal JM, Rathmell JP. Philadelphia, PA: Lippincott Williams&Wilkins，经许可使用

表 14-3 蛛网膜下腔麻醉相关低血压和心动过缓的危险因素和比值比

危险因素	比值比	危险因素	比值比
□低血压		□心动过缓	
感觉阻滞平面在 T_5 之上	3.8	基础心率＜ 60 bpm	4.9 ～ 16.2
长期酒精摄入史	3.1	ASA 分级 1 级（相比 2 级或 3 级）	3.5
急诊手术	2.9	PR 间期延长	3.2
年龄＞ 40 岁	2.5	使用 β 受体阻滞药	2.9
收缩压基线＜ 120mmHg	2.4	阻滞平面在 T_5 之上	1.7
慢性高血压	2.2	年龄＜ 37 岁	1.4
腰麻联合全身麻醉	1.9	男性	1.4
$L_2 \sim L_3$ 及更高的 IVS 行鞘内注射	1.8	持续时间	2.0

bpm. 每分钟跳动次数；IVS. 椎间隙

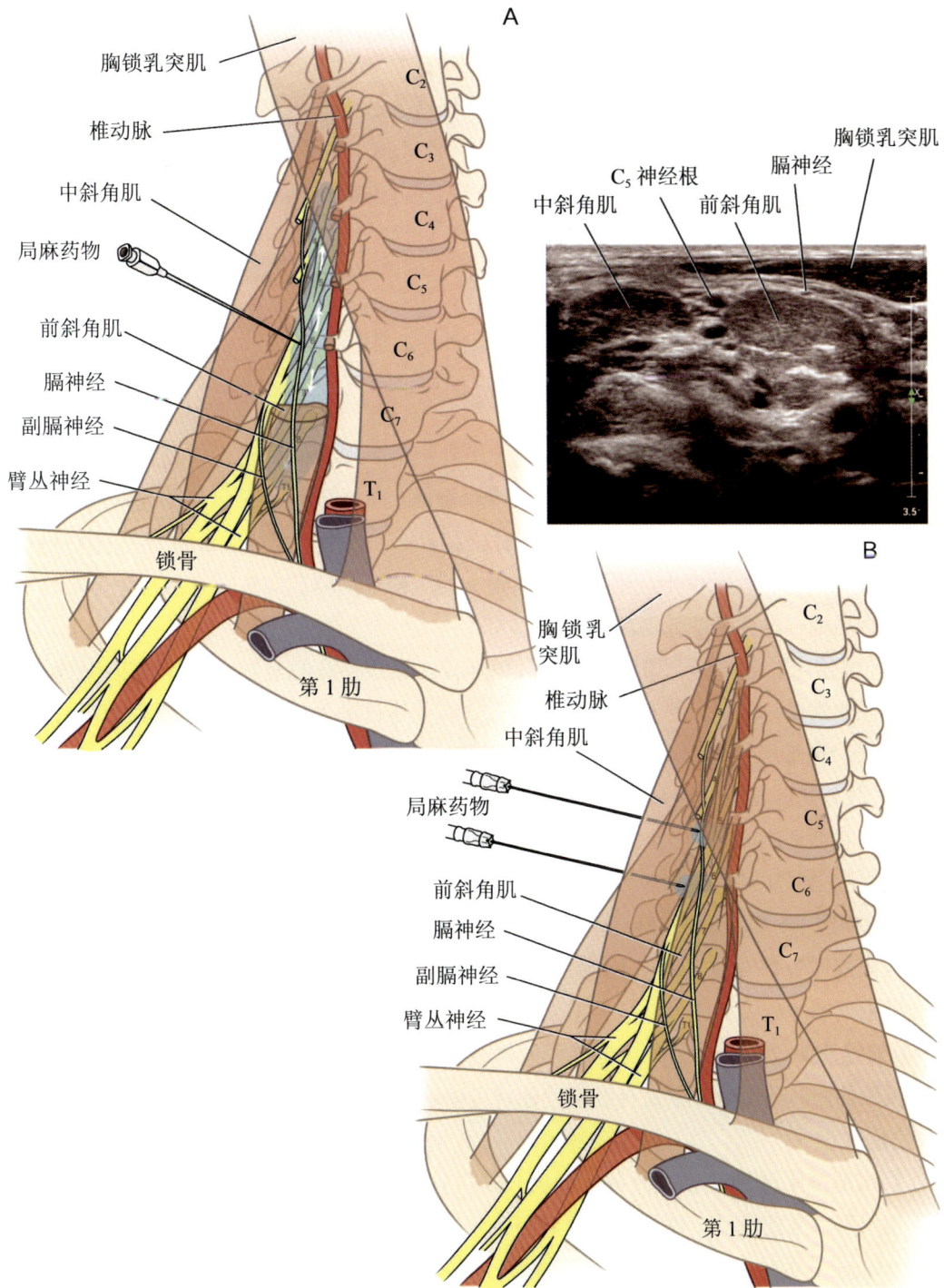

图 A 标注（从上到下，左侧）：胸锁乳突肌、椎动脉、中斜角肌、局麻药物、前斜角肌、膈神经、副膈神经、臂丛神经、锁骨、第 1 肋

图 A 右侧标注：C₂、C₃、C₄、C₅、C₆、C₇、T₁

超声图标注：中斜角肌、C₅ 神经根、前斜角肌、膈神经、胸锁乳突肌

图 B 标注：胸锁乳突肌、椎动脉、中斜角肌、局麻药物、前斜角肌、膈神经、副膈神经、臂丛神经、锁骨、第 1 肋、C₂、C₃、C₄、C₅、C₆、C₇、T₁

▲ 图 14-11　比较经皮肌间沟神经阻滞（A）超声引导下（B）导致膈神经麻痹

图片引自 "*Complications of Regional Anesthesia and Pain Medicine*" 2013 年第 2 版 . Neal JM, Rathmell JP. Philadelphia, PA: Lippincott Williams & Wilkins，经许可使用

2. 气胸

（1）气胸是锁骨上神经阻滞常见并发症。而肌间沟、锁骨下、椎旁、肋间及肩胛上神经阻滞的气胸发生率较小。

（2）超声能否降低气胸的发生率尚不明确。有研究报道超声引导行下锁骨上及锁骨下神经阻滞能降低气胸的发生率。即使在超声引导下操作，锁骨上神经阻滞气胸的发生率也高达 1/1000（大于 95% 的可信区间上限）[14]。

> **临床要点** 虽然超声引导下操作可以减少膈肌麻痹（HDP）发生率、减轻 HDP 的严重程度，同时可能降低气胸的发生率，但它不能完全避免这些并发症的发生。

（3）未行正压通气的患者被小号穿刺针损伤胸膜后发生气胸的时间可能会延迟 6 ～ 12h。患者可有穿刺侧胸痛，但并非所有患者出现呼吸急促症状。

六、局麻药相关并发症和不良反应

1. 全脊麻 全脊麻的阻滞平面在颈部以上，患者常常表现为低血压、呼吸窘迫、无法出声、神志不清、心动过缓，甚至心搏骤停。及时识别和治疗全脊麻至关重要。治疗包括快速输液，阿托品抵消心肌收缩抑制，升压药改善低血压（包括迅速使用肾上腺素增加心率，维持血管阻力及冠状动脉灌注压）。如果患者出现意识消失和呼吸停止，则需进行气道支持。由于局麻药向头端扩散后浓度很快被脑脊液稀释，因此患者会出现一过性脑部低灌注症状。

2. 局麻药椎管内扩散 由于局麻药物扩散至椎管内导致特殊的全脊麻，其发生率低但危害严重。实施肌间沟神经阻滞时，局麻药扩散至椎管内的方式有：通过进入硬脊膜袖套，通过鞘内注射局麻药逆向扩散至神经根，通过组织渗透至硬膜外腔，或直接经硬膜外腔、硬膜下腔或蛛网膜下腔注射（图 14-12）。后两种扩散方式也发生于椎旁和腰大肌神经阻滞。患者的症状为未预料的双侧广泛的神经阻滞、低血压、心动过缓和循环衰竭。迅速识别这些症状是至关重要的。如果阿托品和血管加压素不能及时纠正血流动力学稳定应立即注射肾上腺素。

3. 颈交感神经干／星状神经节麻痹 因为颈交感神经干和星状神经节毗邻臂丛神经（图 14-13），所以臂丛神经阻滞时容易发生 Horner 综合征（同侧眼睑下垂、瞳孔缩小、少汗）。尚不清楚超声引导下操作使用低容量局麻药是否能够可以减少 Horner 综合征的发生。

4. 喉返神经麻痹 喉返神经和迷走神经同样毗邻臂丛神经（图 14-14），所以进行肌间沟神经阻滞时较易受到扩散的局麻药影响。喉返神经麻痹症状可随着局麻药作用消退而消失。

5. 尿潴留

（1）椎管内麻醉阻滞副交感神经持续时间较长，抑制排尿反射从而导致尿潴留。尿潴留也发生在全身麻醉或使用阿片类药物后。使用短效局麻药有利于膀胱功能的及时恢复。超声测量膀胱残余尿量有助于判断膀胱功能是否恢复。当膀胱残余尿量小于 400ml 时，患者可以安全地出院回家；当尿量超过 600 ～ 700ml 时，患者需要进一步留院观察，必要时留置导尿管。

（2）大量数据显示，实施胸段硬膜外镇痛的患者不应常规留置尿管。除非必要时，则无须留置尿管，从而降低膀胱感染发生率，避免长期留置导尿管。

6. 局麻药过敏

（1）真正的局麻药过敏是罕见的。而临床大多数的"过敏"往往是佐剂静脉吸收后引起的心动过速及脸面潮红，或局麻药物静脉注射后出现的听觉变化、口腔金属味、躁动等症状，或血管迷走神经性反射。

（2）酯类局麻药：酯类局麻药的过敏反应虽不常见但比较经典，其机制为其代谢产物与氨基苯甲酸

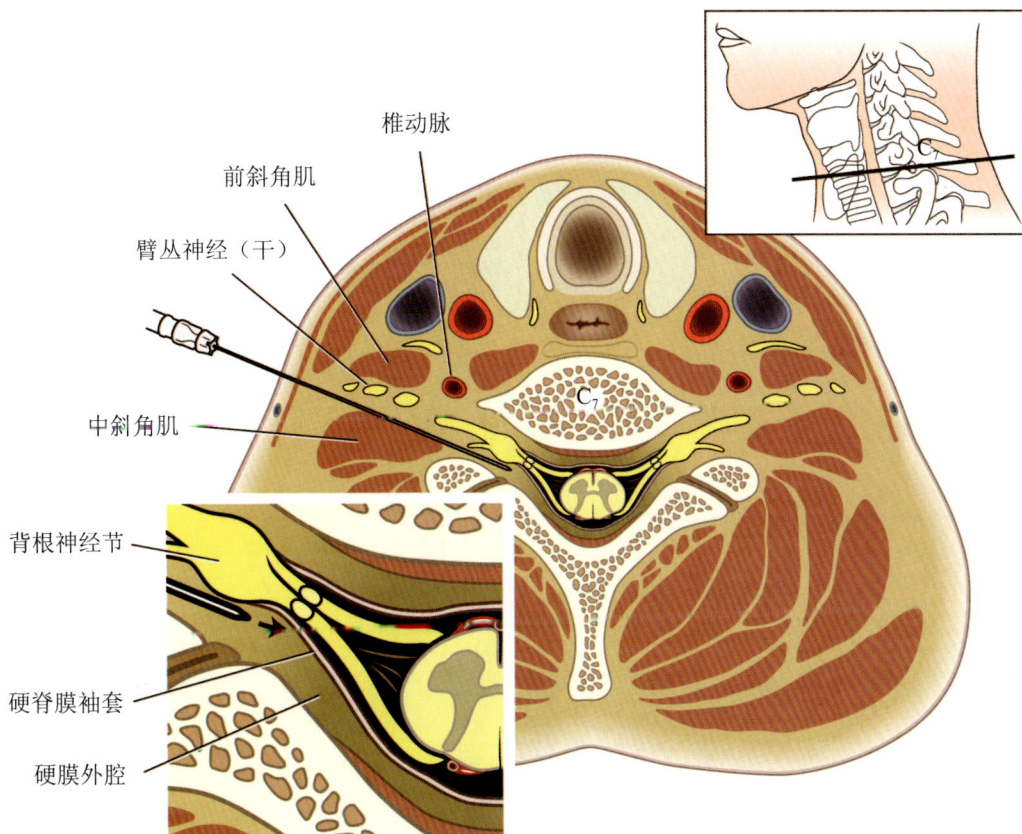

▲ 图 14-12　实施肌间沟神经阻滞时局麻药到达椎管内的途径

插图显示穿刺针旁是硬脊膜袖套。局麻药也可以通过鞘内注射局麻药逆向扩散至神经根，通过组织渗透至硬膜外腔，或直接经硬膜外腔、硬膜下腔或蛛网膜下腔注射（图片引自 *"Complications of Regional Anesthesia and Pain Medicine"* 2013 年第 2 版 . Neal JM, Rathmell JP. Philadelphia, PA: Lippincott Williams & Wilkins，经许可使用）

（PABA）发生反应。已知对 PABA 过敏（化妆品、防晒霜）的患者应避免给予酯类局麻药。

（3）酰胺类局麻药：酰胺类局麻药过敏反应非常罕见。患者酯类局麻药与酰胺类局麻药之间不存在交叉过敏。

（4）推荐对可能局麻药过敏的患者预先进行皮肤过敏试验。

七、短暂神经征

1. 短暂神经征（TNS）患者在实施椎管内麻醉数小时后可出现腰背疼痛和感觉迟钝，伴或不伴臀部和大腿疼痛等（图 14-15）。TNS 病因尚不明确，但大多数专家认为它不是一种神经毒性反应[2]。

2. 与布比卡因或 2- 氯普鲁卡因相比，TNS 的发生与椎管内注射利多卡因相关。椎管内注射甲哌卡因是 TNS 的中危因素。TNS 的发生与早期下床活动无关。TNS 的发生与局麻药使用剂量和浓度无关，即使使用最小剂量的局麻药仍可能发生 TNS，故而认为它不是一种神经毒性反应。

3. TNS 的发生与使用利多卡因密切相关，其次是患者的体位。使用利多卡因椎管内麻醉患者行膝关节手术时，TNS 发生率高达 16% ~ 31%。

4. TNS 症状可能持续 3 ~ 7d，建议患者休息和使用 NSAIDs 治疗。任何神经系统症状的出现都应同时考虑其他诊断。

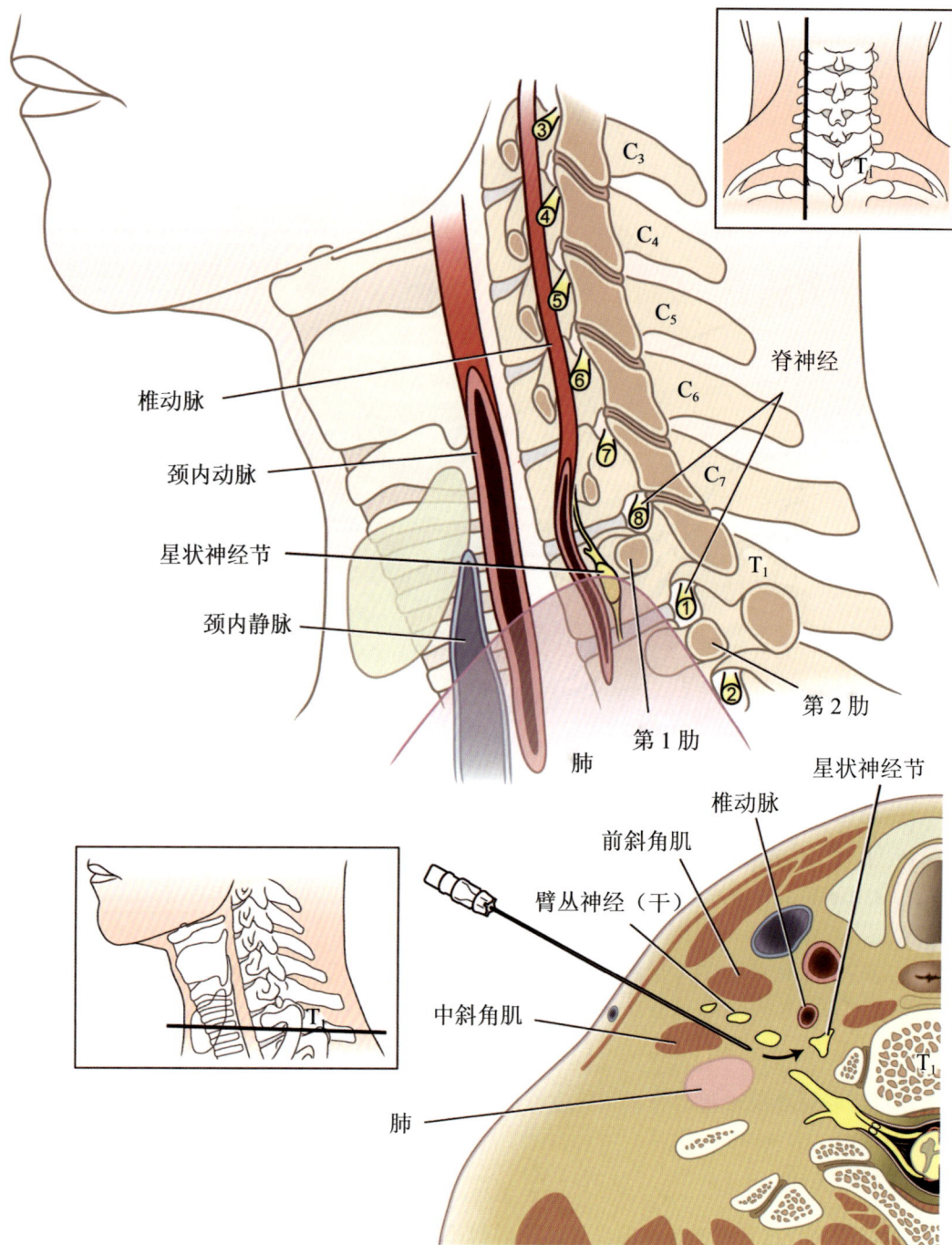

▲ 图 14-13 局麻药扩散至星状神经节和颈交感神经干可导致 Horner 综合征

图片引自 *"Complications of Regional Anesthesia and Pain Medicine"* 2013 年第 2 版 . Neal JM, Rathmell JP. Philadelphia, PA: Lippincott Williams & Wilkins，经许可使用

八、硬脊膜刺破后头痛

1. 虽然习惯上称为硬脊膜刺破后头痛（PDPH），但实际上应称为蛛网膜刺破后头痛，因为刺破蛛网膜后才能使脑脊液漏，而不是硬脊膜。

2. August Bier 医生在 1898 年第一次注意到实施蛛网膜下腔阻滞的患者发生了 PDPH。

3. 大量脑脊液漏入硬膜外腔导致 PDPH 的发生。当患者直立时，脑脊液对脑组织的浮力支持减少。

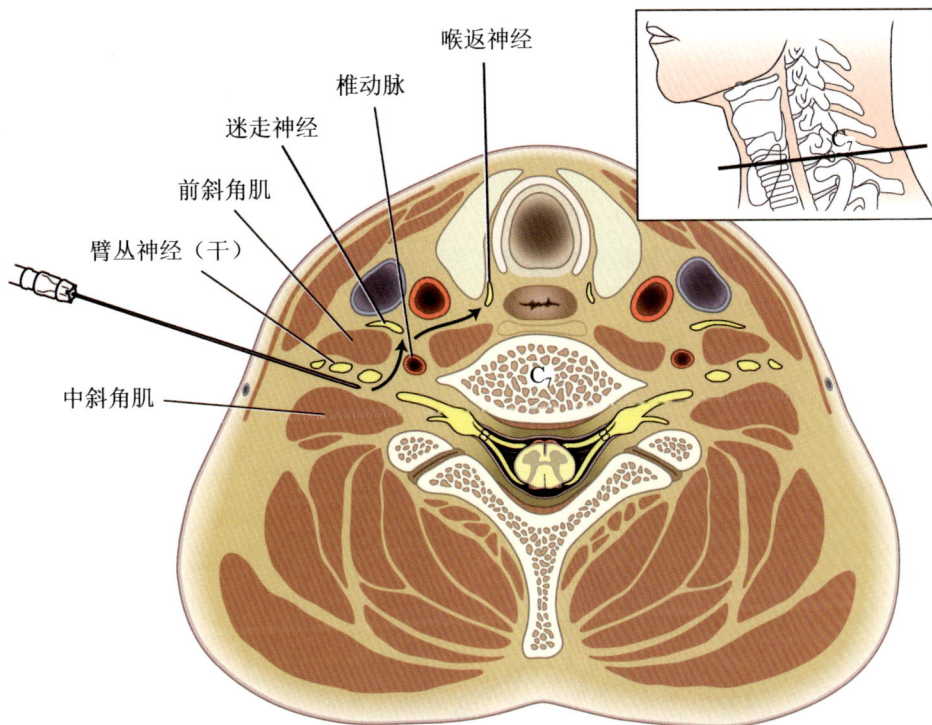

喉返神经

椎动脉

迷走神经

前斜角肌

臂丛神经（干）

中斜角肌

▲ 图 14-14　局麻药阻滞喉返神经和迷走神经可导致一过性声音嘶哑

图片引自"*Complications of Regional Anesthesia and Pain Medicine*" 2013 年第 2 版 . Neal JM, Rathmell JP. Philadelphia, PA: Lippincott Williams & Wilkins，经许可使用

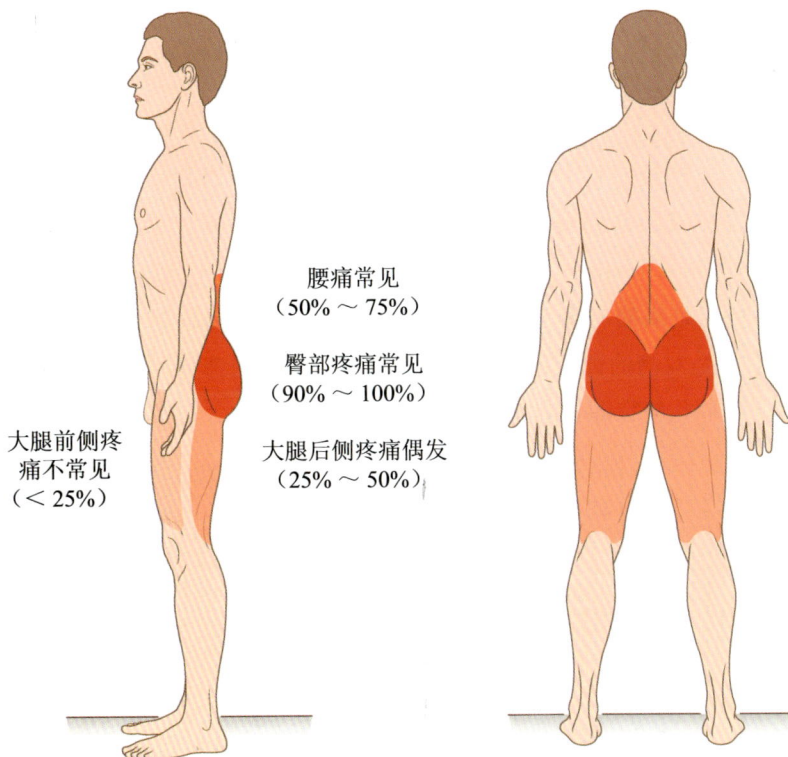

腰痛常见
（50% ～ 75%）

臀部疼痛常见
（90% ～ 100%）

大腿前侧疼
痛不常见
（＜ 25%）

大腿后侧疼痛偶发
（25% ～ 50%）

▲ 图 14-15　短暂神经征的症状和体征

图片引自"*Complications of Regional Anesthesia and Pain Medicine*" 2013 年第 2 版 . Neal JM, Rathmell JP. Philadelphia, PA: Lippincott Williams & Wilkins，经许可使用

脑组织与颅骨相连结构牵拉导致患者头痛，且脑脊液丢失反射性引起脑血管扩张使头痛加剧。PDPH 一个确切的治疗是硬膜外血补丁（EBP）。硬膜外腔注射血液能密封破损的蛛网膜，脑脊液重新积累，可以迅速缓解大多数患者头痛。

4. PDPH 的危险因素如下。

（1）年轻患者（20 岁左右的青少年），40 岁以上患者发生 PDPH 的风险小于 1%（图 14-16）。

（2）女性患者，与女性剖宫产实施椎管内麻醉有关。

（3）硬膜外针、大号（22 号及以下）且针尖锐利的腰麻针，如 Quincke 穿刺针。

（4）使用无损型针尖的穿刺针能降低 PDPH 的发生风险，例如 Whitacre、Sprotte 穿刺针。

（5）早期下床活动不增加 PDPH 的发生风险。

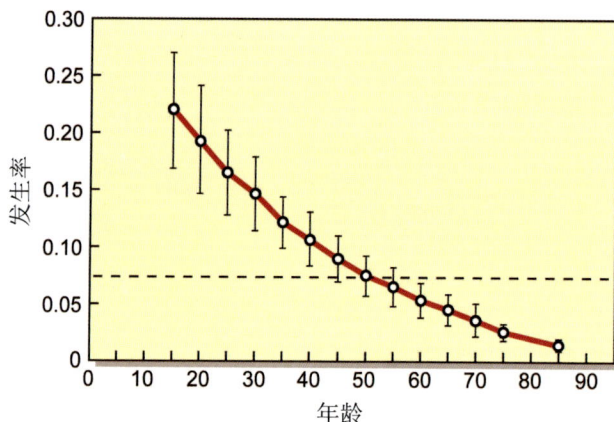

▲ 图 14-16 硬脊膜刺破后头痛的发生率与年龄的关系

图片引自 *"Complications of Regional Anesthesia and Pain Medicine"* 2013 年第 2 版 . Neal JM, Rathmell JP. Philadelphia, PA: Lippincott Williams & Wilkins，经许可使用

5. PDPH 的症状和体征如下。

（1）PDPH 一般发生在蛛网膜刺破后 12h，如果蛛网膜破损面积大可以迅速发生 PDPH，如果蛛网膜破损面积小脑脊液漏缓慢时，PDPH 可以延迟发生。

（2）PDPH 的主要特点是头痛与患者体位相关，当仰卧位时头痛症状消失或缓解，但坐位或直立时头痛症状加重。头痛通常是双侧的钝痛或跳痛。PDPH 不表现为局部神经症状、发热或精神状态改变。如果患者出现这些体征和症状应立即考虑其他诊断。

> **临床要点** 如果怀疑为 PDPH 的患者表现出局部神经症状，发热或出现精神状态改变，应考虑其他诊断并行相关影像学检查。

6. PDPH 的治疗包括以下几个方面。

（1）几乎所有的 PDPH 患者 1 周内均能自愈，尤其是细针引起的 PDPH 恢复得更早。

（2）增加液体摄入量、补充咖啡因、加用腹带等保守治疗对 PDPH 是无效的。

（3）尽早行硬膜外血补丁（EBP）治疗可以使大约 70% 患者的症状立即缓解。24h 后可以重复给予 EBP，但治疗效果不如第一次明显。

①EBP 治疗过程是抽取患者无菌血液 20ml，再将 20ml 血液分次注入其硬膜外腔或直到患者自诉腰痛或神经根不适缓解。治疗后患者应平躺 1h，24h 内避免腰部抬起或用力。

②肿瘤患者自体 EBP 的安全性尚不明确。

九、肌肉毒性

1．所有局麻药在动物模型中均显示肌肉毒性。但除了球后阻滞外，临床上罕见严重局麻药肌肉毒性事件。

2．人连续收肌管阻滞后发生局部麻醉导致的肌肉毒性未曾见报道[23]。行全膝关节置换的患者可因局麻药肌肉毒性表现为术后 1～2d 股四头肌无力。由于成肌细胞功能不受影响，所以绝大多数患者在数周至数月后肌肉功能几乎完全恢复。

3．局麻药肌肉毒性的病因尚不明确，且没有公认的预防措施和治疗方法。

致谢

感谢上一版本章节作者 Christopher M. Bernards 博士的贡献。

参考文献

［1］Phillips OC, Ebner H, Nelson AT, et al. Neurologic complications following spinal anesthesia with lidocaine: a prospective review of 10,440 cases. Anesthesiology 1969;30:284–289.

［2］Pollock JE. Transient neurologic symptoms: etiology, risk factors, and management. Reg Anesth Pain Med 2002;27:581–586.

［3］Moen V, Dahlgren N, Irestedt L. Severe neurological complications after central neuraxial blockades in Sweden 1990–1999. Anesthesiology 2004;101:950–959.

［4］Neal JM, Barrington MJ, Brull R, et al. The second ASRA practice advisory on neurologic complications associated with regional anesthesia and pain medicine: Executive summary, 2015. Reg Anesth Pain Med 2015;40:401–430.

［5］Barrington MJ, Kluger R. Ultrasound guidance reduces the risk of local anesthetic systemic toxicity following peripheral nerve blockade. Reg Anesth Pain Med 2013;38:289–297.

［6］Jacob AK, Mantilla CB, Sviggum HP, et al. Perioperative nerve injury after total knee arthroplasty: regional anesthesia risk during a 20-year cohort study. Anesthesiology 2011;114:311–317.

［7］Barrington MJ, Watts SA, Gledhill SR, et al. Preliminary results of the Australasian Regional Anaesthesia Collaboration. A prospective audit of over 7000 peripheral nerve and plexus blocks for neurological and other complications. Reg Anesth Pain Med 2009;34:534–541.

［8］Welch MB, Brummett CM, Welch TD, et al. Perioperative peripheral nerve injuries. A retrospective study of 380,680 cases during a 10-year period at a single institution. Anesthesiology 2009;111:464–466.

［9］Brull R, Hadzic A, Reina MA, et al. Pathophysiology and etiology of nerve injury following peripheral nerve blockade. Reg Anesth Pain Med 2015;40:479–490.

［10］Horlocker TT, Wedel DJ, Rowlingson JC, et al. Regional anesthesia in the patient receiving antithrombotic or thrombolytic therapy: American Society of Regional Anesthesia and Pain Medicine Evidence-Based Guidelines（Third Edition）. Reg Anesth Pain Med 2010;35:64–101.

［11］Horlocker TT, Birnbach DJ, Connis RT, et al. Practice advisory for the prevention, diagnosis, and management of infectious complications associated with neuraxial techniques: a report by the American Society of Anesthesiologists Task Force on infectious complications associated with neuraxial techniques. Anesthesiology 2010;112:530–545.

［12］Neal JM, Kopp SL, Lanier WL, et al. Anatomy and

pathophysiology of spinal cord injury associated with regional anesthesia and pain medicine: 2015 update. Reg Anesth Pain Med 2015;40:506–525.

［13］Hodgson PS, Neal JM, Pollock JE, Liu SS. The neurotoxicity of drugs given intrathecally（spinal）. Anesth Analg 1999;88:797–809.

［14］Neal JM, Brull R, Horn JL et al. The second ASRA evidence-based medicine assessment of ultrasoundguided regional anesthesia. Executive summary of 2015 update. Reg Anesth Pain Med 2016;41:181–194.

［15］Neal JM. Effects of epinephrine in local anesthetics on the central and peripheral nervous systems: neurotoxicity and neural blood flow. Reg Anesth Pain Med 2003;28:124–134.

［16］Staff NP, Engelstad J, Klein CJ, et al. Post-surgical inflammatory neuropathy. Brain 2010;133:2866–2880.

［17］Kopp SL, Jacob AK, Hebl JR. Regional anesthesia in patients with pre-existing neurologic disease. Reg Anesth Pain Med 2015;40:467–478.

［18］Neal JM, Bernards CM, Butterworth JF, et al. ASRA practice advisory on local anesthetic systemic toxicity. Reg Anesth Pain Med 2010;35:152–161.

［19］Vasques F, Behr AU, Weinberg G, et al. A review of local anesthetic systemic toxicity cases since publication of the American Society of Regional Anesthesia recommendations. To whom it may concern. Reg Anesth Pain Med 2015;40:698–705.

［20］Mulroy MF, Hejtmanek MR. Prevention of local anesthetic systemic toxicity. Reg Anesth Pain Med 2010;35:177–180.

［21］Guinard JP, Mulroy MF, Carpenter RL, et al. Test doses: optimal epinephrine content with and without acute beta-adrenergic blockade. Anesthesiology 1990;73:386–392.

［22］Neal JM, Mulroy MF, Weinberg GL. American Society of Regional Anesthesia and Pain Medicine checklist for managing local anesthetic systemic toxicity: 2012 version. Reg Anesth Pain Med 2012;37:16–18.

［23］Neal JM, Salinas FV, Choi DS. Local anesthetic-induced myotoxicity after continuous adductor canal block. Reg Anesth Pain Med 2016;41:723–727.

［24］Guinard JP, Mulroy MF, Carpenter RL. Aging reduces the reliability of epidural epinephrine test doses. Reg Anesth 1995;20:193–198.

［25］Liu SS, Carpenter RL. Hemodynamic responses to intravascular injection of epinephrine-containing epidural test doses in adults during general anesthesia. Anesthesiology 1996;84:81–87.

第四篇
区域麻醉亚专业

IV . Sub-Specialty Regional Anesthesia

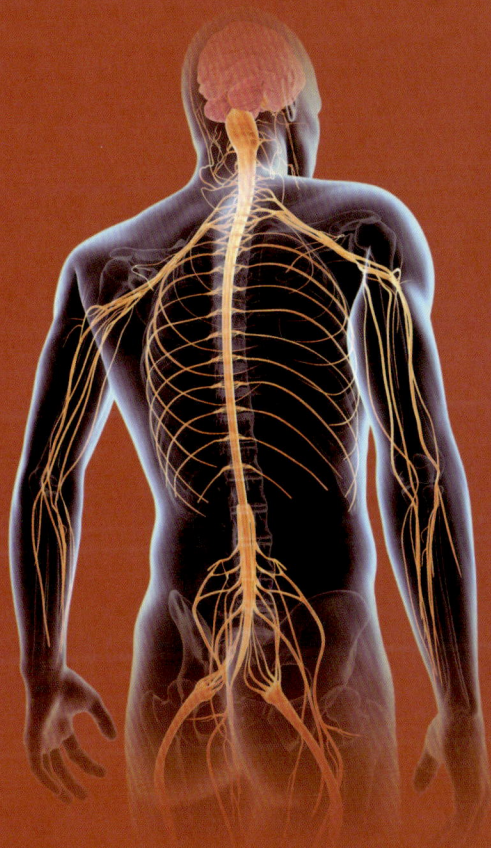

第15章　小儿区域麻醉
Pediatric Regional Anesthesia

Kathleen L. McGinn 著，李锋 译，温健、刘畅 校

·要　点·

1. 全身麻醉复合区域阻滞已被证明对小儿是安全的，是标准化治疗措施。
2. 临床上认为疼痛对小儿没有长期影响，所以导致婴幼儿的镇痛常常不足。
3. 因为婴儿的血浆蛋白浓度低，局麻药游离系数高，肝脏代谢慢，血浆胆碱酯酶活性和高铁血红蛋白还原酶活性较低，所以婴儿的局麻药中毒风险增高。
4. 局部麻醉可以减少静脉留置针或者区域阻滞穿刺的疼痛，但是局部麻醉需要标准化的操作流程，提前进行操作，以确保有足够的时间达到最大效应。
5. 骶管阻滞是学龄儿童最常用的麻醉方法。
6. 超声引导下的小儿区域神经阻滞能减少局麻药物的用量，提高神经阻滞的准确性。

　　近年来，由于超声的使用，小儿区域阻滞显著增加，但是仍然未得到充分的推广，这主要是因为医务人员缺乏相关经验、担心神经并发症、缺少适用于小儿的设备。对于小儿患者来说，全身麻醉复合区域阻滞应该作为常规，成功的区域阻滞能够给患儿提供舒适的就医体验，同时能够减少体质虚弱患儿（新生儿、早产儿、囊性纤维化的患儿）使用阿片类药物的不良反应。

　　区域阻滞在小儿与成人患者中有许多相同的地方，但是相对于成人来说，小儿区域阻滞有其自身特点，尤其在解剖学、药理学、设备、超声、阻滞前镇静和麻醉方面有所不同。全麻或镇静在小儿中最常用，实施区域阻滞通常需要两个人配合，一个实施阻滞，另一个实施镇静。所有的麻醉方法，不管是区域阻滞还是全麻都有风险，需要权衡利弊。本章节重点介绍小儿区域阻滞与成人的不同之处。对于需要深入

了解的读者来说，文献中有详细的关于区域阻滞技术的描述[1-4]。

一、局部麻醉

1. 局部麻醉减少静脉留置针或区域阻滞穿刺的疼痛[5]，多种局麻药可应用于小儿。

（1）2.5% 利多卡因和 2.5% 丙胺卡因混合乳膏能够浸润 5 mm 深的皮肤。利多卡因和丙胺卡因混合乳膏有血管收缩的不良反应，但是减轻小儿疼痛的益处通常大于血管收缩的不良反应。推荐使用利多卡因和丙胺卡因混合乳膏，药物作用 45 min 后进行穿刺操作，麻醉时间越长，效果越好，但是因为需要较长的作用时间，利多卡因和丙胺卡因混合乳膏应用较少。

（2）4% 利多卡因脂质体和 5% 利多卡因脂质体是起效迅速的局麻药，通过脂质体输送系统起作用。研究表明 4% 利多卡因脂质体作用 30 min 和利多卡因、丙胺卡因混合乳膏作用 60 min 一样安全有效，并且能够减少皮肤血管收缩的不良反应和高铁血红蛋白风险。

（3）4% 丁卡因凝胶比利多卡因或丙胺卡因亲脂性更高，局部麻醉的深度和利多卡因丙胺卡因混合乳膏作用 30 min 一样。

（4）利多卡因 / 丁卡因贴有氧化加热功能，能够促进局麻药物穿透皮肤，增强麻醉效果。它覆盖 10cm²，在 20 min 内穿透 6 mm 皮肤，被批准用于 3 岁以上的儿童。

（5）药物离子导入系统能够使 2% 利多卡因和肾上腺素穿透皮肤，在使用后大约 20 min 产生麻醉效果。这个装置使用小电流来提供离子导入，一些年幼的小儿可能无法耐受。

（6）无针注射器是目前比较流行的给药方法，可用于输注局部麻醉药。84% 的儿童在接受无针注射器利多卡因麻醉时感知不到疼痛，61% 的儿童在换药时接受利多卡因和丙胺卡因混合乳膏麻醉感知不到疼痛[6]。应该提醒患儿的是注射器给药时会发出较大的爆裂声响。

（7）Zingo 是一个新的无针注射器，它含有 0.5 mg 的利多卡因粉末，利用压缩氦气推进到皮下，给药时间（1 ～ 3 min）和持续时间（10 min）最短，被批准用于 3 岁以上儿童。

> **临床要点** 所有局麻药需要在局部使用后起效，且起效时间长短不一，因而需要标准的操作指南以提高局麻药的应用及其药效。

2. 局部麻醉药也能够为暴露的黏膜提供良好的外科手术麻醉。

（1）口腔黏膜麻醉利于在通气困难的婴幼儿口中早期放置口咽通气道或者喉镜。

（2）利多卡因表面麻醉 1 ～ 2 mg/kg，用于婴儿全麻诱导后耳鼻喉科医生直接喉镜检查声带运动情况。

（3）因为利多卡因和丙胺卡因混合乳膏能够穿透包皮，所以可以用于新生儿阴茎包皮环切术[7]。包皮切除显露黏膜，给予利多卡因和丙胺卡因能够减少术后疼痛。作为局部麻醉技术，需要保证足够的麻醉剂量。如果使用的是凝胶或者软膏，在伤口表面可能会夹杂一点血，使人不安，需要使患儿父母放心。

二、椎管内麻醉

1. **蛛网膜下腔麻醉** 这种技术很少在新生儿期之外使用，在减少新生儿疝修补术后呼吸暂停中发挥重要作用。

这些技术与成人相似，但是需要用短的 22 或 25 号针。与其他小儿区域阻滞技术不同，蛛网膜下腔麻醉通常不需要镇静或全麻。

> **临床要点**　早产儿在全身麻醉后呼吸暂停、心动过缓的风险增加，而蛛网膜下腔麻醉可以降低这些风险。

2. 硬膜外麻醉　在年长的儿童中，椎管内麻醉常常复合全身麻醉使用。可以通过胸、腰、骶段硬膜外给药。

（1）解剖：硬膜外腔的深度随着儿童的生长而变化。从皮肤到硬膜外腔的深度大约为 1 mm/kg，体重在 10～50 kg 变化时，现在有更短的适用于小儿的硬膜外针。

（2）适应证：持续的硬膜外输注常用于小儿下肢骨科手术、腹部手术、开胸手术。

（3）技术：在使用硬膜外麻醉时，由于小儿静息心率较快和医生全身麻醉技术的差异，当使用硬膜外试验剂量时，判断硬膜外麻醉效果困难。

①小儿用药的试验剂量为局麻药 0.1 ml/kg，复合肾上腺素 5 μg/ml。心血管系统对肾上腺素的反应随年龄而变化。在年幼的儿童中，静脉注射试验剂量能够增加 T 波幅度，持续 20～40s，在年长的儿童中，T 波可能倒置，几秒钟后，心率可能变化，常见的是每分钟心率增加超过 10 次。然而，也可能有心动过缓，心率没变化或者其他的心律失常。因此，阴性实验结果可能使人放心，但是不能排除血管内注射的可能。

②注射局麻药物应该缓慢，每次 0.1～0.2 ml/kg，并密切观察心电图。

③在硬膜外穿刺过程中，空气或者生理盐水是常用的测试抵抗的方法，用以确定针尖是否位于硬膜外腔。剂量相关并发症的报道与空气有关（颅内积气和静脉气栓）因此，空气的最大推荐剂量为 0.5～1ml。用生理盐水测试也应该减量，避免稀释局麻药。

④病人自控硬膜外镇痛常用于 5 岁以上的儿童。

（4）并发症：大部分不良事件与小儿硬膜外导管有关（移位或打折）。

①术中：误入血管、硬脊膜穿刺（穿刺后头痛需要血补丁）、阻滞失败均有报道。

②术后：感染、出血、单侧阻滞、呼吸抑制报道见于小儿硬膜外麻醉。

③为避免掩盖儿童筋膜室综合征，较低浓度的 0.25% 布比卡因用于单次神经阻滞，0.1% 用于连续输注 [8]。

3. 骶管阻滞　因为不能在全身麻醉的小儿中发现感觉异常，经验少的麻醉医生倾向于骶管阻滞。单次注射骶管阻滞是儿科最常用、最实用的局部麻醉技术之一。放置导管有利于再次给药，或持续输注局麻药或局麻药与阿片药的混合物。联合使用骶管阻滞和浅的全身麻醉能够使患者术后快速苏醒，需要的吸入麻醉药量更少。

（1）解剖：在小儿中，骶管阻滞比成人更容易实施。臀部肌肉发育不完全、皮下脂肪少使骶管裂孔的标志更清楚。骶管裂孔的骨融合较少，婴幼儿骨性标志变化较少，没有青春期常见的脂肪垫。

①第 5 骶角突出，位于臀裂上方。

②在婴幼儿中，骶尾部韧带没有钙化，进针的突破感与成人外周血管 18 号鞘管针穿刺的感觉相似。

③硬膜囊终止于第 2 和第 3 骶椎之间（表 15-1），而骶骨的长度占身高的比例随着年龄的增长而减少。在婴儿中有可能刺破脆弱的骶骨或刺破硬脊膜。骶管阻滞严重的并发症如心搏骤停和癫痫发生在小于 11 个月的儿童，对于这些小患者，技术至关重要。

表 15-1　婴儿的尾部解剖

	硬膜囊末端位置	脊髓圆锥末端位置
婴儿	S_2	L_2
成人	S_1	L_1

（2）适应证

①骶管阻滞为腹部手术提供良好的镇痛，这些手术包括腹股沟手术，例如疝修补术、睾丸固定术、睾丸鞘膜积液手术。骶管阻滞小儿接受下肢骨科手术或者泌尿科手术也能获得良好的术后镇痛。

②骶管阻滞常常在全麻诱导后进行，一旦骶管阻滞起效，只需要维持较浅的全身麻醉水平，在手术开始前因为实施骶管阻滞花费的时间会被手术结束后患儿快速苏醒节省的时间抵消。

（3）药物：在儿童中，局麻药的剂量按照千克体重每毫升计算，避免大剂量使用产生的毒性作用。

①布比卡因：0.25% 浓度产生最小的运动神经阻滞和足够的感觉神经阻滞。一个简单的粗略计算骶管阻滞剂量的方法是 1 ml/kg 的 0.25% 布比卡因（表 15-2）。总布比卡因的剂量不要超过 3 mg/kg，在硬膜外间隙，作用持续 4 ～ 6h。

表 15-2　骶管麻醉药量

阻滞平面	药量（ml/kg）
骶管	0.5
低位胸椎	0.75
高位胸椎	1.25

引自 Duflo F, Sautou-Miranda, V. Efficacy and plasma levels of ropivacaine for children: controlled regional analgesia following lower limb surgery. Br J Anaesth 2006;97（2）:250 使用得到牛津大学许可.

②其他药物和辅助药物：0.2% 罗哌卡因也是 1 ml/kg，常用的辅助药物是可乐定（1 ～ 2 μg/kg，能够延长镇痛 2 ～ 3 h）[9]。

> **临床要点**　新生儿血液中游离药物浓度较高，更容易导致局麻药中毒，对于小于 6 个月的婴儿，注射剂量和输注剂量应减少 30%，以降低中毒风险。

（4）技术

①病人应被改为侧卧位，臀部、膝关节弯曲，类似腰椎穿刺的体位（图 15-1）。

②骶管裂孔的角是最容易触及的体表标志,在臀横纹起始处有两个骨脊。以两个髂后上棘连线为底边，裂孔为顶点，形成等边三角形（图 15-1）。

③无菌消毒后，用 18 号针刺破皮肤，避免皮肤组织到达硬膜外腔，更换 22 号穿刺针，与皮肤成 60° 倾斜进针，直达骶尾韧带，如果碰到骨头，退几毫米，减小角度再进针。当针突破骶尾韧带时会有落空感，减小进针角度，与脊柱平行进针，继续进针 2 mm 后确认针尖位于骶管内，然后缓慢推入局麻药，注意避免刺破硬膜囊。

④试验剂量：回抽无血液和脑脊液后，注入试验剂量含肾上腺素的局麻药（肾上腺素 0.5 μg/kg）[10]。注意观察心率和心电图。每分钟心率增加大于 10 次提示可能误入血管，但是全麻患者对试验剂量的敏感性下降。一过性 T 波升高，特别是 V$_5$ 导联，也能够提示布比卡因误入血管可能。注射时另一只手置于穿刺点上方以便检测捻发音，排除皮下注射可能。

⑤因为试验剂量在小儿中不可靠，所以多次回抽和缓慢地注射局麻药是最好的防止血管内注射的方法。骨内注射骨髓吸收迅速，与静脉内注射表现相似。

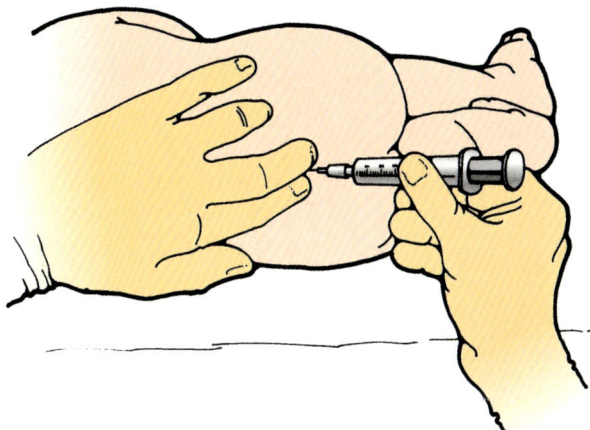

▲ 图 15-1　儿童骶管麻醉，侧卧

⑥骶管导管：对于长时间手术，用 22 号导管通过 18 号鞘管针置入骶管，方便重复给药或者术后持续泵注，在放置之前应该测量从骶管裂孔到皮肤的距离。导管尖端的位置可以通过透视或者超声来确认[11]。在局部给药之前，应该通过导管先给予试验剂量。在小于 5 岁的患者中，导管能够轻松地到达胸部水平。应注意覆盖敷料以减少粪便的污染。

> **临床要点**　穿刺针斜面应与腹侧一致，避免刺破骶骨前壁。

（5）并发症

①硬脊膜穿刺可能引起全脊麻。进针操作时保持针的稳定，缓慢进针，多回抽有助于避免刺穿硬脊膜。骶骨缺损有可能合并隐性脊柱裂，脊髓终止位置偏低或者脊髓拴系，神经系统的并发症也会增高，因此，它是骶管麻醉的一个相对禁忌证。

②因为婴儿的血浆蛋白浓度低，局麻药游离分数高，肝脏代谢慢，血浆胆碱酯酶活性和高铁血红蛋白还原酶活性较低，所以婴儿的局麻药中毒风险增高。

③局麻药物误入血管或者骨髓腔都会引起毒性反应。吸入麻醉药物会增加布比卡因的心脏毒性。全身麻醉的中枢神经系统抑制效应会掩盖局麻药的中毒症状，直到心血管反应严重时才能被发现。心律失常和心跳骤停常常发生在小于 10 kg 的婴儿。一线的治疗药物是 20% 脂肪乳剂（1min 给予 1.5 ml/kg，3～5 min 重复一次），肾上腺素剂量大于 10 μg/kg 会损害脂质复苏的效果[12]。

④留置导管可能引起感染，但不常见，因为一般 2～3 d 就被拔除了。

三、外周神经阻滞

小儿外周神经阻滞因为儿童型的神经阻滞针、导管和超声的使用而呈增加的趋势。

1. 技术

（1）超声引导下的神经阻滞越来越受欢迎，因为超声有助于神经定位，能够在可视下将局麻药物注射在特定位置。它在小儿中的应用越来越多[13]，但是需要特殊的训练才能掌握。较小的"曲棍球棒"探头更适合儿童。超声引导下神经阻滞的其他优点包括用较少的麻醉药物就能获得较佳的阻滞效果，减少血管内注射的风险。

（2）神经刺激仪：和成人一样，神经刺激仪对外周神经阻滞非常有帮助。但需要注意的是，在麻醉的小儿中实施神经阻滞前需要避免使用肌松药，这很关键。

2. 头颈部阻滞 神经阻滞在小儿头颈部手术中的应用正在增加。大部分阻滞感觉神经能够显著地改善术后疼痛。

（1）眶上、滑车上神经阻滞

①解剖：这些是三叉神经眼部末端分支，眶上神经从眶上孔发出，滑车上神经在眶上神经内侧 1 cm 处发出。

②适应证：眶上、滑车上神经阻滞对于前额开颅手术、脑室腹腔分流术、头皮痣的切除有帮助。

③技术：患儿仰卧位，沿着眼眶上缘中点眉毛内侧触摸眶上切迹。无菌消毒后，用 27 号针刺入切迹上缘，避免刺入动脉。注射前先回抽，然后给予 0.25% 布比卡因 1 ml，针退至皮下，调整方向，向内侧进针几毫米，再给予 1 ml 布比卡因阻滞滑车上神经。

④并发症：眶周软组织有出血肿胀的风险，压迫能够止血消肿。

（2）眶下神经阻滞：小儿接受唇裂修补、前硬腭、下眼睑、鼻翼、上唇手术时，这个简单的神经阻滞能够提供长达 12 ～ 18 h 的镇痛[14]。局麻药物由外科医生直接注射在手术部位持续时间较眶下神经阻滞短。

①解剖：眶下切迹位于眶上孔、颏孔和瞳孔的连线上。

②技术：眶下神经神经阻滞有两种：口腔内和口腔外，这两种均能产生区域阻滞，应注意避免将局麻药物直接注射在切迹或神经鞘内。

a. 口腔外：首先，用非惯用手的示指在下眼眶中点旁开 0.5 cm 定位眶下孔，用 27 号针与切迹成 45°刺入，直到碰到骨头，然后缓慢退针少许避免进入骨髓腔，注药 0.25 ～ 0.5 ml，形成小的皮丘。

b. 口腔内：第二种方法是经口，面部不留伤口。用非惯用手示指触摸眶下孔，上唇抬高，用 1.5 英寸（约 3.81cm）的 25 号针平行于第一前磨牙向眶下孔方向进针，由非惯用手的示指定位。负压抽吸无血后，注射 0.5 ～ 1.5 ml 的局麻药物。如果计划实施该项神经阻滞，最好在手术开始前完成，这样就不会因为要提上唇而中断手术操作。

3. 腹直肌鞘阻滞

（1）适应证：腹直肌鞘阻滞常常用于小儿，特别是脐周手术。双侧第 10 肋间神经阻滞，肋间神经在此处移行为前皮支。肋间神经在腹横肌和腹内斜肌之间斜向内下走行至腹直肌后鞘和腹直肌之间的间隙。

（2）技术：超声探头置于脐周，引导穿刺针到达腹直肌和腹直肌后鞘之间，注入药物[15]。

（3）药物：负压抽吸无血后，双侧分别注射 0.25% 布比卡因 0.1 ～ 0.2 ml/kg。

（4）并发症：可能因注射太浅，将药物注射在腹直肌内，无法扩散至相应的神经而导致阻滞失败的风险，误入肌肉内血管也是有可能的。

4. 腹横肌平面阻滞

（1）适应证：这个阻滞方法常用于小儿腹部手术，腹横肌平面是位于腹内斜肌和腹横肌之间，$T_8 \sim L_1$ 神经通过的潜在腔隙。

（2）技术：超声探头置于肋缘下和髂嵴之间腋中线上，并确定三层肌肉，横向内侧、平面内进针到达腹内斜肌和腹横肌之间。

（3）药物：负压回抽无血后，注入 0.25% 布比卡因，两侧分别 0.3 ml/kg，总量不超过 20 ml，单次注射或者通过导管连续输注。

（4）并发症：并发症罕见，但可能包括刺穿腹膜或腹腔内器官（肝、脾、肠管）或血管[16]。

5. 髂腹下和髂腹股沟神经阻滞　这些神经阻滞能够产生与骶管阻滞相同的镇痛效果，适用于小儿疝修补术、睾丸鞘膜积液、睾丸固定术。对于有骶管麻醉禁忌证的患者，如骶管裂孔畸形或孩子年龄大担心术后腿部肌力差，髂腹下和髂腹股沟神经阻滞是有优势的。

（1）技术：虽然髂腹下和髂腹股沟神经阻滞长期以来一直在用，但是超声的使用还是增加了神经阻滞的准确性和一致性（图 15-2）。超声探头位于髂前上棘与脐的连线上，髂腹下和髂腹股沟神经位于腹横肌和腹内斜肌之间，在超声直视下注入局麻药物[17]。

（2）剂量：0.25% 的布比卡因和 0.2% 的罗哌卡因是常用的麻醉药物，根据患儿的体重给予 0.1 ～ 0.4 ml/kg 的药量。

（3）并发症：超声的使用减少了肠穿刺和血管内注射的发生率，另一个可能的并发症是股神经麻痹[18]。

6. 阴茎阻滞　常用于男童接受包皮环切术和尿道下裂修复术的麻醉。如果家人希望新生儿接受包皮环切术，美国儿科协会认可使用局麻药物。局部应用局麻药乳膏和阴茎环形阻滞简单易行，风险低。

（1）技术：常用以下两种方法。

①环形阻滞：阴茎背神经阻滞最简单方法是用 0.25% ～ 0.5% 布比卡因在阴茎根部周围皮下注射。这种阻滞将局麻药物注射在阴茎海绵体周围的筋膜、阴茎背神经、阴茎动静脉表面。局麻药物沿着筋膜表面扩散产生麻醉效果。

②阴茎背神经阻滞：在耻骨下区进行阴茎背神经阻滞（图 15-3），向下牵拉阴茎打开耻骨下间隙，在 Scarpa 筋膜（这是 Buck 筋膜在阴茎体延续）下注射局麻药物。在耻骨下两侧旁开 0.5 ～ 1cm 分别注射药物。22 号针轻轻沿中线向尾端刺入，当针刺穿耻骨下 Scarpa 筋膜时有突破感。1 ～ 2 ml 局麻药物注射（如果小于 3 岁），最大剂量不超过 0.25% 布比卡因 0.5 ml/kg。超声引导穿刺能够降低传统操作技术的失败率约 7.5%[19]。

（2）并发症：阴茎环形阻滞技术目前没有发现有什么明显的并发症。阴茎背神经阻滞能够减少阴茎龟头的血流。

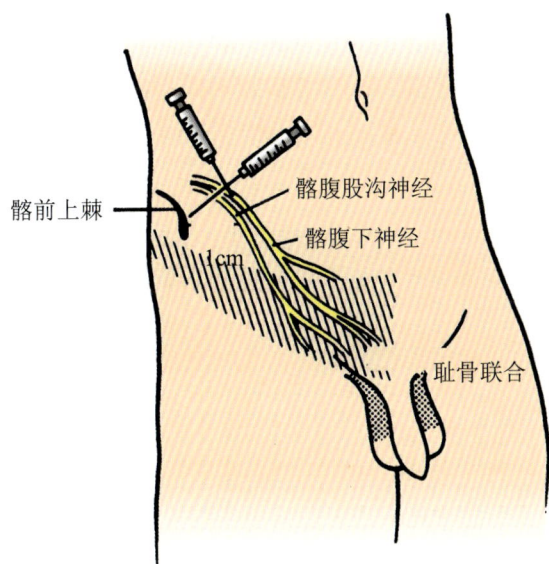

▲ 图 15-2　髂腹下和髂腹股沟神经阻滞

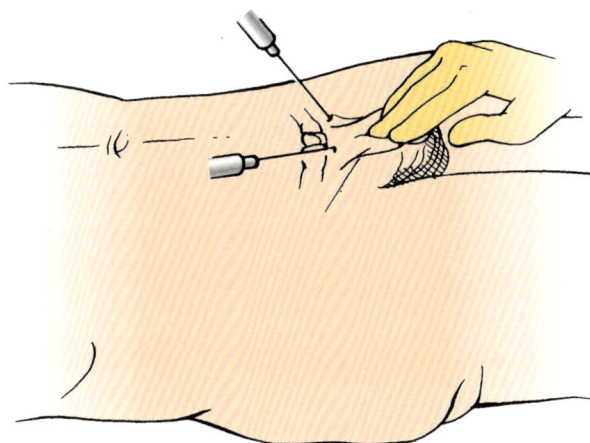

▲ 图 15-3　阴茎背神经阻滞

阴茎回缩向下时，在耻骨联合下方阴茎根部中线两侧分别注射 0.5 ～ 1 ml 局麻药物，针尖向中间尾侧方向刺入，刺破 Scarpa 筋膜

7. 肢体阻滞 婴幼儿肢体阻滞技术与成人相似，但是常常复合全麻使用，超声在婴幼儿神经阻滞中具有重要的意义。

（1）适应证

①上肢神经阻滞能够提供肌松和麻醉，用于骨折复位和开放性手术后镇痛。

②股神经阻滞单独或者与股外侧皮神经阻滞联合应用能够为肌肉组织活检提供麻醉。股神经阻滞能够为小儿股骨骨折提供良好的镇痛和肌松，特别是股骨中段 1/3 骨折。

③股神经和坐骨神经阻滞常用于年长的小儿接受下肢手术，但是，对于学龄前儿童，骶管阻滞更推荐用于下肢手术。

（2）药物：长效局麻药，布比卡因和罗哌卡因能够提供有效的镇痛达 12 h，需要注意的是，当复合使用局麻药时，毒性作用会叠加（表 15-3）。已经有很多关于罗哌卡因在骶管麻醉中应用的研究，但在小儿肢体神经阻滞中的研究较少[20]。

表 15-3 小儿区域阻滞技术药物用量（0.25% 布比卡因或 0.2% 罗哌卡因）

外周神经阻滞	用量（ml/kg）
臂丛神经阻滞	0.3
股神经阻滞	0.3
坐骨神经阻滞	0.3
腹横肌平面阻滞	0.3（单侧）

（3）技术

①臂丛神经阻滞

a. 根据小儿区域阻滞数据库资料，儿童臂丛神经阻滞最常用的方法是锁骨上入路[21]。这种方法的安全性随着超声的使用得到改善，降低了气胸和误入血管的风险。锁骨上入路方法跟成人相似（见第 8 章）。在小儿中使用超声引导下的神经阻滞，起效快，作用时间久，患儿醒来会感觉更舒适[22]。

b. 腋路臂丛神经阻滞，超声能够减少药物的使用量和误入血管的风险，可以直接显示腋动脉和静脉。表 15-3 中显示了需要的局麻药物的量，这些剂量包含了用于阻滞肌皮神经的药量。

c. 因为之前有成人接受臂丛神经阻滞复合全身麻醉发生几例不良事件的先例，因此文献回顾了儿童接受全身麻醉复合肌间沟神经阻滞麻醉的病例，得出结论：复合全身麻醉并不会增加相应的风险[24]，但是这些神经阻滞需要由经过良好培训的医生来实施。

> **临床要点** 臂丛神经阻滞已用于新生儿重症监护室中，经外周血管置入中心静脉导管和动脉插管治疗肢体缺血[23]。

②下肢神经阻滞

a. 股神经阻滞已经在第 10 章节中描述过了，对于小儿患者来说，操作只需稍作改善。这是小儿常用的下肢神经阻滞方法，非常适用于股骨骨折，甚至也适合于急诊病人或者肌肉组织活检[25]。超声非常有帮助，0.3 ml/kg 的局麻药复合肾上腺素用于检测是否误注血管。收肌管阻滞越来越流行，能提供良好的感觉神经阻滞，但对股四头肌力影响很小。

　　b. 小儿坐骨神经阻滞比成人更容易实施，因为儿童臀部脂肪垫小更容易触摸到坐骨神经沟。儿童保持侧卧位，上面腿的脚踝放在下面腿的膝盖上，也可以仰卧位腿抬高。定位上面一条腿的大转子和坐骨结节，超声探头横向的放置在臀横纹处，坐骨神经在臀大肌下方可见。注射 0.3 ml/kg 的局麻药物，最大剂量不超过 20 ml。

　　c. 膝关节窝是坐骨神经阻滞的理想位置，在婴儿期时坐骨神经在窝内发出分支，但是成人分叉位置向头端偏移。小儿常常是仰卧位麻醉，所以横向进针阻滞是有优势的。年龄小的患儿可以轻易地抬起腿显示膝关节窝，实施后路阻滞。这种阻滞方法在第 11 章节中已经描述过了。超声能够清楚地看到神经分叉，对于小儿患者给予 0.25% 布比卡因 0.2 ～ 0.3 ml/kg。

　　d. 剂量：因为下肢神经粗大，因此用药量比上肢多。如果有多条神经需要阻滞，总的用药不要超量。

　　（4）连续导管技术

　　①有许多报道表明，通过置入外周神经导管持续给药能够显著改善小儿术后疼痛[20]。越来越多的小儿术后在家持续使用局麻药，这能促使其早期出院[26]。持续给药能够避免术后第一天晚上麻醉药消除引起的疼痛反弹。连续输注的导管现在有小儿使用的型号。

　　②剂量：术后持续经导管给药，推荐的起始剂量为 0.2% 罗哌卡因 0.1 ml/kg，不超过 0.15 ml/（kg·h）。

　　③术后指导：需要清楚地告诉患儿家长，神经阻滞药效消除时间和口服镇痛药的时间。规律地服用对乙酰氨基酚和阿片类药物能够最大限度地减少疼痛和避免停止给药时疼痛反弹。应该对患儿父母解释早期镇痛的重要性、在疼痛发生前就口服镇痛药物、鼓励儿童早期报告不良反应。

参考文献

［1］Dalens BJ, Truchon R. Neural blockade for pediatric surgery. In: Cousins MJ, Bridenbaugh PO, eds. Neural Blockade in Clinical Anesthesia and Management of Pain, 3rd ed. Philadelphia, PA: Lippincott Williams & Wilkins; 2009.

［2］Dadure C, Sola C, Dalens BJ, et al. Regional anesthesia in children. In: Miller RDM, ed. Anesthesia, 5th ed. Philadelphia, PA: Elsevier Saunders; 2015.

［3］Ross, AK, Bryskin RB. Regional anesthesia. In: Motoyama E, Davis P, eds. Smith's Anesthesia for Infants and Children, 8th ed. Philadelphia, PA: Elsevier Saunders; 2011.

［4］Sethna NF, Berde CB. Pediatric regional anesthesia. In: Gregory GA, ed. Pediatric Anesthesia, 5th ed. Hoboken, NJ: Wiley-Blackwell; 2011.

［5］Young KD. Topical anaesthetics: what's new? Arch Dis Child Educ Pract Ed 2015;100（2）:105–110.

［6］Jimenez N. A comparison of a needle-free injection system for local anesthesia versus EMLA for intravenous catheter insertion in the pediatric patient. Anesth Analg 2006;102（2）:411–414.

［7］Paix BR, Peterson SE. Circumcision of neonates and children without appropriate anaesthesia is unacceptable practice. Anaesth Intensive Care 2012;40（3）:511–516.

［8］Ivani G, Suresh S, Ecoffey C, et al. The ESRA and ASRA Joint Committee Practice Advisory on Controversial Topics in Pediatric Regional Anesthesia. Reg Anesth Pain Med 2015;40:426–432.

［9］Menzies F, Congreve K, Herodes V, et al. A survey of pediatric caudal extradural anesthesia practice. Paediatr Anesth 2009;19（9）:829–836.

［10］Tobias JD. Caudal epidural block: a review of test dosing and recognition of systemic injection in children. Anesth Analg 2001;93:1156–1161.

［11］Long J, Joselyn AS, Bhalla T, et al. The use of neuraxial catheters for postoperative analgesia in neonates: a multicenter safety analysis from the Pediatric Regional Anesthesia Network. Anesth Analg 2016;122（6）:1965–1970.

［12］Presley JD, Chyka PA. Intravenous lipid emulsion to reverse acute drug toxicity in pediatric patients. Ann Pharmacother 2013;47（5）:735–743.

[13] Marhofer P, Willschke H, Kettner S. Imaging techniques for regional nerve blockade and vascular cannulation in children. Curr Opin Anaesthesiol 2006;19:293–300.

[14] Simion C, Corcoran J, Iyer A. Postoperative pain control for primary cleft lip repair in infants: is there an advantage in performing peripheral nerve blocks? Paediatr Anesth 2008;18(11):1060–1065.

[15] Hamill J, Rahiri J, Liley A, et al. Rectus sheath and transversus abdominis plane blocks in childrens: a systematic review and meta-analysis of randomized trials. Pediatr Anesth 2016;26(4):363–371.

[16] Long JB, Birmingham PK, De Oliveira GS, et al. Transversus abdominis plane block in children: a multicenter safety analysis of 1994 cases from PRAN (Pediatric Regional Anesthesia Network) database. Anesth Analg 2014;119(2):395–399.

[17] Willschke H, Bosenberg A, Marhofer P, et al. Ultrasonographic-guided ilioinguinal/iliohypogastric nerve block in pediatric anesthesia: what is the optimal volume? Anesth Analg 2006;102:1680–1684.

[18] Bhalla T, Sawardekar A, Tobias J, et al. Ultrasound-guided truck and core blocks in infants and children. J Anesth 2013;27:109–123.

[19] O'Sullivan M, Mislovic B, Alexander E. Dorsal penile block for male pediatric circumcision—randomized comparison of ultrasound-guided vs anatomical landmark technique. Pediatr Anesth 2011;21:1214–1218.

[20] Visoiu M, Joy L, Chelly J. Effectiveness of ambulatory continuous peripheral nerve blocks for postoperative pain management in children and adolescents. Pediatr Anesth 2014;24(11):1141.

[21] Polaner D, Taenzer A, Walker B, et al. Pediatric Regional Anesthesia Network (PRAN): a multi-institutional study of the use and incidence of complications of pediatric regional anesthesia. Anesth Analg 2012;115(6):1353–1364.

[22] Amiri HR. Upper extremity surgery in younger children under ultrasound-guided supraclavicular brachial plexus block: a case series. J Child Orthop 2011;5:5.

[23] Breschan C, Marhofer P. Axillary brachial plexus block for treatment of severe forearm ischemia after arterial cannulation in an extremely low birth-weight infant. Paediatr Anaesth 2004;14:681.

[24] Taenzer A, Walker B, Bosenberg A, et al. Interscalene brachial plexus blocks under general anesthesia in children: is this safe practice? A report from the Pediatric Regional Anesthesia Network (PRAN). Reg Anesth Pain Med 2014;39:502.

[25] Baker MD. Ultrasound-guided femoral nerve blocks. Pediatr Emerg Care 2015;31:864.

[26] Duflo F. Efficacy and plasma levels of ropivacaine for children: controlled regional analgesia following lower limb surgery. Br J Anaesth 2006;97:250.

第 16 章　急性疼痛医疗服务
Acute Pain Medicine Service

Kevin E. Vorenkamp, Christine L. Oryhan 著，王韶双 译，和珊 校

· 要　点 ·

1. 良好的急性疼痛医疗服务（APMS）可以提高患者的满意度和对疼痛的控制效率。
2. 多模式镇痛方案能够保证最佳的疼痛控制效果，同时最大程度减少疼痛患者的不良反应。
3. 硬膜外镇痛比全身阿片类药物具有更好的镇痛效果。APMS 及时的评估和改良治疗有助于减少硬膜外镇痛相关的不良反应。
4. 加速康复外科，采用多模式治疗方案，减少手术应激反应，帮助患者早期功能恢复。
5. 提高警惕和适当的评估对准确诊断和治疗患者的疼痛是必要的。

　　建立以区域阻滞镇痛为主导的急性疼痛医疗服务（acute pain medicine service，APMS）小组为住院和门诊患者提供术后疼痛治疗是非常重要的 [1]。术后疼痛是患者术前最为关注的问题且往往得不到有效治疗。有必要采取包含药物、非药物、区域阻滞镇痛在内的多模式镇痛方案。将加速康复外科（enhanced recovery after surgery，ERAS）纳入围术期疼痛管理有助于患者疼痛的治疗。

> **临床要点** 术后疼痛是患者术前最为关注的问题且往往得不到有效治疗。

一、APMS 的组织构成

1. 根据服务的数量和需求以及执业性质（公立与私营）的不同，APMS 包括急性疼痛服务（acute pain service，APS）/ 硬膜外镇痛、疼痛咨询服务、外周神经置管（peripheral nerve catheter ,PNC）/ 区域镇痛服务。各项服务也可以组合成全面的服务。

2. APMS 的人员构成及职责

（1）主任：监督执行，改进政策和规定，制订教学及科研方案，协调药房、信息中心等服务。

（2）APMS 主治医生：日常查房，监督区域麻醉 / 镇痛的流程，以及疼痛咨询。

（3）APMS 住院医生：随同主治医师一起进行日常查房，负责区域麻醉 / 镇痛以及疼痛咨询，及时回应疼痛管理的呼叫和（或）处理并发症等问题，根据基本需求协调 APMS 的职责。

（4）APMS 专职护士：提供持续服务，完成日常例行工作，对病房护士进行政策 / 规定的宣教，改善服务质量，电话随访留置 PNC 的出院患者，根据基本需求协调 APMS 的职责。

（5）此外，在大部分非公立医疗机构，助理医师或护理员也可以承担 APMS 住院医生 / 随访或专职护士的职责，这些职责也可以在主任的监督下独立完成。

3. 挑战

（1）根据服务的范围和局限性，培训和医护之间及时的交流非常必要。

（2）全天候无节假日的 APMS 的基本价值在于处理不常见的并发症、技术故障以及调整硬膜外及区域阻滞镇痛所使用的局麻药剂量。这就需要麻醉科的支持和保障。理论上，应该对接受 APMS 的患者每天随访两次，尤其是那些留置导管的患者。

（3）APMS 应该提供和传达镇痛相关的注意事项。开具止痛药物是急性疼痛服务的主要内容。典型的例子是要有能力管理硬膜外导管镇痛或者满足患者对常规镇痛服务之外的需求。在患者病情稳定的时候，将这些内容与患者进行很好的沟通，避免对患者重复治疗，使患者平稳地度过疼痛阶段。

> **临床要点** 根据服务的范围和内容，培训和医护之间及时的交流非常必要。

4. APMS

（1）核心问题

①疼痛的部位。

②静息和活动状态下的疼痛评分（0 ～ 10）。

③任何明显的不良反应，如恶心、镇静状态、瘙痒及肌力减退。

④治疗之前的基础疼痛评分、疼痛位置、用药情况以及对疼痛的敏感程度。

（2）体格检查

①意识状态。

②硬膜外镇痛需要检查下肢的肌力和感觉，上肢神经阻滞需要检查上下肢的肌力和感觉。胸段硬膜外置管需要检查髋关节的肌力，因为局麻药扩散至腰椎上段时会影响到髋部屈肌（$L_1 \sim L_3$）和股四头肌（$L_2 \sim L_4$），这也可以用来评估疼痛对关节功能的影响。

③评估置管部位。确认无菌敷料完好，无明显的血液或药液外渗，导管深度合适（对比操作记录），皮肤无红斑、硬结或触痛。

（3）APMS 记录样表见图 16-1。

麻醉镇痛治疗记录表

主诉：_____

方案：
变更当前方案：否　　其他：
□即刻改为口服镇痛药　□次日早上调整
□完整移除镇痛导管
备注：_____
持续随访：□是　□否

评价：
术后天数：_____
手术方式：_____
疼痛部位：_____
主观感受：_____
静息状态下疼痛评分：□
活动状态下疼痛评分：□
当前饮食状况：□禁饮食　□流食　□正常饮食　备注：_____

其他明显的症状：
□恶心
□镇静状态
□瘙痒
□下肢肌力减退
□其他：_____

体格检查：
意识：□清醒，语言流利，定向力正常　其他：_____
下肢肌力：□正常　□异常
置管部位：□完好，无触痛　其他：_____

疼痛治疗具体情况：
□ PCEA（患者自控硬膜外镇痛）2ml，锁定 10min
□ CEA（连续硬膜外镇痛）
　注药速度：_____ml ／ h
□ PCA（患者自控静脉镇痛）
　药物：□氢吗啡酮　　□吗啡
　单次剂量：□ mg　锁定时间：□分钟　持续剂量：□ mg/h
　24h 最大剂量：□ mg
□ PNC（外周神经置管）
置管部位：□股神经　□肌间沟　其他：_____
药物：0.2% 罗哌卡因速度：_____ml/h
□酮咯酸　□按需给药　□按时给药
其他镇痛药物：_____

▲ 图 16-1　急性疼痛医疗服务（APMS）记录样表

急性疼痛服务样表。经许可转载自华盛顿州西雅图：维吉尼亚·梅森麻酸科。2017 维吉尼亚·梅森医疗中心

二、椎管内镇痛

1. 硬膜外镇痛包括持续硬膜外输注（continuous epidural infusion，CEI）和硬膜外自控镇痛（patient-controlled epidural analgesia，PCEA）

（1）优势

①与使用阿片类药物的静脉自控镇痛（intravenous patient-controlled analgesia，IV PCA）相比，术后镇痛效果更好（总体效果、静息和活动评分）[2,3]。

②改善呼吸功能（可防止呼吸功能受限），预防术后肺不张和肺炎[3]。

③与全身镇痛相比，能够促进胃肠功能恢复[3]。

> **临床要点** 与全身使用阿片类药物相比，椎管内镇痛能够提供更好的镇痛效果，改善呼吸功能，促进胃肠功能恢复。

（2）椎管内镇痛的位置选择（详见第7章）

①手术切口的部位决定了椎管内置管的位置。中胸段硬膜外是开胸手术镇痛的理想位置，低胸段硬膜外是腹部手术镇痛的理想位置，腰段硬膜外可用于分娩镇痛。胸段硬膜外镇痛可改善呼吸功能，阻断内脏交感神经，因而也有助于肠道功能的恢复。与胸段硬膜外不同，腰段硬膜外镇痛会影响患者活动，引起尿潴留，也无法改善呼吸和肠道功能[4]。

②药物在低位胸段和腰段硬膜外优先向头侧而不是尾侧扩散[5]。然而，药物在中胸段硬膜外向头侧和尾侧的扩散基本相同，上胸段的药物更倾向于向尾侧扩散。此外，椎管内病变、年龄和硬膜外导管的置管方向也可能影响药物的扩散[4]。

③硬膜外药物和输注速率（输注标准见表16-1）。

表 16-1 硬膜外输注标准

药物及浓度	注 解
氢吗啡酮 0.005mg/ml+ 布比卡因 0.05%	标准输注
氢吗啡酮 0.01mg/ml+ 布比卡因 0.05%	高浓度的阿片类药物配伍标准浓度的局麻药
布比卡因 0.05%	低浓度局麻药仅用于需要全身应用阿片类药物或不能耐受阿片类药物不良反应的低血压患者
布比卡因 0.1%	对于需要全身应用阿片类药物或不能耐受阿片类药物不良反应的且血流动力学稳定的患者是理想的选择
芬太尼 2～4μg/ml+ 布比卡因 0.05% 或 0.1%	氢吗啡酮的替代方案
吗啡 0.04mg/ml+ 布比卡因 0.05% 或 0.1%	氢吗啡酮的替代方案

④药物的输注方式可选择：仅 CEI、仅单次给药或者采用持续输注和按需给药相结合的 PCEA。持续输注的速度为 0～14ml/h（一般从 8ml/h 开始），标准的需求剂量为每 10 分钟 2ml。

⑤特殊考量

a. 单纯使用局麻药的硬膜外镇痛（仅持续输注，无单次剂量）可能需要复合阿片类药物的 PCA。

i. 需要关注阿片类药物耐受的慢性疼痛患者，尤其是每天服用超过相当于 30mg 吗啡的患者。

ii. 需要关注不能为手术切口提供完善镇痛的硬膜外药物剂量或者术前存在局部疼痛且不能使用硬膜外镇痛的患者。

iii. 虽然这种策略可以解决上述情况下的镇痛不足，但可能会出现与大剂量全身阿片类药物相关的不良反应（如肠梗阻、恶心和意识障碍）。

b. 根据存在的不良反应进行调整，可参见下文。

> **临床要点**　下胸段硬膜外的药物优先向头侧而非尾侧扩散，在中胸段则向两侧扩散基本一致。

（3）抗凝治疗与硬膜外置管

①关于椎管内和外周神经阻滞操作的抗凝治疗，可以参考 ASRA 的指南意见[6]。

②低分子肝素（如依诺肝素）和氯吡格雷是使用硬膜外镇痛的禁忌证。

③硬膜外置管前 4h 或拔除硬膜外管后 1h 不应使用普通肝素（静脉注射或皮下注射）。如导管意外脱落或拔管操作与使用肝素时间接近，应在 24h 内反复（如无症状至少每 4 小时 1 次）进行神经系统查体以评估有无发生硬膜外血肿。

④使用华法林的患者行椎管内镇痛的围术期管理请参考 ASRA 相关指南[6]。

（4）风险 / 不良反应（椎管内并发症相关的具体内容请参阅第 14 章）

① PCEA/CEI 较 PCA 更容易发生低血压、皮肤瘙痒、尿潴留和运动阻滞使用 PCA 的患者也会发生恶心 / 呕吐和镇静，但程度相对较轻[2]。

②硬膜外血肿：根据相关指南，硬膜外置管的患者发生硬膜外血肿导致神经系统功能障碍的发生率在 1∶150 000 ～ 1∶50 000[7,8]。硬膜外血肿在过去的几十年里可能有所增加，最显著的是新型抗凝药和抗血小板药物的使用[9] 以及人口的老龄化。诊断和管理参考下文。

③硬膜外脓肿和其他椎管内感染：脑膜炎、硬膜外脓肿是罕见的严重感染，尤其是发生在常规手术的患者。严重感染的危险因素包括患者因素（免疫功能低下、重大疾病和之前存在皮肤或椎管内感染）、未严格执行无菌操作和延长带管时间[10]。当患者存在硬膜外脓肿和炎症改变且需要紧急外科手术（12h 内）时，通常需要使用广谱抗生素。诊断和管理参考下文。

> **临床要点**　严重的并发症如血肿或脓肿是极其罕见的，但一旦发生就需要紧急处理。

④导管未发挥作用常常是由于导管位置不当或移位。总体的失败率可高达 21.6%[11]，而导管早期移位的发生率接近 5.7%[12]。

（5）术后不良反应及并发症的处理（具体的椎管内的并发症请参阅第 14 章）

①对于护理人员，除了接受定期的护理教育以了解硬膜外镇痛患者应监护的症状和体征外，还应掌握异常生命体征和（或）镇痛相关的指标。

②呼吸抑制（每分钟呼吸频率小于 10 次）：可以减慢输注速度或去除药液中的阿片类药物；严重者需使用阿片受体拮抗药，加强监护；患者每分钟呼吸频率小于 8 次和（或）无法唤醒时，每 1 ～ 2 分钟静脉注射纳洛酮 0.1 ～ 0.4mg。

③镇静：可去除药液中的阿片类药物，加强监护；排除其他病理生理改变（低氧血症、低血压和高

碳酸血症）和药物的原因。

④低血压（血压下降超过基础值的 20% 或有终末器官灌注不足的征象）：保证充足的前负荷、心肌收缩力和后负荷；如果不能通过输液改善以及怀疑硬膜外镇痛所致时，可以考虑降低局麻药浓度。如果患者出现持续性容量不足或考虑术后出血所致，需联系外科手术。

⑤皮肤瘙痒：如患者无法忍受，普遍的治疗方法为去除药液中的阿片类药物。尽管认为与组胺释放无关，但苯海拉明 12.5 ～ 25mg 静脉注射或 25 ～ 50mg 口服或纳布啡 2.5 ～ 5mg 静脉注射对部分患者是有效的 [13]。

⑥硬膜外血肿：新发的神经功能障碍（尿潴留、运动阻滞）以及背部或神经根性疼痛，如怀疑发生硬膜外血肿，应立即进行神经功能评估和影像学诊断。MRI 最为敏感，但可能对于留置特定类型硬膜外导管的患者是禁忌；如高度怀疑，应拔除硬膜外导管，并与相对较快且不需要拔除硬膜外导管的 CT 影像学进行对比。如果确诊，应尽快手术清除血肿。

⑦感染：局部压痛、发红、发热以及外周感染引起的白细胞增高。脑膜炎的典型表现为发热、头痛、畏光、脑膜刺激征以及后续的精神状态改变。硬膜外脓肿与背部和（或）神经根痛或新发的神经功能障碍体征相关，可以考虑拔除硬膜外导管。如果怀疑硬膜外脓肿且经过影像学资料确诊，可能需要药物和（或）手术治疗。

⑧穿刺后头痛 [14]（具体请参阅第 14 章）。

⑨镇痛不完善（图 16-2）。

> **临床要点** 一旦患者能够进清流食，应考虑使用口服药如对乙酰氨基酚。一旦患者能够进全流食，尝试改为口服阿片类药物。

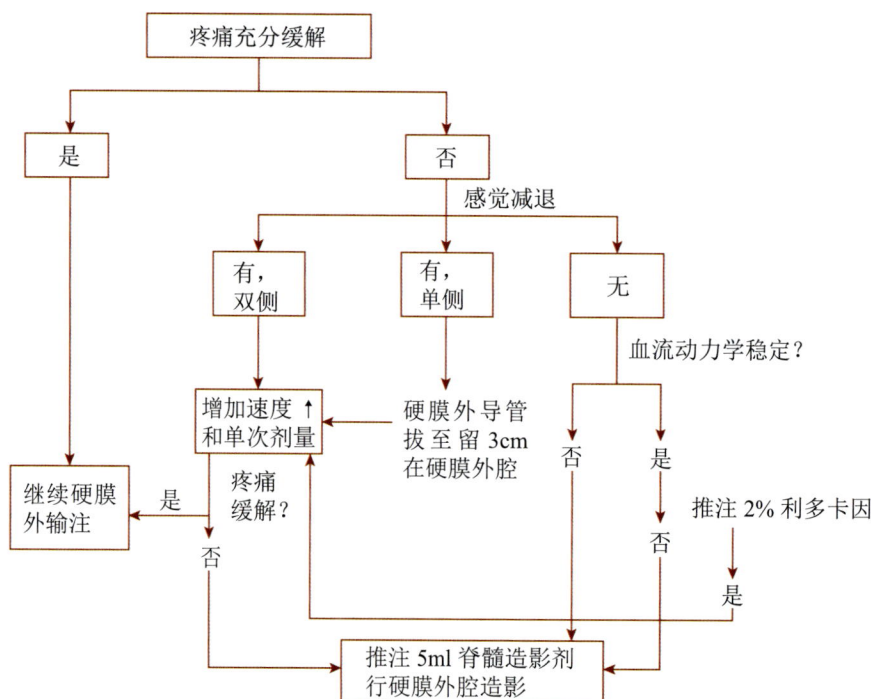

▲ 图 16-2 留置硬膜外导管的患者疼痛控制不佳时的方案

i. 评估皮肤阻滞平面。是否为单侧阻滞？阻滞范围是否足够？

ii. 不确定时可考虑单次推注局麻药（根据基础血压推注 1% 的利多卡因 5ml）或行硬膜外腔造影。警惕推注局麻药后产生的低血压，尤其是高浓度局麻药。硬膜外腔造影是在无菌操作下通过硬膜外导管推注 5ml 脊髓造影剂（如 Isovue-M300, 61% 碘帕醇注射液，Bracco Diagnostics Inc., Princeton, NJ, USA），之后快速拍摄胸椎 X 线片对比。硬膜外腔造影可以在手术结束时、在恢复室甚至在病房进行。硬膜外造影的典型特征为造影剂在椎弓根范围内扩散，呈现特征性的小叶形的"脂肪"影，也可能沿椎间孔向外扩散（硬膜外腔造影和非硬膜外腔造影的示例分别见图 16-3A 和 B）。

iii. 也可考虑硬膜外压力波形分析（具体请参阅第 7 章）。

iv. 考虑拔除硬膜外导管，应改为 PCA 而不是更换硬膜外导管。

（6）硬膜外镇痛向口服药物镇痛的过渡

① 一旦患者能够进清流食，可以考虑添加口服镇痛药物如对乙酰氨基酚和加巴喷丁或非甾体抗炎药（nonsteroidal anti-inflammatory drugs，NSAIDs，见下文）。

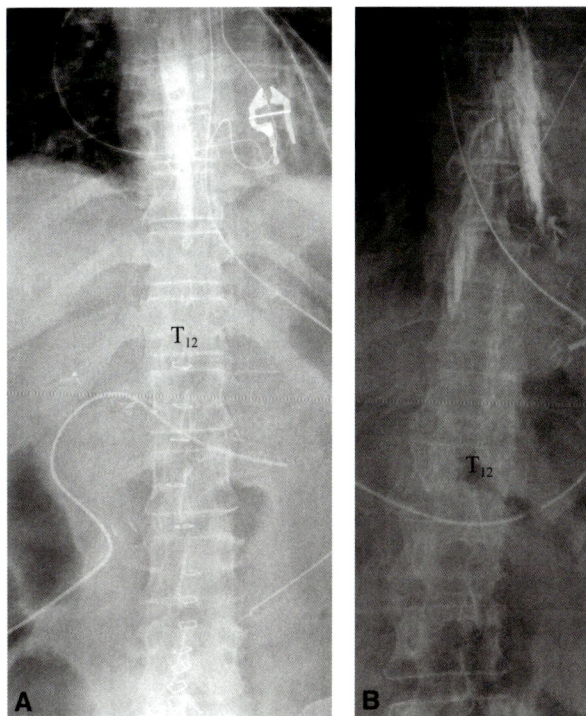

▲ 图 16-3　硬膜外腔造影

A. 注射 5ml 造影剂后胸部 X 线片显示造影剂在相应的硬膜外腔扩散，注意双侧出现的疏松的"脂肪"小叶影，造影剂（白色）从 T_{11} 开始显影，至少至图片的顶端（T_6 水平）；B. 注射 5ml 造影剂后胸部 X 线片显示造影剂未在硬膜外腔扩散，尽管向双侧扩散，但造影剂扩散范围超越了脊柱且掩盖了双侧的椎弓根

② 一旦患者能够进全流食，尝试改为口服阿片类药物。对于入院前未使用过阿片类药物的患者，每 4 小时给予 5 ～ 10mg 羟考酮或 2 ～ 4mg 氢吗啡酮。

③ 术前长期（至少 1 个月）使用阿片类药物的患者，口服阿片类药物的起始剂量应在之前的剂量上增加 50% ～ 100%。

④ 对于阿片类药物耐受的患者，曲马多是更容易接受的部分 μ 受体激动药。需要时每 6 ～ 8h 口服 50 ～ 100mg（最大剂量 400mg/d）。也可以选择使用更小剂量的阿片类药物（羟考酮 2.5mg 或氢吗啡酮 1mg）或者完全不使用。

⑤ 在给予一次剂量的口服阿片类药物的同时应暂停硬膜外输注。2h 后再次评估患者的疼痛情况。在确保合理中断抗凝治疗且患者能够耐受过渡期后才可拔除硬膜外导管，记录导管拔除时间并保证尖端完整。

⑥ 为减少感染的风险，大部分患者在 7d 内拔除硬膜外导管。如患者仍不能进食，应考虑改为 PCIA。在极少数情况下，硬膜外导管可能会留置 7d 以上，这就需要每天检查穿刺部位、白细胞计数和体温，并告知患者延长置管时间会增加感染风险。

2. 鞘内注射阿片类药物 [15-18]

（1）鞘内吗啡（亲水性）血浆再摄取缓慢，在脑脊液停留的时间长于亲脂性阿片类药物。

（2）单次鞘内注射 50 ～ 300μg 吗啡可提供长达 24h 的镇痛（如果鞘内给予较低剂量的局麻药）。

（3）皮肤瘙痒和延迟性呼吸抑制（6～12h后）是最严重的不良反应，均呈剂量依赖性。

（4）亲水性阿片类药物（如芬太尼和舒芬太尼）起效更快（10～15min），但持续时间较短（2～5h）。

三、患者自控静脉镇痛

1. 优势 / 有效性

（1）与护士单次推注镇痛药相比，镇痛效果更佳且患者满意度更高[19]。

（2）为无法使用静脉药物或有椎管内镇痛禁忌证的患者提供有效的静脉镇痛。

（3）一旦患者能够进全流食，改为口服阿片类药物。

（4）等效剂量表（表 16-2）。通过 PCA 计算 24h 阿片类药物的总用量。通常，在开始转换时减少 50% 的剂量。

表 16-2 疼痛管理时阿片类药物的等效剂量

药 物	静脉注射剂量	口服剂量
吗啡	10	30
双氢可待因	n/a	30
氢吗啡酮	1.5～2	6～8
羟考酮	10[a]	20
羟吗啡酮	1	10
芬太尼	0.1（100μg）	12.5μg/h（经皮）
美沙酮	无固定剂量[b]	无固定剂量[b]
曲马多	100[a]	120

a. 美国不适用；b. 美沙酮剂量转换计算工具可从 http://www.agencymeddirectors.wa.gov/Calculator/DoseCalculator.htm 获取

> **临床要点** 从静脉注射氢吗啡酮改为口服羟考酮时，要达到计算剂量的 10 倍。例如，如果患者 24h 静脉使用氢吗啡酮的剂量为 8mg，那么预计 24h 口服羟考酮的剂量为 40～80mg。起始剂量为每 3～4 小时口服 10mg。

2. 风险 / 不良反应

（1）密切关注所有 PCA 患者，注意缺氧或通气不足的症状或体征。合并阻塞性睡眠呼吸暂停的患者风险更高。这类患者可能应考虑静脉注射更小剂量的阿片类药物。

（2）呼吸抑制。理想状态下，所有 PCA 的患者都应持续监测呼吸频率和呼吸末 CO_2 以评估是否发生呼吸抑制[20,21]。如果认为存在深度镇静或呼吸抑制，应保证至少应每 4 小时或更频繁地检查呼吸频率和氧饱和度。应意识到通过脉搏氧饱和度判断通气不足有滞后性，特别是对于吸氧的患者，因为这些患者可能存在高碳酸血症但并不缺氧。

（3）镇静。如果注意到患者处于镇静状态，应减少药物剂量。首先，减少单次剂量并延长锁定时间。为减少镇静和呼吸抑制的风险，应向患者和家属宣教只有患者本人能够按压 PCA 按钮。某些特殊的患者风险可能会增加（如睡眠呼吸暂停的患者或同时服用中枢神经系统的镇静剂如苯二氮䓬类药物）。

（4）恶心呕吐，皮肤瘙痒，意识障碍和阿片类药物引起的便秘。

3. 多模式镇痛中的一部分

4. 经典阿片类药物的剂量和使用频率（表 16-3）

表 16-3　PCA 药物的标准输注

药物及浓度	标准起始速度	注　解
氢吗啡酮（0.4mg/ml）	0.2mg/8min，无持续剂量（0.1 ～ 0.5mg/8 ～ 15min）	PCA 标准输注速度
氢吗啡酮（1mg/ml 或 5mg/ml）	同上	用量较大时使用高浓度药液
吗啡（1mg/ml）	1mg/8min，无持续剂量（0.5 ～ 3mg/8 ～ 15min）	用于不能耐受氢吗啡酮的患者
吗啡（5mg/ml）	同上	用量较大时使用高浓度药液
芬太尼（25μg/ml）	10 ～ 25μg/6 ～ 10min，无持续剂量	氢吗啡酮和吗啡的替代方案

四、外周神经置管

外周神经阻滞和连续置管能够为住院和非住院患者提供良好的术后镇痛并减少阿片类药物的使用。

1. 外周神经置管　关于外周神经置管的详细内容请参阅外周神经阻滞的相关章节。

2. 患者的选择

（1）住院的 PNCs 患者由病房护士和 APMS 团队负责监护管理。

（2）应详细告知门诊患者使用 PNC 系统（见下文）的方式和（或）确保有随行人员能够随时协助他们。应确保患者在出现疑问或意外状况时能够及时使用电话 / 呼机联系到 APMS 团队成员。

（3）如果存在出血和感染的高危因素，可以考虑使用单次外周神经阻滞作为连续置管的替代方案。

3. 输注系统

（1）住院患者可以使用硬膜外镇痛的镇痛泵（镇痛泵的具体信息请参阅第 2 章）。

（2）一次性电池驱动的镇痛泵可以用于住院和门诊患者（有关使用一次性电池驱动的镇痛泵的细节请参阅第 2 章）。

（3）出院前，用口头和书面的方式告知患者镇痛泵的功能和可能会出现的故障。为患者提供 24h 可联系的电话或传呼机号码。

（4）留置导管期间应每天电话随访（由 APMS 护士或住院医生完成）评估导管和疼痛控制的情况。

4. 输注药物　最理想的是使用稀释的局麻药，尤其是长效酰胺类局麻药，最常用的是罗哌卡因。

5. 并发症和不良反应　很罕见。即使导管留置 4 ～ 7d，局部炎症和感染发生率也不足 1%[22]。有报道导管可能会打结缠绕周围组织或神经[23]。如果患者拔除导管时有任何困难（导管不容易拔出或进展性的感觉异常），建议患者来院寻求帮助。

> **临床要点**　医院的政策会因患者在何处注射氯胺酮而有所不同。虽然部分医院并不要求在 ICU 住院，但对这些患者进行护理宣教并进行规范治疗是非常必要的。
>
> 出院前，用口头和书面的方式告知患者镇痛泵的功能和可能会出现的故障。为患者提供 24h 可随时联系的电话或传呼机号码。留置导管期间应每天电话随访（由 APMS 护士或医生完成）评估导管和疼痛控制的情况。

五、腹横肌平面阻滞和腹直肌鞘阻滞与置管

操作通常在超声引导下进行，可以行单侧或双侧阻滞，用于腹部中线切口部位的镇痛[24-26]。对于腹部手术，这是硬膜外镇痛的合理替代方案，特别是对于存在椎管内操作禁忌证的患者（参阅第 12 章）。

六、静脉镇痛佐剂

1．对于慢性疼痛和（或）阿片类药物耐药或不耐受的患者，可以考虑输注氯胺酮。

（1）NMDA 受体拮抗药在亚麻醉剂量有镇痛作用。

（2）作为多模式镇痛方法的一部分，术中和围术期小剂量注射或输注氯胺酮可以减少术后疼痛，减少阿片类药物的用量。对于阿片类药物耐药的患者，氯胺酮能够抑制中枢敏化和痛觉过敏[27]。

（3）术中单次给予 0.5mg/kg，后以 0.05～0.2 mg/（kg·h）的速度持续输注。输注可以持续至术后，根据患者的反应一般为 24～48h。

（4）患者住院期间应持续监测呼吸（脉搏血氧饱和度或 $ETCO_2$）和评估精神状态。

2．右美托咪定输注

（1）α_2 受体激动药有镇静、镇痛、抗焦虑、减少麻醉药物用量和保留呼吸功能的作用[28]。

（2）术中 10～20min 泵注 1 μg/kg 的负荷剂量，后按 0.2～0.7μg/（kg·h）的速度持续输注。可以持续用药至术后，但不超过 24h。右美托咪定与氯胺酮可同时用于阿片类药物耐受的患者。

3．利多卡因输注

（1）作为多模式镇痛的一部分，与安慰药组相比，术中输注利多卡因能够减轻腹部手术术后疼痛，促进肠道功能恢复[3,29]。

（2）大剂量使用时应控制血浆浓度低于局麻药中毒阈值。局麻药中毒高风险患者可能需要更低的剂量（参阅第 14 章）。

（3）术中推荐给予 1.5 mg/kg 的负荷剂量后以 2mg/（kg·h）的速度持续输注。

4．静脉注射对乙酰氨基酚（如 1000 mg，静脉注射，每 6 小时 1 次，连续 48h）。静脉注射对乙酰氨基酚限用于不能口服药物的患者。应尽快将对乙酰氨基酚的使用方法从静脉注射改为口服，也可以选择直肠给药。

5．酮咯酸 15～30mg，静脉注射，每 6 小时 1 次[30,31]。

七、口服（PO）镇痛药

也可参阅第 4 章。

1．口服对乙酰氨基酚（650 mg，口服，每 6 小时 1 次） 效果相似，但花费较静脉注射低[32]。患者能够进清流食时即可开始。

2．口服非甾体抗炎药（术前口服塞来昔布 200～400mg，根据手术情况起始剂量100mg，口服，每天 2 次，POD#3）。塞来昔布在术后即刻镇痛效果优于其他非甾体抗炎药。作为环氧合酶 -2 抑制药，塞来昔布不影响血小板功能。

3．加巴喷丁类药物

（1）加巴喷丁（术前口服 600～900mg，术后当患者能够进清流食时 300 mg，口服，每小时 1 次 / 每天 2 次 / 每天 3 次）。

（2）普瑞巴林（术前口服 150 ～ 300mg，术后当患者能够进清流食时 50 ～ 75 mg，口服，每天 2 次）。

（3）与加巴喷丁相比，普瑞巴林的药效更加稳定。

4. 抗抑郁药

（1）三环类抗抑郁药对神经性疼痛可能有效。有心脏毒性和抗胆碱能不良反应（尿潴留、意识障碍、便秘）风险的患者应慎用。

① 阿米替林（25 ～ 50 mg，口服，每小时 1 次）

②去甲替林（10 ～ 25 mg，口服，每小时 1 次）：与阿米替林相比，在部分患者中去甲替林镇静效果较弱。

（2）血清素 - 去甲肾上腺素再摄取抑制药

度洛西汀（30 ～ 60mg，口服，每天 1 次 / 每天 2 次）：美国食品药品管理局批准度洛西汀用于治疗糖尿病周围神经病变、纤维肌痛和慢性骨骼肌肉疼痛。最常见的不良反应是恶心，也可能会出现血压升高，肝衰竭患者慎用。

5. 肌肉松弛药

中枢作用：限用于急性肌肉痉挛，对于复杂脊柱和其他骨科手术的患者也有效果。不推荐长期作为镇痛药物使用，除非患者是由潜在疾病（如脑瘫、多发性硬化、脊髓损伤等）引起的慢性痉挛。

①推荐替扎尼定 2 ～ 4mg，口服，有必要时每 8 小时 1 次，或 巴氯芬 5 ～ 10 mg 有必要时每 8 小时 1 次（环苯扎林和美索巴莫有较强的镇静作用）。

②替扎尼定也是 α_2 受体激动药，可能有一定的镇痛效果。

③避免突然停药，以防止诱发巴氯芬的戒断反应（痉挛、恶心、低血压、发热、精神状态改变）。

八、加速康复外科

1. ERAS 是以手术患者为中心，有循证医学证据支持的多学科联合治疗方案。

2. ERAS 的目的是促进患者康复，减少并发症。为此，制定了以减轻手术应激和改善患者对应激的反应为重点的治疗方案[33]。

3. ERAS 方案的执行需要手术团队、麻醉团队、护士、营养师和理疗师的密切配合。

4. 不同类型手术的循证指南应不断更新，将目标贯彻于院前、术前、术中和术后的各个阶段。

九、急性非手术疼痛

APMS 为急性非手术疼痛（如镰状细胞危象、胰腺炎和肋骨骨折）或急剧加重的癌性疼痛提供咨询服务。如上所述，首先应全面评估以了解疼痛的病因、之前的治疗过程和之后的治疗目的。查询处方监控程序，核实阿片类药物的剂量和评估处方来源。此外，在需要的时候可使用辅助药物和区域阻滞镇痛。

十、特殊考量

1. **阿片类药物耐受的患者**　需要更多地关注慢性疼痛的患者，因为这些患者之前会长期使用阿片类药物。需要更大剂量的阿片类药物才能提供完善的镇痛，同时存在阿片类药物相关的不良反应。添加非阿片类镇痛药或区域阻滞镇痛能够增加镇痛效果。可供选择的方法在本章节前面已经提及。

2. **使用丁丙诺啡镇痛或药物滥用的患者**

（1）丁丙诺啡为部分 μ 受体激动药与 κ 受体拮抗药。大剂量（每天 1 次，32mg，口服）是阿片类药物滥用患者的有效治疗方法。小剂量丁丙诺啡（将常用剂量分为每日两次或三次服用）可能对慢性疼痛有治疗效果。因为对 μ 受体有较高的亲和力（为吗啡的 1000 倍），服用丁丙诺啡的患者的 μ 受体已经饱和，因此对这类患者的进行急性疼痛治疗和围术期镇痛非常棘手[34]。

（2）使用丁丙诺啡的患者在围术期管理时可以选择以下方案。最重要的一步是安排麻醉门诊进行术前访视与疼痛治疗医生制订治疗计划。使用丁丙诺啡的患者应接受多模式镇痛的宣教，尽量使用非阿片类辅助镇痛药和区域阻滞镇痛技术。

①对于小手术，理想的选择是在围术期继续使用当前剂量的丁丙诺啡，必要时加用丁丙诺啡或阿片类药物。

②对于大中型手术，最好的方案是术前 5 天停用丁丙诺啡（考虑到药物半衰期，特别是大剂量使用时）。与开处方的医生协调，必要时术前将丁丙诺啡转换为完全性阿片受体激动药。一旦疼痛得到有效缓解，最终恢复使用丁丙诺啡。如不使用阿片类药物（有时是患者主动要求），可选择术前 3 天停药。但是考虑到这些患者可能对阿片类药物耐药，术中和术后仍然需要使用大剂量的阿片类药物[34,35]。

③对于急诊手术或不宜使用丁丙诺啡的患者，除了使用大剂量阿片类药物镇痛，推荐使用多模式镇痛方案。

临床要点 对于择期的大中型手术，患者术前应停用丁丙诺啡 5d。

参考文献

［1］ Schwenk ES, Baratta JL, Gandhi K, et al. Setting up an acute pain management service. Anesthesiol Clin 2014;32（4）:893–910.

［2］ Wu CL, Cohen SR, Richman JM, et al. Efficacy of postoperative patient-controlled and continuous infusion epidural analgesia versus intravenous patient-controlled analgesia with opioids: a meta-analysis. Anesthesiology 2005;103（5）:1079–1088; quiz 1109–1110.

［3］ Chou R, Gordon DB, de Leon-Casasola OA, et al. Management of postoperative pain: A Clinical Practice Guideline From the American Pain Society, the American Society of Regional Anesthesia and Pain Medicine, and the American Society of Anesthesiologists' Committee on Regional Anesthesia, Executive Committee, and Administrative Council. J Pain 2016;17（2）:131–157.

［4］ Visser WA, Lee RA, Gielen MJ. Factors affecting the distribution of neural blockade by local anesthetics in epidural anesthesia and a comparison of lumbar versus thoracic epidural anesthesia. Anesth Analg 2008;107（2）:708–721.

［5］ Yokoyama M, Hanazaki M, Fujii H, et al. Correlation between the distribution of contrast medium and the extent of blockade during epidural anesthesia. Anesthesiology 2004;100（6）:1504–1010.

［6］ Horlocker TT, Wedel DJ, Rowlingson JC, et al. Regional anesthesia in the patient receiving antithrombotic or thrombolytic therapy: American Society of Regional Anesthesia and Pain Medicine Evidence-Based Guidelines（Third Edition）. Reg Anesth Pain Med 2010;35（1）:64–101.

［7］ Moen V, Dahlgren N, Irestedt L. Severe neurological complications after central neuraxial blockades in Sweden 1990–1999. Anesthesiology 2004;101（4）:950–959.

［8］ Tryba M. [Epidural regional anesthesia and low molecular heparin: Pro]. Anasthesiol Intensivmed Notfallmed Schmerzther 1993;28（3）:179–181.

［9］ Horlocker TT, Wedel DJ. Bleeding complications. In: Neal JM, ed. Complications in Regional Anesthesia adn Pain Medicine. Philadelphia, PA: Lippincott Williams & Williams; 2013:29–43.

［10］ Niesen AD, Wedel DJ, Horlocker TT. Infectious complications. In: Neal JM, ed. Complications in Regional Anesthesia and Pain Medicine. Philadelphia, PA: Lippincott Williams & Williams 2013:44–58.

［11］ Auyong DB, Hostetter L, Yuan SC, et al. Evaluation

of ultrasound-assisted thoracic epidural placement in patients undergoing upper abdominal and thoracic surgery: a randomized, double-blind study. Reg Anesth Pain Med 2017;42(2):204–209.

[12] Wu CL, Ouanes J. Complications associated with continuous epidural analgesia. In: Neal JM, ed. Complications in Regional Anesthesia and Pain Medicine. Philadelphia, PA: Lippincott Williams & Williams 2013:219–234.

[13] Jannuzzi RG. Nalbuphine for treatment of opioid-induced pruritus: a systematic review of literature. Clin J Pain 2016;32(1):87–93.

[14] Harrington BE. Postdural puncture headache and the development of the epidural blood patch. Reg Anesth Pain Med 2004;29(2):136–163; discussion 135.

[15] Mugabure Bujedo B. A clinical approach to neuraxial morphine for the treatment of postoperative pain. Pain Res Treat 2012;2012:612145.

[16] Hamber EA, Viscomi CM. Intrathecal lipophilic opioids as adjuncts to surgical spinal anesthesia. Reg Anesth Pain Med 1999;24(3):255–263.

[17] Rathmell JP, Lair TR, Nauman B. The role of intrathecal drugs in the treatment of acute pain. Anesth Analg 2005;101(Suppl 5):S30–S43.

[18] Giovannelli M, Bedforth N, Aitkenhead A. Survey of intrathecal opioid usage in the UK. Eur J Anaesthesiol 2008;25(2):118–122.

[19] Hudcova J, McNicol E, Quah C, et al. Patient controlled opioid analgesia versus conventional opioid analgesia for postoperative pain. Cochrane Database Syst Rev 2006;(4):CD003348.

[20] Vorenkamp KE, Durieux ME. Patient-controlled analgesia. J Neurosurg 2009;111(2):340–342; discussion 341–342.

[21] Weinger M. Danger of Postoperative Opioids. Anesthesia Patient Safety Foundation Newsletter, 2006.

[22] Wiegel M, Gottschaldt U, Hennebach R, et al. Complications and adverse effects associated with continuous peripheral nerve blocks in orthopedic patients. Anesth Analg 2007;104(6):1578–1582; table of contents.

[23] Offerdahl MR, Lennon RL, Horlocker TT. Successful removal of a knotted fascia iliaca catheter: principles of patient positioning for peripheral nerve catheter extraction. Anesth Analg 2004;99(5):1550–1552; table

of contents.

[24] Wada M, Kitayama M, Hashimoto H, et al. Brief reports: plasma ropivacaine concentrations after ultrasound-guided rectus sheath block in patients undergoing lower abdominal surgery. Anesth Analg 2012;114(1):230–232.

[25] Petersen PL, Hilsted KL, Dahl JB, et al. Bilateral transversus abdominis plane (TAP) block with 24 hours ropivacaine infusion via TAP catheters: a randomized trial in healthy volunteers. BMC Anesthesiol 2013;13(1):30.

[26] Sviggum HP, Niesen AD, Sites BD, et al. Trunk blocks 101: transversus abdominis plane, ilioinguinaliliohypogastric, and rectus sheath blocks. Int Anesthesiol Clin 2012;50(1):74–92.

[27] Nielsen RV, Fomsgaard JS, Siegel H, et al. Intraoperative ketamine reduces immediate postoperative opioid consumption after spinal fusion surgery in chronic pain patients with opioid dependency: a randomized, blinded trial. Pain 2017;158(3):463–470.

[28] Naaz S, Ozair E. Dexmedetomidine in current anaesthesia practice—a review. J Clin Diagn Res 2014;8(10):GE01–GE04.

[29] Vigneault L, Turgeon AF, Côté D, et al. Perioperative intravenous lidocaine infusion for postoperative pain control: a meta-analysis of randomized controlled trials. Can J Anaesth 2011;58(1):22–37.

[30] Bergese SD, Candiotti K, Ayad SS, et al. The shortened infusion time of intravenous ibuprofen part 1: a multicenter, open-label, surveillance trial to evaluate safety and efficacy. Clin Ther 2015;37(2):360–367.

[31] Gan TJ, Candiotti K, Turan A, et al. The shortened infusion time of intravenous ibuprofen, part 2: a multicenter, open-label, surgical surveillance trial to evaluate safety. Clin Ther 2015;37(2):368–375.

[32] Jibril F, Sharaby S, Mohamed A, et al. Intravenous versus oral acetaminophen for pain: systematic review of current evidence to support clinical decision-making. Can J Hosp Pharm 2015;68(3):238–247.

[33] Ljungqvist O, Scott M, Fearon KC. Enhanced recovery after surgery: a review. JAMA Surg 2017;152(3):292–298.

[34] Bryson EO, Lipson S, Gevirtz C. Anesthesia for patients on buprenorphine. Anesthesiol Clin 2010;28(4):611–617.

[35] Chern SY, Isserman R, Chen L, et al. Perioperative pain management for patients on chronic buprenorphine: a case report. J Anesth Clin Res 2013;3(250):1000250.

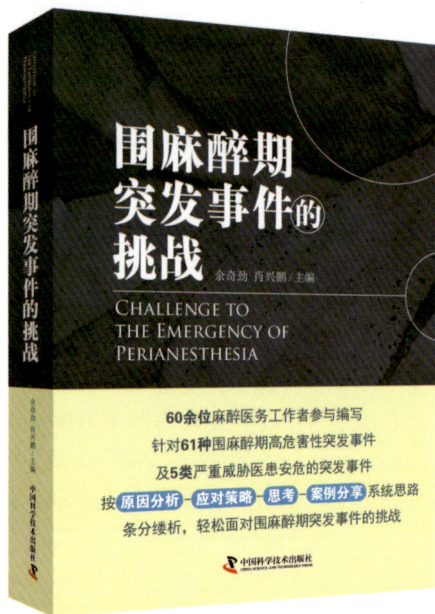

《围麻醉期突发事件的挑战》

主编：余奇劲　肖兴鹏

开本：16开（精装）

定价：120.00元

60余位麻醉医务工作者参与编写

针对61种围麻醉期高危害性突发事件

及5类严重威胁医患安危的突发事件

按原因分析 - 应对策略 - 思考及案例分享系统思路

条分缕析，轻松面对围麻醉期突发事件的挑战

内容导读

每位麻醉医师都知道，在麻醉过程中时刻都有可能发生威胁患者生命安危的突发事件，此时麻醉医师的理论水平、亲身实践经验等，都有可能对突发事件的化解有所帮助。我们的初心是力求围绕这些突发事件，从现象到本质，从原因分析到应对策略，并辅以典型临床案例分享（成功的或失败的），进行详细阐述。帮助麻醉医务工作者在面对突发事件挑战时，做到正确识别和处理，心中有数、有的放矢。

围麻醉期突发事件具有不可预见性、危害巨大、处理极具挑战性、偶然性中有必然性、常伴有严重后遗症且死亡率高等特点。作为麻醉医生，需在平时储备对围麻醉期突发事件的诊断及处理能力，提高自身的技术水平。我们面临共同的挑战：围麻醉期突发事件如何处置？本书从相关突发事件的发生情况、危险因素、发生原因及应对措施等方面入手，采取逐步推进的方式深入书写。同时，围绕围麻醉期突发事件相关的热点问题，也展开了深入思考。

致读者的信

亲爱的读者：

感谢您对我社图书的喜爱和支持。我社为中央级出版社，创建于1956年，直属于中国科学技术协会，是中国出版科普类图书历史最长、品种最多、规模最大的出版社。主要出版和发行医药卫生、基础科学、工程技术、人文科学、文化生活等多领域的学术专著和科普出版物。已累计出版各类出版物近2万种，其中科普图书累计发行约4亿册，科技图书累计发行约3500万册。

想了解更多信息，敬请登录我社网站（http://www.cspbooks.com.cn）或官方微店。如果您对本书或其他图书有何意见和建议，可随时来信、来电联系！欢迎投稿，来信必复。